casos clínicos em saúde mental

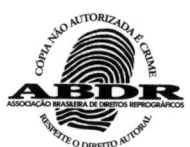 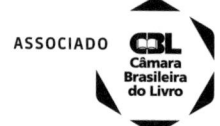

C341   Casos clínicos em saúde mental : diagnóstico e indicação de tratamentos baseados em evidências / Organizadores, André Luiz Moreno, Wilson Vieira Melo. – Porto Alegre : Artmed, 2022.
xvi, 215 p. il. ; 25 cm.

ISBN 978-65-5882-052-9

1. Psicopatologia. 2. Saúde mental. I. Moreno, André Luiz. II. Melo, Wilson Vieira.

CDU 616.89-008

Catalogação na publicação: Karin Lorien Menoncin – CRB 10/2147

ANDRÉ LUIZ MORENO / WILSON VIEIRA MELO (ORGS.)

casos clínicos em saúde mental

diagnóstico e indicação de **tratamentos** baseados em **evidências**

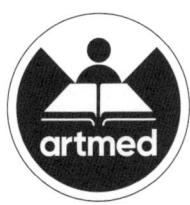

Porto Alegre
2022

© Grupo A Educação S.A., 2022.

Gerente editorial: Letícia Bispo de Lima

Colaboraram nesta edição:

Coordenadora editorial: *Cláudia Bittencourt*

Capa: *Tatiana Sperhacke*

Imagem da capa: *©shutterstock.com/O cérebro humano, criatividade e intelecto/Anita Ponne*

Preparação de originais: *Camila Wisnieski Heck*

Leitura final: *Marcela Bezerra Meirelles*

Projeto gráfico e editoração eletrônica: *Tipos – Design editorial e fotografia*

Reservados todos os direitos de publicação ao GRUPO A EDUCAÇÃO S.A.
(Artmed é um selo editorial do GRUPO A EDUCAÇÃO S.A.)
Rua Ernesto Alves, 150 – Bairro Floresta
90220-190 – Porto Alegre – RS
Fone: (51) 3027-7000

SAC 0800 703 3444 – www.grupoa.com.br

É proibida a duplicação ou reprodução deste volume, no todo ou em parte, sob quaisquer formas ou por quaisquer meios (eletrônico, mecânico, gravação, fotocópia, distribuição na Web e outros), sem permissão expressa da Editora.

IMPRESSO NO BRASIL
PRINTED IN BRAZIL

Autores

André Luiz Moreno
Psicólogo. Professor e supervisor de Cursos de Especialização em Terapia Cognitivo-comportamental e Terapia do Esquema. Consultor em Saúde Mental. Especialista em Terapia Cognitivo-comportamental pelo Instituto WP. Formação em Terapia do Esquema pela Wainer Psicologia/International Society of Schema Therapy (ISST). Terapeuta certificado pela Federação Brasileira de Terapias Cognitivas (FBTC). Mestre em Psicologia pela Universidade Federal do Rio Grande do Sul (UFRGS). Doutor em Saúde Mental pela Faculdade de Medicina de Ribeirão Preto – Universidade de São Paulo (FMRP-USP).

Wilson Vieira Melo
Psicólogo. Coordenador do Curso de Especialização em Terapia Comportamental Dialética da ELO – Psicologia e Desenvolvimento. Treinamento intensivo em Terapia Comportamental Dialética pela Behavioral Tech. Mestre em Psicologia Clínica pela Pontifícia Universidade Católica do Rio Grande do Sul (PUCRS). Doutor em Psicologia pela UFRGS/University of Virginia, Estados Unidos. Presidente da Federação Brasileira de Terapias Cognitivas (FBTC; gestões 2019-2021/2021-2023).

Adriana Melchiades
Psicóloga e psicoterapeuta. Professora de Psicologia da Universidade de Brasília (UnB). Especialista em Terapia Cognitivo-comportamental, Neuropsicologia e Reabilitação pela PUCRS. Mestra e Doutora em Ciências do Comportamento pela UnB.

Ana Claudia Ornelas
Psicóloga e terapeuta. Psicóloga clínica e professora do Child Behavior Institute (CBI), Miami, Estados Unidos. Terapeuta certificada pela FBTC. Mestra em Sexologia Humana pela Universidade Gama Filho (UGF). Doutora em Saúde Mental pela Universidade Federal do Rio de Janeiro (UFRJ). Pós-doutorado em Saúde Mental na Boston University e Massachusetts General Hospital, Estados Unidos.

Ana Lucia Ivatiuk
Psicóloga clínica e da saúde. Professora de Pós-graduação. Especialista em Psicoterapia Comportamental e Cognitiva pela USP.

Mestra em Psicologia Clínica pela PUC-Campinas. Doutora em Psicologia como Profissão e Ciência pela PUC-Campinas.

Angela Josefina Donato Oliva
Psicóloga. Professora adjunta de Psicologia da Universidade do Estado do Rio de Janeiro (UERJ). Mestra em Psicologia Cognitiva pela Fundação Getúlio Vargas – Instituto de Seleção e Orientação Profissional (FGV-ISOP). Doutora em Psicologia da Aprendizagem e do Desenvolvimento Humano pela USP.

Anna Carolina Cassiano Barbosa
Psicóloga. Professora adjunta II do Curso de Psicologia da Universidade Cruzeiro do Sul. Especialista em Neuropsicologia pelo Conselho Federal de Psicologia (CFP). Mestra e Doutora em Distúrbios do Desenvolvimento pela Universidade Presbiteriana Mackenzie (UPM).

Augusto Duarte Faria
Psicólogo. Professor adjunto de Psicologia da Universidade Federal do Rio Grande (FURG). Terapeuta certificado pela FBTC. Especialista em Terapia Cognitivo-comportamental pela Wainer Psicologia Cognitiva. Doutor em Saúde e Comportamento pela Universidade Católica de Pelotas (UCPel).

Camilla Volpato Broering
Psicóloga. Professora do Curso de Graduação em Psicologia da Universidade do Vale do Itajaí (Univali) e do Curso de Formação em Terapia Cognitivo-comportamental da Clínica Psicologia Sensus e do COGNITIVO. Especialista em Psicoterapia Cognitivo-comportamental. Mestra e Doutora em Psicologia da Saúde, Processos Psicossociais e Desenvolvimento Psicológico pela Universidade Federal de Santa Catarina (UFSC).

Carmem Beatriz Neufeld
Psicóloga. Professora associada do Departamento de Psicologia da Faculdade de Filosofia, Ciências e Letras de Ribeirão Preto (FFCLRP) da USP. Mestra e Doutora em Psicologia pela PUCRS. Bolsista produtividade do Conselho Nacional de Desenvolvimento Científico e Tecnológico (CNPq).

Carolina Saraiva de Macedo Lisboa
Psicóloga. Professora de Psicologia Clínica dos Cursos de Graduação e Pós-graduação da PUCRS. Terapeuta certificada pela FBTC. Mestra e Doutora em Psicologia do Desenvolvimento Humano pela UFRGS.

Cíntia Gemmo Vilani Albertini
Psicóloga e teóloga. Professora convidada da Unimissões da Junta de Missões Nacionais da Igreja Batista. Pesquisadora do Laboratório de Política, Comportamento e Mídia da PUC-SP no grupo "Arte Sacra Contemporânea: Religião e História". Especialista em Terapia Cognitivo-comportamental pelo Instituto de Terapia Cognitiva (ITC-SP). Mestra e Doutora em Psicologia Clínica pela Pontifícia Universidade Católica de São Paulo (PUC-SP).

Débora C. Fava
Psicóloga. Professora e supervisora de cursos em Terapia Cognitiva. Coordenadora da ELO – Psicologia e Desenvolvimento. Formação em Manejo do Comportamento Infantil na Piedmont Virginia Community College (PVCC), Estados Unidos. Terapeuta certificada pela FBTC. Especialista em Psicoterapia Cognitivo-comportamental pela WP e em Psicologia Clínica pelo CFP. Mestra em Cognição Humana pela PUCRS. Doutora em Psicologia pela Universidade do Vale do Rio dos Sinos (Unisinos), com período de

estágio na Palo Alto University, Estados Unidos.

Érica de Lanna
Psicóloga e neuropsicóloga. Professora do Departamento de Psicologia e supervisora de Estágio Clínico em TCC e Neurociências do Serviço de Psicologia Aplicada (SPA) da Universidade Federal Fluminense (UFF). Professora da Pós-graduação em Terapia Cognitivo-comportamental da PUC-Rio. Mestra em Psicologia Clínica e Neurociências pela PUC-Rio. Doutora em Ciências: Neurociências pelo Instituto de Biofísica Carlos Chagas Filho (IBCCF) da UFRJ e pela Escola Politécnica Federal de Lausana (EPFL), Suíça. Membro da Diretoria da Associação de Terapias Cognitivas do Estado do Rio de Janeiro (ATC-Rio; gestão 2017-2022).

Fernanda Corrêa Coutinho
Psicóloga. Professora da Pós-graduação em Terapia Cognitivo-comportamental da PUC-Rio e fundadora do Centro de Atendimento em Terapia Cognitiva (CATC). Especialista em Terapia Cognitivo-comportamental pela UFRJ. Mestra em Psicologia pela UFRJ. Doutora em Saúde Mental pela UFRJ.

Fernanda Machado Lopes
Psicóloga. Professora adjunta da UFSC. Terapeuta certificada pela FBTC. Especialista em Psicoterapia de Técnicas Integradas pelo Instituto Fernando Pessoa (IFP). Mestra e Doutora em Psicologia do Desenvolvimento pela UFRGS.

Fernanda Travassos-Rodriguez
Psicóloga clínica e terapeuta de família. Professora convidada do Curso de Transtornos do Espetro Autista da PUC-Rio. Diretora clínica da Interação Clínica de Psicologia. Formação em Terapia do Esquema pela WP/ISST, em Terapia de Aceitação e Compromisso pelo Centro Paradigma e em Terapia de Família pelo Instituto de Terapia Familiar - Rio (ITF-Rio). Terapeuta certificada pela FBTC e pelo Ellis Institute para infância e adolescência, New York. Especialista em Saúde Mental pela UFRJ. Doutora em Psicologia Clínica pela PUC-Rio. Pós-doutorado na área de parentalidades contemporâneas na PUC-Rio. Pós-graduanda em Análise do Comportamento Aplicada para Autismo e Deficiência Intelectual na Universidade Federal de São Carlos (UFSCar). Membro da ISST e da Association for Contextual Behavioral Science (ACBS).

Gilson de Assis Pinheiro
Psicólogo. Professor adjunto II do Centro Universitário IESB. Mestre e Doutor em Psicologia pela UnB.

Glauce Cerqueira Corrêa da Silva
Psicóloga clínica e hospitalar. Pesquisadora psicossocial. Coordenadora do Serviço de Psicologia do Hospital Quinta D'Or. Chefe do Serviço de Psicologia Clínica e Hospitalar do Hospital Geral da Santa Casa da Misericórdia do Rio de Janeiro. Especialista em Psicologia Hospitalar e Psicologia Clínica pelo Hospital Geral da Santa Casa da Misericórdia do Rio de Janeiro. Especialista em Pesquisa Clínica na Área da Saúde pelo Hospital Pró-cardíaco (PROCEP). Mestra e Doutora em Ciências pela UFRJ.

Ives Cavalcante Passos
Psiquiatra. Professor do Departamento de Psiquiatria e Medicina Legal da Faculdade de Medicina da UFRGS e do Hospital de Clínicas de Porto Alegre (HCPA). Doutor em Psiquiatria pela UFRGS.

Jéssica Limberger
Psicóloga clínica. Professora da Universidade Regional Integrada do Alto Uruguai e das Missões (URI). Especialista em Terapia Cognitivo-comportamental pela CBI, Miami, Estados Unidos/Universidade Cândido Mendes (UCAM). Mestra e Doutora em Psicologia Clínica pela Unisinos.

João Rodrigo Maciel Portes
Psicólogo. Professor do Curso de Graduação e do Programa de Mestrado Profissional em Psicologia da Univali. Especialista em Psicologia Clínica pelo CFP. Mestre e Doutor em Psicologia pela UFSC.

Júlio César Bebber
Médico. Residente de Psiquiatria do Hospital Psiquiátrico São Pedro (HPSP).

Laisa Marcorela Andreoli Sartes
Psicóloga. Professora associada do Departamento de Psicologia da Universidade Federal de Juiz de Fora (UFJF). Coordenadora do Centro de Referência em Pesquisa, Intervenção e Avaliação em Álcool e Outras Drogas (Crepeia). Mestra e Doutora em Ciências pela Universidade Federal de São Paulo (Unifesp).

Larissa Antunes
Psicóloga clínica. Especialista em Terapia Cognitivo-comportamental pela Faculdade SOBRESP. Mestra e Doutora em Psicologia pela UFSC.

Lauro Estivalete Marchionatti
Médico. Residente de Psiquiatria do HCPA.

Marcele Regine de Carvalho
Psicóloga. Professora do Instituto de Psicologia (IP) e do Instituto de Psiquiatria (IPUB) da UFRJ. Supervisora clínica da Divisão de Psicologia Aplicada do IP/UFRJ. Coordenadora do Núcleo Integrado de Pesquisa nas Abordagens Cognitivo-comportamentais (NIPPACC) do IPUB. Terapeuta certificada pela FBTC. Pós-doutorado na UFRJ. Presidente da ATC-Rio (2019-2022). Membro da Diretoria da FBTC (2019-2023). Representante do Brasil na Associação Latino-americana de Psicoterapias Cognitivas e Comportamentais (ALAPCCO) (2019-2022).

Marcia Fortes Wagner
Psicóloga e pedagoga. Professora do Programa de Pós-graduação em Psicologia da Faculdade Meridional (IMED). Mestra e Doutora em Psicologia pela PUCRS.

Marcia Kauer Sant'Anna
Psiquiatra.

Márcia Maria Bignotto
Psicóloga clínica. Professora Doutora em Psicologia e psicóloga clínica da Clínica Psicológica Bignotto e do Instituto de Psicologia e Controle do Stress (IPCS). Mestra em Psicologia Clínica pela PUC-Campinas. Doutora em Psicologia como Ciência e Profissão pela PUC-Campinas.

Maria Angelica Sadir Prieto
Psicóloga.

Mariana Fortunata Donadon
Psicóloga cognitiva. Professora e supervisora clínica do Centro Universitário Estácio de Ribeirão Preto. Especialista em Terapia Cognitiva e Terapia Cognitiva Processual pelo Centro de Terapia Cognitiva Veda. Mestra e Doutora em Saúde Mental pela FMRP-USP.

Mariângela Gentil Savoia
Psicóloga clínica.

Mauricio Kunz
Psiquiatra. Professor adjunto do Departamento de Psiquiatria e Medicina Legal da UFRGS. Professor do Programa de Pós-graduação em Ciências Médicas: Psiquiatria da UFRGS. Chefe do Serviço de Psiquiatria do HCPA. Especialista em Transtornos do Humor pela University of British Columbia, Canadá. Mestre e Doutor em Psiquiatria pela UFRGS.

Milton José Cazassa
Psicólogo. Professor de Psicologia. Coordenador de Saúde Mental do Departamento de Educação em Saúde da Secretaria de Saúde de Eldorado do Sul e psicólogo clínico da Secretária da Saúde em Gramado pelas Prefeituras de Eldorado do Sul e de Gramado e pelas Faculdades Integradas de Taquara (FACCAT). Especialista em Psicologia Clínica e em Psicologia Organizacional e do Trabalho pelo CFP. Mestre e Doutor em Psicologia Clínica pela PUCRS, com estágio de doutoramento na Universidade da Califórnia, Los Angeles (UCLA), Estados Unidos. Pós-doutorado em Psicologia Clínica em andamento na PUCRS.

Murilo J. Machado
Psicólogo e professor universitário. Especialista em Intervenção Familiar: Psicoterapia e Orientação pela Faculdade de Medicina de São José do Rio Preto (Famerp). Doutor em Multimeios: Antropologia Visual pela Unicamp.

Nazaré Maria de Albuquerque Hayasida
Psicóloga. Professora associada de Psicologia dos Programas de Pós-graduação em Psicologia e em Cirurgia da Universidade Federal do Amazonas (UFAM). Especialista em Terapia Cognitiva-comportamental pela Faculdade Professora Martha Falcão, em Psicologia da Saúde pelo CFP e em Terapia dos Esquemas pela Wainer Psicologia Cognitiva. Mestra em Educação pela UFAM. Doutora em Psicologia pela FFCLRP-USP. Pós-doutorado em Avaliação Psicológica na PUCRS.

Prisla Ücker Calvetti
Psicóloga. Pesquisadora pós-doc do Programa de Pós-graduação em Ciências da Saúde da Universidade Federal de Ciências da Saúde de Porto Alegre (UFCSPA). Especialista em Psicoterapia Cognitivo-comportamental pela Wainer Psicologia Cognitiva. Mestra em Psicologia Clínica pela PUCRS. Doutora em Psicologia pela PUCRS. Pós-doutorado no Laboratório de Dor & Neuromodulação do HCPA pelo Programa de Pós-graduação em Medicina: Ciências Médicas da UFRGS.

Ramiro Figueiredo Catelan
Psicólogo. Treinamento intensivo em Terapia Comportamental Dialética na Behavioral Tech, Estados Unidos. Especialista em Terapia Cognitivo-comportamental pelo Centro de Estudos da Família e do Indivíduo (CEFI). Mestre em Psicologia Social e Institucional pela UFRGS. Doutor em Psicologia pela PUCRS.

Reginete Cavalcanti
Psicóloga. Professora titular de Psicologia do Colégio Agrícola Dom Agostinho Ikas (Codai) da Universidade Federal Rural de Pernambuco (UFRPE). Especialista em Educação Especial pela Faculdade de Filosofia, Ciências e Letras de Belo Horizonte (FAFI-BH). Mestra em Desenvolvimento Humano pela Universidade Federal da Paraíba (UFPB). Doutora em Neuropsiquiatria e Ciências do Comportamento pela Universidade Federal de Pernambuco (UFPE).

Renata Danielle Moreira Silva
Psicóloga da Pró-reitoria de Assuntos Estudantis e Cidadania da Universidade Federal do Espírito Santo (UFES). Especialista em Neuropsicologia pelo Instituto Neurológico de São Paulo (Inesp). Mestra e Doutora em Psicologia pelo Programa de Pós-graduação em Psicologia da UFES.

Roberta Borghetti Alves
Psicóloga. Professora do Curso de Graduação e do Mestrado em Psicologia da Univali. Mestra e Doutora em Psicologia pela UFSC.

Roberta Ferrari Marback
Psicóloga clínica. Formação em Terapia do Esquema. Terapeuta certificada pela FBTC. Especialista em Terapia Cognitivo-comportamental pela WP. Doutora em Ciências pela USP. Pós-doutorado na Universidade Federal da Bahia (UFBA).

Shirley de Souza Silva Simeão
Psicóloga. Professora do Departamento de Psicologia da UFPB. Especialista em Terapia cognitivo-comportamental pela Faculdade Frassinetti do Recife (Fafire). Doutora em Psicologia Social pela UFPB. Pós-doutorado em Psicologia na UFSCar.

Tânia Rudnicki
Psicóloga. Especialista e Mestra em Psicologia Clínica pela PUCRS. Doutora em Psicologia pela PUCRS. Pós-doutorado em Psicologia da Saúde no Instituto Superior de Psicologia Aplicada (ISPA), Portugal.

Tatiana Araújo Bertulino da Silva
Psicóloga e terapeuta cognitivo-comportamental. Professora adjunta da Universidade de Pernambuco (UPE). Especialista em Terapia Comportamental e Cognitiva em Saúde Mental pelo Ambulatório de Ansiedade (Ambam) do Instituto de Psiquiatria do Hospital das Clínicas da Faculdade de Medicina da USP (IPq-HCFMUSP). Mestra e Doutora em Neuropsiquiatria e Ciências do Comportamento pela UFPE.

Valquiria Aparecida Cintra Tricoli
Psicóloga clínica. Professora e supervisora no Centro Universitário Unifaat. Coordenadora do Centro de Técnicas Terapêuticas e Preventivas de Atibaia (Cetepea). Formação em Terapia Racional Emotivo-comportamental pelo Ellis Institute, Estados Unidos. Mestra em Psicologia Clínica pela PUC-Campinas. Doutora em Psicologia como Profissão e Ciência pela PUC-Campinas.

Apresentação

Ter sido convidado por André Luiz Moreno e Wilson Vieira Melo para escrever a Apresentação deste livro foi uma honra e um privilégio. Durante 20 anos, liderei um grupo de pesquisas voltado principalmente à realização de ensaios clínicos randomizados em psicofarmacologia. Essa atividade também me despertou o interesse no aprendizado da metodologia para realização de revisões sistemáticas e metanálises. Os ensaios clínicos randomizados e as revisões sistemáticas estão colocados no topo das evidências científicas. A experiência adquirida nessas atividades e minha aproximação da psicoterapia cognitiva no final dos anos 1990, com a consequente criação da terapia cognitiva processual (TCP) por mim na primeira década deste milênio, levaram-me, nos últimos dez anos, a estimular meus alunos de mestrado e doutorado, bem como outros grupos de pesquisa, a conduzirem ensaios clínicos randomizados em psicoterapia, testando a eficácia da TCP nos diferentes transtornos psiquiátricos.

Ler, portanto, este *Casos clínicos em saúde mental: diagnóstico e indicação de tratamentos baseados em evidências* foi como uma viagem de retorno, fazendo-me percorrer todo um período de minha evolução profissional e colocando em minhas mãos o que há de mais atual no ensino da psicoterapia, a partir de uma discussão voltada para as evidências. Assim, Wilson e André conseguiram reunir um excelente grupo de profissionais para nos entregar este livro!

Algumas perguntas me ocorreram ao receber o convite: por que mais uma obra voltada a casos clínicos em nossa área? Em que este livro se distingue de outros existentes? Se os ensaios clínicos e as revisões sistemáticas estão no topo das evidências, por que um livro sobre casos clínicos? A indispensável leitura dos dois capítulos iniciais trouxe de imediato e em grande medida a resposta: o primeiro capítulo é uma excelente e esclarecedora discussão sobre modelos diagnósticos em psicopatologia; e o segundo oferece as imprescindíveis noções sobre o tema psicoterapia baseada em evidências que nenhum terapeuta preocupado em oferecer o melhor tratamento psicológico disponível pode desconhecer.

Porém, a rica estrutura dos capítulos, como idealizada pelos organizadores, é a marca distintiva da obra. Os capítulos se caracterizam por uma introdução relativa ao transtorno de interesse, seguida de cuidadosa e completa descrição do caso clínico, para então nos brindar com a discussão dos critérios diagnósticos e do diagnóstico diferencial. Cada capítulo traz ainda, em sequência, informações sobre o tratamento do transtorno com base na terapia cognitivo-comportamental e os instrumentos de avaliação disponíveis no Brasil, fechando com as referências que respaldam o conteúdo apresentado.

Qual a importância de um livro de casos clínicos em nossa área? Embora ensaios clínicos randomizados e revisões sistemáticas estejam no topo da evidência científica, os casos clínicos, colocados no menor *ranking* de credibilidade, têm importância didática inestimável, sendo importante instrumento na aprendizagem. Entretanto, além do valor didático, casos clínicos completos e bem documentados, vez por outra, têm peso histórico. Quem não conhece, em nossa área, o célebre exemplo de Phineas Gage e o ponto de virada que o cuidadoso relato de seu caso representou para as neurociências?

Phineas Gage era, aos 25 anos de idade, um exemplar funcionário em uma companhia ferroviária. Seu caso foi descrito em 1848 por John Harlow nas horas e dias que se seguiram ao terrível acidente (Raeburn et al., 2014). Ele estava à frente de uma delicada tarefa que envolvia explodir uma rocha. Em um momento de distração fatal, o bastão de ferro, ao atritar com a pedra carregada de pólvora, produziu uma centelha, fazendo com que o bastão de 1 metro de cumprimento e 3,5 centímetros de diâmetro atingisse seu crânio, entrando pouco abaixo de seu olho esquerdo, atravessando a base do crânio e saindo no topo da cabeça. Tendo milagrosamente sobrevivido à lesão e às infecções, Phineas Gage, antes um chefe de equipe capaz e amistoso, tornou-se uma pessoa diferente, infantil e impulsiva, irritável e grosseira, contrastando completamente com a pessoa afável e educada que fora antes do acidente. Demitido da companhia ferroviária, inicialmente ganhou a vida como uma espécie de museu vivo, exibindo-se para pessoas que lhe pagavam para introduzir o dedo no orifício em sua cabeça. Mais tarde, trabalhou por sete anos como condutor de carruagem. Seu caso tornou-se amplamente conhecido pelo célebre livro de Antônio Damásio, o *Erro de Descartes*.

Assim, neste livro, os leitores têm acesso ao que há de mais recente nas discussões diagnósticas e psicoterápicas, com base em evidências importantes para os casos clínicos apresentados. Espero que sintam o mesmo prazer que tive ao tê-lo em minhas mãos, ao mesmo tempo agradável de ler e completo em suas discussões.

Irismar Reis de Oliveira
Professor titular de Psiquiatria da
Universidade Federal da Bahia (UFBA).

Prefácio

Traduzir os diversos critérios diagnósticos caracterizadores de um transtorno mental em uma compreensão de relato baseado em história de vida é um grande desafio para pesquisadores, clínicos e professores de áreas relacionadas à saúde mental. E tal tarefa se torna ainda mais árdua quando os casos que ilustram alguns transtornos mentais são provenientes de materiais produzidos em outros países, em que a maneira como os transtornos interferem na vida dos pacientes nem sempre guarda íntima relação com a realidade vivida no Brasil. Muitas vezes, mesmo com uma boa compreensão desses critérios e um relato de caso que vislumbre as possibilidades de como eles de fato estariam presentes na vida de uma pessoa, restam ainda dúvidas a respeito de outros possíveis transtornos que se relacionariam com o então apresentado, ou mesmo sobre quais instrumentos de avaliação poderiam ser utilizados para contribuir com o processo diagnóstico. Por fim, há também um longo e tortuoso caminho de busca de informações sobre tratamentos baseados em evidências, que fazem parte do que há de mais atualizado no que se refere às opções de intervenção para os transtornos mentais. Nesse sentido, este livro oferece um material conciso e informativo, contextualizado à realidade brasileira, para pesquisadores, clínicos, professores, estudantes e público em geral interessado em saúde mental.

O livro é composto por 17 capítulos. Dois capítulos introdutórios apresentam os pontos teóricos que permeiam a escolha dos transtornos posteriormente abordados e norteiam a exposição dos conteúdos: modelos diagnósticos em psicopatologia e psicoterapia baseada em evidências. E quinze capítulos voltados a transtornos mentais específicos, sendo cada um deles dedicado a um transtorno (escolhido por sua relevância no universo da psicopatologia e por permitir a discussão da prática baseada em evidências) representativo dos critérios de intervenção discutidos no contexto apresentado pela Força Tarefa de Terapias Baseadas em Evidência da American Psychological Association. Em todos esses capítulos, o leitor encontra a seguinte estrutura: um caso clínico, em que são destacadas particularidades da apresentação do transtorno abordado de acordo com a realidade brasileira; critérios diagnósticos e diagnósticos diferenciais; instrumentos de avaliação disponíveis; e intervenções baseadas em evidências para o tratamento do transtorno em questão.

Outro grande diferencial deste livro, que agrega valor inestimável ao material produzido, é a comunidade à qual todos os autores pertencem: o grupo de doutores da Federação Brasileira de Terapias Cognitivas (FBTC). Trata-se de um grupo seleto, associado à maior entidade de fomento das terapias cognitivo-comportamentais e contextuais do Brasil, e que colocou anos de prática de ensino e pesquisa na estruturação desta obra.

Desejamos que você tenha uma boa leitura, que se beneficie do conteúdo apresentado e retorne a este livro quantas vezes necessário, tendo seu conteúdo como referência para seus estudos e sua boa prática profissional!

André Luiz Moreno
Wilson Vieira Melo
(Orgs.)

Sumário

Apresentação XI
Irismar Reis de Oliveira

Prefácio XIII
André Luiz Moreno
Wilson Vieira Melo

1 Modelos diagnósticos em psicopatologia 1
Wilson Vieira Melo
André Luiz Moreno

2 Psicoterapia baseada em evidências 9
André Luiz Moreno
Wilson Vieira Melo

3 Transtorno depressivo maior 17
Mariana Fortunata Donadon
Roberta Ferrari Marback

4 Transtorno bipolar 31
Lauro Estivalete Marchionatti
Júlio César Bebber
Marcia Kauer Sant'Anna
Mauricio Kunz
Ives Cavalcante Passos

5 Esquizofrenia 43
Adriana Melchiades
André Luiz Moreno
Wilson Vieira Melo

6 Transtorno de ansiedade generalizada 57
Fernanda Corrêa Coutinho
Fernanda Travassos-Rodriguez
Jéssica Limberger
Carolina Saraiva de Macedo Lisboa

7 Transtorno de ansiedade social 71
André Luiz Moreno
Wilson Vieira Melo

8 Transtorno de pânico 81
Marcele Regine de Carvalho
Roberta Borghetti Alves
Mariângela Gentil Savoia

9 Transtorno obsessivo-compulsivo 93
Reginete Cavalcanti
Shirley de Souza Silva Simeão
Renata Danielle Moreira Silva
Glauce Cerqueira Corrêa da Silva

10 Transtorno de estresse pós-traumático 109

Márcia Maria Bignotto
Valquiria Aparecida Cintra Tricoli

11 Transtorno de déficit de atenção/hiperatividade 117

Débora C. Fava
Anna Carolina Cassiano Barbosa
João Rodrigo Maciel Portes
Ana Claudia Ornelas

12 Transtorno da personalidade *borderline* 129

Ramiro Figueiredo Catelan
Augusto Duarte Faria

13 Obesidade e transtorno de compulsão alimentar periódica 141

Ana Lucia Ivatiuk
Cíntia Gemmo Vilani Albertini
Maria Angelica Sadir Prieto
Carmem Beatriz Neufeld

14 Anorexia nervosa e bulimia nervosa 153

Camilla Volpato Broering
Tatiana Araújo Bertulino da Silva

15 Transtorno relacionado ao uso de álcool 165

Marcia Fortes Wagner
Fernanda Machado Lopes
Murilo J. Machado
Laisa Marcorela Andreoli Sartes

16 Transtorno de insônia 181

Angela Josefina Donato Oliva
Érica de Lanna
Gilson de Assis Pinheiro

17 Dores crônicas e interfaces com transtornos mentais 197

Tânia Rudnicki
Nazaré Maria de Albuquerque Hayasida
Prisla Ücker Calvetti
Larissa Antunes
Milton José Cazassa

Índice 211

Capítulo 1

Modelos diagnósticos em psicopatologia

WILSON VIEIRA MELO
ANDRÉ LUIZ MORENO

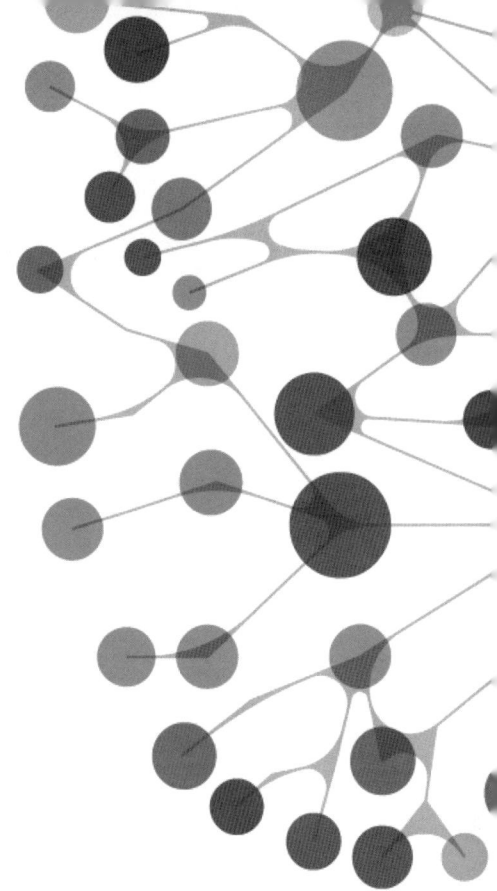

Organizar e classificar aquilo que consideramos como sofrimento mental, de maneira que seja igualmente útil em todos os cantos do mundo, considerando aspectos culturais e sem desconsiderar os biológicos, não é uma tarefa simples (Melo et al., 2004). O que se tem tentado nos últimos dois séculos é criar modelos descritivos e nosológicos que sejam úteis para guiar os processos de avaliação e que adicionalmente contribuam tanto para a prática clínica quanto para o desenvolvimento de novos modelos de tratamento e intervenções baseadas em evidências (Fava & Melo, 2015).

Atualmente, temos algumas propostas de classificações diagnósticas que se desenvolvem em paralelo e que se aproximam e se afastam em alguns aspectos (Clark et al., 2017). O *Manual diagnóstico e estatístico dos transtornos mentais*, que está na sua quinta edição (DSM-5) e que é editado pela American Psychiatric Association (APA) (Araújo & Lotufo, 2014), faz menção aos códigos classificatórios do manual desenvolvido pela Organização Mundial da Saúde (OMS) – a *Classificação internacional de doenças e problemas relacionados à saúde*, que se encontra em sua 11ª edição (CID-11). A CID incluiu pela primeira vez os transtornos mentais em sua categorização no ano de 1948, em sua 6ª edição. Nessa época, em 1952, foi lançada a primeira versão do DSM (Matos et al., 2005).

Ambos se assemelham no modo de estabelecer o raciocínio acerca dos sinais e sintomas, focando o diagnóstico fundamentalmente na observação de comportamentos que são classificados como funcionais ou não (Fava & Melo, 2015). Já passaram pelo modelo de raciocínio hierárquico, até os anos de 1980, no qual foi estabelecida uma hierarquia entre as chamadas doenças orgânicas, os quadros psicóticos graves e os quadros neuróticos e de personalidade (Matos et al., 2005). Por exemplo, um paciente que apresentasse um transtorno bipolar, então denominado "psicose maníaco-depressiva", poderia apresentar também qualquer sintoma de um transtorno de ansiedade, naquela época chamado de "neurose de ansiedade". Tal raciocínio não dava conta do fato de que nem sempre esses sintomas estavam presentes e não apresentava uma boa explicação para tal. Essa hierarquização claramente era influenciada pelas teorias psicodinâmicas e, de certo modo, dependia desse entendimento para que fizesse algum sentido.

Nos anos de 1990, a CID-10 e o DSM-IV apresentaram o modelo categórico, substituindo definitivamente o modelo hierárquico vigente até então (Evans et al., 2013; Matos et al., 2005). Nesse modelo, são apresentadas frases afirmativas, e o clínico necessita julgar se estão ou não presentes no quadro clínico do paciente. A presença ou ausência dos critérios diagnósticos determina se há ou não uma psicopatologia estabelecida. Tal modelo contribuiu muito para o desenvolvimento de novas propostas de tratamento e foi uma revolução no campo da saúde mental. Entretanto, carrega consigo alguns problemas, como o número excessivo de comorbidades que os pacientes apresentam na prática. Quanto mais rígida for uma classificação diagnóstica, menos sensível ela será para as especificidades de cada caso. Desse modo, são necessários muitos nomes (diagnósticos) para que seja possível dar conta do sofrimento mental apresentado pelas pessoas na prática clínica do dia a dia dos consultórios e demais serviços em saúde.

Ambos os manuais apresentam versões atuais, DSM-5 e CID-11, nas quais se mantém o modelo categórico, mas é feita uma introdução ao chamado "modelo dimensional" (Clark et al., 2017). Nele, é possível atentarmos para os aspectos presentes entre o "sim" (o critério está presente) e o "não" (o critério está ausente). Ele é mais sensível aos sintomas subclínicos e permite avaliar o quanto do critério é satisfeito (Matos et al., 2005). Entretanto, esse modelo ainda carece de aperfeiçoamentos e está excessivamente focado no comportamento, ou seja, nos sinais e sintomas observados.

Uma nova alternativa a isso é o que o National Institute of Mental Health (NIMH) tem desenvolvido (Clark et al., 2017). O chamado Research Domain Criteria (RDoC) pressupõe que medidas biológicas poderão explicar as psicopatologias, trazendo maiores contribuições da genética (epigenética) e das neurociências. Tal modelo ainda carece de muitos aperfeiçoamentos e tem demonstrado sua utilidade mais no campo da pesquisa do que para nortear as decisões da prática clínica do cotidiano. O principal problema atual com o modelo proposto pelo RDoC é a redução das psicopatologias a meros transtornos do cérebro.

Há ainda outras tentativas de classificação, como a *Classificação chinesa de transtornos mentais*, publicada pela Sociedade Chinesa de Psiquiatria, que é um guia clínico utilizado na China para o diagnóstico de transtornos mentais (Evans et al., 2013). Ele está atualmente em sua terceira versão, escrito em chinês e também em inglês, apresentando uma estrutura semelhante à da CID e do DSM, embora inclua algumas variações em seus principais diagnósticos e cerca de 40 diagnósticos culturalmente afins.

PRINCIPAIS LIMITAÇÕES DO DSM-5 E DA CID-11

O desenvolvimento e o refinamento dos modelos de tratamentos empregados para os diversos diagnósticos do DSM-5 e da CID-11 permitiram que terapeutas e pesquisadores aplicassem técnicas de tratamento específicas a uma gama variada de transtornos mentais (Clark et al., 2017; Evans et al., 2013). A proposta deste livro é apresentar alguns casos clínicos que possam ilustrar tais condições, especialmente focando nos transtornos para os quais haja evidências na literatura de tratamentos empiricamente validados.

Porém, o alinhamento geral dos protocolos de tratamento com os sistemas de classificação dos transtornos mentais atuais tem tido alguns inconvenientes (Deacon, 2013). Por exemplo, considerar o diagnóstico psiquiátrico baseando-se nos critérios presentes nos manuais minimiza ou ignora os fatores contextuais e situacionais que contribuem para o problema (Hofmann, 2014). Desse modo, a busca pela promoção da saúde mental e da visão da pessoa como um todo pode acabar deixando de ser um foco quando o pensamento sindrômico domina. Os modelos de entendimento e de tratamento precisam continuar evoluindo com o tempo, gerando modelos testáveis (Hofmann et al., 2013) e novas estratégias de intervenção (Hayes et al., 2004).

A psicologia clínica e a psiquiatria precisam ir além dos modelos até então empregados para que possamos efetivamente utilizar os tratamentos psicológicos baseados em evidências na área da psicoterapia (Hofmann & Barlow, 2014). Desse modo, é necessário que possamos compreender os processos efetivos de mudança e como melhor nos voltarmos para eles, com os fatores de relacionamento sendo tratados como um desses processos. Essa abordagem irá permitir que o campo focalize em qualquer questão que possa ajudar os pacientes a melhorarem suas vidas e ajudará, também, a desenvolver nossa disciplina científica.

Desde o século XIX, o campo da psiquiatria tem tentado estabelecer critérios objetivos de categorização dos transtornos mentais (Melo et al., 2004). Assim, um sistema de classificação dos transtornos mentais é uma necessidade pelas seguintes razões: primeiramente, fornece ao campo uma linguagem comum para descrever indivíduos com problemas psicológicos. Isso tem grande valor prático porque simplifica a comunicação entre os profissionais e oferece um sistema de codificação para as companhias de seguros, planos de saúde e demais instituições envolvidas no oferecimento de serviços em saúde mental. Em segundo lugar, ao agrupar pessoas com problemas similares a fim de identificar padrões comuns, um sistema de classificação desenvolve a ciência clínica à medida que isola características que as distinguem de outros grupos. Por fim, tais conhecimentos produzidos podem ser utilizados para melhorar tratamentos existentes ou ainda desenvolver novas propostas de intervenções. Essa última justificativa é reconhecida pelo DSM-5, que afirma que o diagnóstico de um transtorno mental deve ter utilidade clínica: ele deve ajudar os clínicos a determinar o prognóstico, os planos de tratamento e os resultados potenciais do tratamento para seus pacientes (APA, 2014). Entretanto, de acordo com Hayes e Hofmann (2020), apesar desses objetivos nobres, o DSM-5 ofereceu pouco material novo ou diferente dos seus predecessores, provocando um grande grau de insatisfação na comunidade médica e de pesquisa.

Em um livro de grande importância na área, intitulado *Beyond DSM-5*, organizado por Hayes e Hoffman (2020), são detalhadamente discutidas as questões políticas e financeiras (o DSM é uma importante fonte de renda para a APA), e também são apontados alguns problemas teóricos conceituais com o DSM. A título de ilustração, é apontado que ele patologiza a normalidade usando pontos de corte arbitrários; um diagnóstico feito usando-se o DSM está meramente baseado no julgamento subjetivo de um clínico, em vez de em medidas objetivas; ele está excessivamente focado nos sintomas; suas categorias descrevem um grupo heterogêneo de indivíduos e um grande número de diferentes combinações de sintomas que definem o mesmo diagnóstico; e a maioria dos clínicos continua a usar o diagnóstico residual ("não especificado") porque grande parte dos clientes não se enquadra claramente em nenhuma das categorias diagnósticas, as quais são derivadas por acordo consensual dos especialistas (para uma revisão, veja Gornall, 2013; Hayes & Hoffman, 2020).

A CID-11 e o DSM-5, em nossa opinião, são melhores do que as versões que os antecederam. Entretanto, ainda carecem de melhorias, como maior contribuição das áreas da genética, da neurociência e da própria psicologia cognitiva experimental. Provavelmente, um dos maiores problemas conceituais observados ainda nas versões atuais desses manuais seja a excessiva presença de comorbidades. Definimos aqui comorbidades como a coocorrência de dois ou mais diagnósticos, no mesmo indivíduo, ao mesmo tempo. Se os transtornos mentais de fato fossem entidades patológicas distintas, a comorbidade deveria ser uma exceção na nosologia, e não a regra observada na prática clínica (Brown & Barlow, 2009).

A ocorrência excessiva de comorbidades na nosologia tem levado aos esforços recentes para o desenvolvimento de protocolos de tratamento menos dedicados a síndromes específicas, e sim ao desenvolvimento de intervenções transdiagnósticas (Norton, 2012), como o protocolo unificado (Barlow et al., 2010), uma vez que atravessam as categorias diagnósticas para focar nas características fundamentais dos transtornos. Existem diversos tratamentos com tais características atualmente, e a terapia do esquema, a terapia comportamental dialética, a terapia de aceitação e compromisso, entre muitas outras abordagens que fogem ao escopo deste livro, servem como exemplos ilustrativos claros (Franzin et al., 2018). Ademais, a abordagem transdiagnóstica poderia compensar a desvantagem do treinamento dos clínicos em protocolos de terapia cognitivo-comportamental (TCC) específicos para o transtorno, o que por vezes provoca uma simplificação excessiva do sofrimento mental, rigidez inflexível por parte do profissional e ainda baixa adesão às tão faladas práticas baseadas em evidências (McHugh et al., 2009).

PROPOSTA DE CRITÉRIOS DE DOMÍNIO DA PESQUISA (RDoC)

O NIMH desenvolveu o RDoC, em uma tentativa de oferecer uma solução para as limitações apresentadas na nosologia associadas ao DSM-5 e também à CID-11. Tal iniciativa apresenta uma estrutura para classificação dos transtornos mentais baseada nas dimensões do comportamento observável e em medidas neurobiológicas (Insel et al., 2010). Claramente, tal proposta é uma tentativa de trazer avanços para o campo da psiquiatria mediante a criação de um sistema de classificação que conceitue as doenças mentais como transtornos cerebrais. Dentro dessa perspectiva, diferentemente das doenças neurológicas, com lesões identificáveis, as psicopatologias são consideradas transtornos com circuitos cerebrais atípicos (Insel et al., 2010). Desse modo, para se fazer o diagnóstico, em vez de recorrer às impressões clínicas, resultando em categorias arbitrariamente definidas que abrangem classificações diagnósticas heterogêneas e sobrepostas, o NIMH propõe a integração dos achados da neurociência moderna para definir e diagnosticar os transtornos mentais (Insel et al., 2010).

De acordo com a proposta do RDoC, os achados biológicos poderiam contribuir de modo mais contundente para a classificação dos transtornos mentais, uma vez que o objetivo estabelecido desse projeto seria o de desenvolver um levantamento dos transtornos mentais com base nas dimensões biocomportamentais que permeiam os diagnósticos do DSM-5 e também da CID-11. Ainda dentro dessa proposta, é pressuposto que essas disfunções nos circuitos neurais podem ser identificadas com as ferramentas da neurociência clínica, incluindo neuroimagem funcional, eletrofisiologia e demais artifícios para quantificação das conexões *in vivo*. De acordo com o NIMH, o RDoC ainda implica que os dados da neurociência genética e clínica irão produzir bioassinaturas que podem aumentar os sintomas e sinais clínicos usados para o manejo clínico. Segundo Insel et al. (2010), para determinar o tratamento mais apropriado, bem como o prognóstico de um caso de transtorno de ansiedade, por exemplo, seriam utilizados sequenciamento genômico, imagem funcional ou estrutural e avaliações laboratoriais do condicionamento e da extinção do medo como recursos na avaliação clínica. Assim, tal proposta se apresenta como uma incubadora que elenca os diferentes níveis de análise, incluindo o comportamental e os sintomas, mas também o molecular e os circuitos cerebrais, para definir construtos que são considerados os sintomas principais dos transtornos mentais.

De maneira geral, se, por um lado, os neurocientistas aprovaram a iniciativa RDoC (Casey et al., 2013), por outro, há os que a atacaram por diversos motivos. Um deles é o fato de que o projeto enfatiza excessivamente certos tipos de processos biológicos e propõe uma visão reducionista dos problemas de saúde mental a simples transtornos cerebrais (Deacon, 2013; Miller, 2010). Até o momento da publicação deste capítulo, o RDoC tem tido utilidade clínica limitada porque sua intenção primária é desenvolver pesquisas futuras, e não guiar a tomada de decisão clínica (Cuthbert & Kozak, 2013). Adicionalmente, entre os motivos de críticas à iniciativa RDoC, observa-se também o fato de que ele compartilha com o DSM-5 e também a CID-11 a conjectura teórica de que os problemas psicológicos, ou seja, os sintomas, são causados por uma enfermidade latente. No caso do DSM-5 e da CID-11, o diagnóstico é realizado mediante relatos dos sintomas e impressões clínicas, e, no caso do RDoC, ele é aferido por meio de medidas observadas por testes comportamentais sofisticados (p. ex., testes genéticos) e instrumentos biológicos (p. ex., neuroimagem).

CONSIDERAÇÕES FINAIS

Historicamente, tem havido interesse significativo no entendimento do sofrimento mental, e, nos últimos tempos, um progresso considerável ocorreu na identificação das dimensões centrais da psicopatologia. Os manuais classificatórios atuais propõem um entendimento categórico dos sintomas, enquanto a iniciativa RDoC propõe o sistema de classificação dimensional. Da mesma forma, psicólogos e psiquiatras têm reconsiderado as dimensões da psicopatologia, uma vez que diversos autores identificaram a desregulação das emoções como um dos problemas transdiagnósticos centrais (Barlow et al., 2004; Hayes et al., 2006; Hayes et al., 1999; Hofmann, Asnaani et al., 2012; Hofmann, Sawyer et al., 2012).

O objetivo deste capítulo foi apresentar as propostas atuais de compreensão dos processos psicopatológicos a fim de introduzirmos os demais capítulos, que focarão em casos clínicos para psicopatologias específicas. Há muitas outras dimensões da patologia que permeiam os transtornos definidos pelo DSM-5 e pela CID-11, como afeto negativo, controle dos impulsos, controle da atenção, ruminação e preocupação, flexibilidade cognitiva, autoconsciência ou motivação baseada na abordagem, para citar apenas algumas.

Certamente não temos a pretensão de esgotar o assunto, e sim introduzir a importância do diagnóstico em psicoterapia e suas implicações para a compreensão da saúde mental. À medida que tais fenômenos se tornam mais centrais para a compreensão da psicopatologia, fica mais claro que empregar de maneira mais flexível as estratégias que são mais apropriadas para determinado contexto e busca dos objetivos é o método mais adaptativo para o ajuste a longo prazo (Bonanno et al., 2004). Respostas emocionais de valência negativa, como medo, vergonha, tristeza, raiva ou ansiedade, estão associadas a muitas formas diferentes de psicopatologia, mas todas elas desempenham um papel positivo na vida. Dentro dessa perspectiva evolucionista, nenhuma reação psicológica e nenhuma estratégia para abordar uma reação psicológica é consistentemente adaptativa ou mal-adaptativa (Haines et al., 2016).

A evolução moldou uma série de mecanismos fundamentais no cérebro, que guiam os animais a objetivos ou evitam ameaças (Melo et al., 2014). A fim de promover a adaptação psicológica, foram desenvolvidas diversas disposições e estratégias filogeneticamente com o intuito de favorecer o alcance de objetivos, e não necessariamente promovem a felicidade ou aquilo que consideramos como saúde mental. Alguns mecanismos adaptativos, por exemplo, podem não o ser em todos os contextos. Desse modo, todos os mecanismos evolutivos têm uma faixa dentro da qual são adaptativos e fora da qual não o são. Essa faixa de adaptação envolve os seus gatilhos, frequência, duração e intensidade com que aquela emoção ou característica psicológica está presente. A baixa autoestima, por exemplo, pode ser vista como uma estratégia de redução de danos, uma vez que torna menos provável a exploração de um ambiente potencialmente danoso. A psicopatia é uma estratégia predatória que pode ser essencial para sobrevivência em circunstâncias de escassez de recursos. A paranoia, por sua vez, mantém o indivíduo vigilante, favorecendo a sobrevivência diante da ameaça advinda de outros indivíduos do mesmo grupo/espécie (Melo et al., 2004). Em síntese, podemos compreender a psicopatologia como uma questão muito mais quantitativa do que qualitativa, isto é, menos relacionada com a presença ou ausência daquela característica e mais associada com a intensidade e a frequência com que se faz presente.

REFERÊNCIAS

American Psychiatric Association (APA). (2014). *Manual diagnóstico e estatístico dos transtornos mentais: DSM-5* (5. ed.). Artmed.

Araújo, A. C., & Lotufo, F. (2014). A nova classificação americana para os transtornos mentais – o DSM-5. *Revista Brasileira de Terapia Comportamental e Cognitiva, 16*(1), 67-82.

Barlow, D. H., Allen, L. B., & Choate, M. L. (2004). Toward a unified treatment for emotional disorders. *Behavior Therapy, 35*(2), 205–230.

Barlow, D. H., Ellard, K. K., Fairholm, C., Farchione, T. J., Boisseau, C. L., Ehrenreich-May, J. T., & Allen, L. B. (2010). *Unified protocol for transdiagnostic treatment of emotional disorders: Workbook (Treatments that work)*. Oxford University.

Bonanno, G. A., Papa, A., Lalande, K., Westphal, M., & Coifman, K. (2004). The importance of being flexible: The ability to both enhance and suppress emotional expression predicts long-term adjustment. *Psychological Science, 15*(7), 482–487.

Brown, T. A., & Barlow, D. H. (2009). A proposal for a dimensional classification system based on the shared features of the DSM-IV anxiety and mood disorders: Implications for assessment and treatment. *Psychological Assessment, 21*(3), 256–271.

Casey, B. J., Craddock, N., Cuthbert, B. N., Hyman, S. E., Lee, F. S., & Ressler, K. J. (2013). DSM-5 and RDoC: Progress in psychiatry research? *Nature Reviews: Neuroscience, 14*(11), 810–814.

Clark, L. A., Cuthbert, B., Lewis-Fernández, R., Narrow, W. E., & Reed, G. M. (2017). Three Approaches to understanding and classifying mental disorder: ICD-11, DSM-5, and the national institute of mental health's research domain criteria (RDoC). *Psychological Science in the Public Interest, 18*(2) 72-145.

Cuthbert, B. N., & Kozak, M. J. (2013). Constructing constructs for psychopathology: The NIMH research domain criteria. *Journal of Abnormal Psychology, 122*(3), 928–937.

Deacon, B. J. (2013). The biomedical model of mental disorder: A critical analysis of its validity, utility, and effects on psychotherapy research. *Clinical Psychology Review, 33*(7), 846–861.

Evans, S. E., Reed, G. M., Roberts, M. C., Esparza, P., Watts, A. D., Correia, J. M., Ritchie, P., Maj, M., & Saxena, S. (2013). Psychologists' perspectives on the diagnostic classification of mental disorders: Results from the WHO-IUPsyS Global Survey. *International Journal of Psychology, 48*(3), 177-193.

Fava, D. C., & Melo, W. V. (2015). Mudanças metodológicas no DSM-5 e implicações para a terapia cognitivo-comportamental. In C. B. Neufeld, B. Rangé, & E. Falcone (Orgs.), *Programa de atualização em terapia cognitivo-comportamental – PROCOGNITIVA* (Vol. 3, pp. 9-60). Artmed.

Franzin, R., Caetano, K. A. S., & Melo, W. V. (2018). Tratamentos transdiagnósticos eficientes em terapia cognitivo-comportamental. In C. B. Neufeld, B. Rangé, & E. Falcone (Orgs.), *Programa de atualização em terapia cognitivo-comportamental – PROCOGNITIVA* (Vol. 4, pp. 31-73). Artmed.

Gornall, J. (2013). DSM-5: A fatal diagnosis? *BMJ, 346*, f3256.

Haines, S. J., Gleeson, J., Kuppens, P., Hollenstein, T., Ciarrochi, J., Labuschagne, I., ... Koval, P. (2016). The wisdom to know the difference: Strategy-situation fit in emotion regulation in daily life is associated with well-being. *Psychological Science, 27*(12), 1651–1659.

Hayes, S. C., Follette, V. M., & Linehan, M. M. (Eds.). (2004). *Mindfulness and acceptance: Expanding the cognitive-behavioral tradition*. Guilford.

Hayes, S., & Hofmann, S. (2020). *Beyond DSM: Toward a process-based alternative for diagnosis and mental health treatment*. Context.

Hayes, S. C., Luoma, J. B., Bond, F. W., Masuda, A., & Lillis, J. (2006). Acceptance and commitment therapy: Model, processes, and outcomes. *Behaviour Research and Therapy, 44*(1), 1–25.

Hayes, S. C., Strosahl, K. D., & Wilson, K. G. (1999). *Acceptance and commitment therapy: An experiential approach to behavior change.* Guilford.

Hofmann, S. G. (2014). Toward a cognitive-behavioral classification system for mental disorders. *Behavior Therapy, 45*(4), 576–587.

Hofmann, S. G., Asmundson, G. J., & Beck, A. T. (2013). The science of cognitive therapy. *Behavior Therapy, 44*(2), 199–212.

Hofmann, S. G., Asnaani, A., Vonk, I. J., Sawyer, A. T., & Fang, A. (2012). The efficacy of cognitive behavioral therapy: A review of meta-analyses. *Cognitive Therapy and Research, 36*(5), 427–440.

Hofmann, S. G., & Barlow, D. H. (2014). Evidence-based psychological interventions and the common factors approach: The beginnings of a rapprochement? *Psychotherapy, 51*(4), 510–513.

Hofmann, S. G., Sawyer, A. T., Fang, A., & Asnaani, A. (2012). Emotion dysregulation model of mood and anxiety disorders. *Depression and Anxiety, 29*(5), 409–416.

Insel, T., Cuthbert, B., Garvey, M., Heinssen, R., Pine, D. S., Quinn, K., ... Wang, P. (2010). Research domain criteria (RDoC): Toward a new classification framework for research on mental disorders. *American Journal of Psychiatry, 167*(7), 748–751.

Matos, E. G., Matos, T. M. G., & Matos, G. M. G. (2005). A importância e as limitações do uso do DSM-IV na prática clínica. *Revista de Psiquiatria do Rio Grande do Sul, 27*(3), 312-318.

McHugh, R. K., Murray, H. W., & Barlow, D. H. (2009). Balancing fidelity and adaptation in the dissemination of empirically-supported treatments: The promise of transdiagnostic interventions. *Behaviour Research and Therapy, 47*(11), 946–995.

Melo, W. V., Bizarro, L., & Oliveira, A. A. (2014). Considerações sobre o medo e a ansiedade clínica e não-clínica. In S. J. L. Vasconcellos, & N. Hauck (Orgs.), *A mente e suas adaptações: Uma perspectiva evolucionista sobre a personalidade, a emoção e a psicopatologia* (pp. 245-271). UFSM.

Melo, W. V., & Fava, D. C. (2009). A Psicologia sob um olhar evolucionista. *Viver Mente e Cérebro Especial, 195,* 70-73.

Melo, W. V., Souza, C. C., & Piccoloto, L. B. (2004). Psicopatologia: Uma evolução histórica. *Scientific American Brasil, 132,* 12-14.

Miller, G. A. (2010). Mistreating psychology in the decades of the brain. Perspectives on *Psychological Science, 5*(6), 716–743.

Norton, P. J. (2012). *Group cognitive-behavioral therapy of anxiety: A transdiagnostic treatment manual.* Guilford.

Capítulo 2

Psicoterapia baseada em evidências

ANDRÉ LUIZ MORENO
WILSON VIEIRA MELO

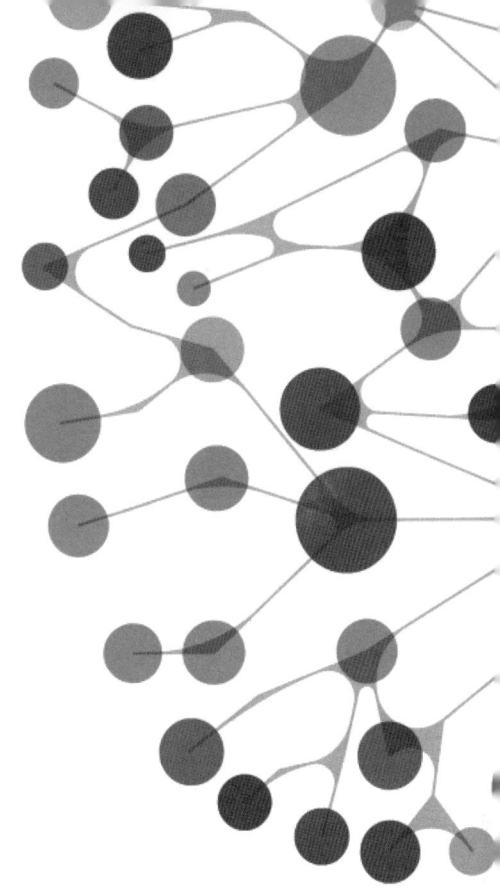

A perspectiva de auxiliar as pessoas a diminuírem seu sofrimento mediante intervenções psicológicas é uma prática milenar, utilizada por uma grande variedade de profissionais, como filósofos (Santos & Range, 2017), padres (Nascimento, 2013) e médicos (Freud, 1895/2016). Porém, com o desenvolvimento da psicologia como ciência, os processos que explicam os resultados dessas intervenções, bem como o exame dos procedimentos de sua realização, passaram a ser também alvo de interesse. Nesse sentido, várias abordagens psicológicas desenvolveram maneiras diferentes de estruturar processos e procedimentos, oferecendo amplitude de entendimento sobre as intervenções psicológicas e impacto positivo nas perspectivas de tratamento de transtornos mentais.

No entanto, a grande variabilidade de intervenções psicológicas disponíveis suscita questionamentos a respeito da adequação de cada uma delas para melhores resultados em perfis diferentes de pacientes. Além disso, a elevada prevalência de transtornos mentais na população indica a necessidade de intervenções eficazes, que otimizem recursos e esforços, visando à possibilidade de ganhos em saúde mental. Assim, tal perspectiva aponta para a necessidade de parâmetros úteis para indicar quais intervenções são mais adequadas e eficazes para populações e transtornos mentais específicos. Nesse cenário, a utilização do método científico é uma grande aliada para o desenvolvimento desses parâmetros, basicamente por agregar valores de neutralidade, precisão e mensuração aos resultados, fruto das intervenções psicoterápicas, e permitir que tais resultados sejam considerados como evidências.

O OLHAR PARA AS EVIDÊNCIAS

A noção de psicoterapia baseada em evidências (PBE) surge nesse contexto, em conjunto com os mesmos esforços em outras disciplinas da saúde, em que a decisão a respeito do tratamento para um transtorno específico é intimamente influenciada pelas evidências disponíveis a respeito da efetividade e da eficácia das intervenções para esse transtorno. No entanto, apesar do grande potencial da PBE para solucionar algumas das questões relacionadas à diversidade de intervenções psicológicas, alguns pontos são sensíveis quando se considera a aplicação dessa noção à prática psicoterápica no cotidiano.

Um desses pontos se refere ao balanceamento entre validade interna e validade externa, que torna possível a aplicação de intervenções conduzidas nos meandros do método científico na realidade de execução das intervenções fora dos rigores do método científico. Assim, fatores que são utilizados para garantir a validade interna do estudo (p. ex., seleção de pacientes que apresentam exclusivamente um diagnóstico específico) podem minimizar a validade externa desse estudo (no cenário em que as comorbidades diagnósticas são uma grande realidade na apresentação de pacientes com transtornos mentais). Como consequência, estudos que atestam a *eficácia* de algumas intervenções para dado transtorno (p. ex., mostrando indicadores de resposta sintomatológica às intervenções melhores quando comparados a um grupo-controle) nem sempre apresentam a mesma possibilidade de *efetividade* (i.e., a possibilidade de aplicação dessa intervenção na realidade), nem a mesma *eficiência* (esbarrando em critérios como orçamento (Eclles & Mason, 2011), treinamento profissional e tecnologia de aplicação da intervenção).

Nesse sentido, olhar para a PBE significa observar também a pluralidade de possibilidades metodológicas para a avaliação da eficácia de uma intervenção, visando a torná-la também mais eficiente. Por exemplo, por mais que consideremos que uma metanálise a partir de ensaios clínicos randomizados possa oferecer o melhor nível de evidência, há de se considerar também que tal nível de precisão metodológica pode não ser possível de ser desenvolvido em alguns tipos de intervenções ou perfis de pacientes, nos quais uma metodologia menos rigorosa do ponto de vista científico possa levantar dados importantes. Considerando esse fator, é importante também ressaltar a necessidade de que os profissionais que praticam a psicoterapia tenham formação apropriada para uma leitura crítica das evidências apresentadas, com conhecimento adequado sobre as potencialidades e os limites das metodologias de avaliação das intervenções, para que consigam ser assertivos na decisão de implementar o melhor tratamento disponível para o paciente que se apresenta.

Outro ponto se refere à sistematização dos valiosos dados produzidos pelo grande número de pesquisas realizadas para avaliar uma intervenção para determinado transtorno. Se o objetivo final é possibilitar ao clínico considerar a melhor intervenção disponível para um transtorno que se apresenta, é necessário que essas informações sejam compiladas e apresentadas considerando um racional que privilegie a realidade de aplicação das intervenções em que o tempo disponibilizado para atualização e o acesso ao universo dos estudos documentando a eficácia da intervenção para o transtorno são limitados.

Os guias de tratamento se apresentam como uma possibilidade de resolução dessa temática, auxiliando o profissional na tomada de decisão ao informar de maneira sistematizada quais intervenções são mais adequadas para um transtorno em questão, considerando as evidências disponíveis até o momento. Porém, apesar dessa vantagem, os guias de tratamento esbarram na necessidade de que esses estudos passem pelo crivo de *experts* para o desenvolvimento dos guias, criando um importante viés de observação que é alvo de críticas frequentes da comunidade clínica.

Uma das principais iniciativas para a sumarização de PBE para transtornos específicos vem sendo mantida desde outubro de 1993 pela Sociedade de Psicologia Clínica (Divisão 12) da American Psychological Association (APA) ao longo de diversos anos. O primeiro fruto desses esforços (American Psychological Association [APA], 1995), foi a publicação de um livro com direcionamentos para produção de *guidelines* e referência a alguns dos resultados de PBE desenvolvidos até então.

Porém, para realmente fazer jus à perspectiva de um olhar frequente para a PBE, é necessário um fluxo de trabalho constante, que permita a atualização dos guias de tratamento e a reavaliação dos estudos que os compõem, quando necessário. Nesse sentido, em 2005, a mesma entidade ligada à APA estabeleceu uma força-tarefa constante, com o objetivo de manter os guias de tratamento constantemente atualizados, otimizando o trabalho de clínicos interessados em buscar as melhores evidências disponíveis para decidir sobre os tratamentos oferecidos aos pacientes (APA & Presidential Task Force on Evidence-Based Practice, 2006).

Os primeiros guias de tratamento relacionados a essa iniciativa foram baseados nos parâmetros de avaliação propostos por Chambless e Hollon (1998). De acordo com esses parâmetros, uma intervenção psicoterápica seria avaliada de acordo com a metodologia utilizada pelos estudos que mostraram resultados dessa intervenção, devendo apresentar obrigatoriamente dois critérios: 1) metodologia de comparação da intervenção com um grupo-controle sem tratamento, grupo de tratamento alternativo ou placebo (ensaio clínico randomizado, controlado, experimento de caso único ou *design* de amostras de tempo equivalente) em que a intervenção se mostre significativamente superior ao não tratamento e/ou equivalente a um tratamento com eficácia já estabelecida; e 2) esses estudos devem ter sido realizados com procedimentos descritos de maneira que possam ser compreendidos como um manual, ou seja, de fácil replicação, em uma amostra que os critérios de inclusão e as medidas de avaliação de resultados são válidos e fidedignos, aliados a uma metodologia apropriada de análise de dados. De acordo com esses critérios, as intervenções para cada transtorno poderiam receber três classificações, segundo os critérios a seguir: *eficaz*, caso pelo menos dois estudos que apresentam resultados de eficácia tenham sido realizados em pelo menos dois ambientes de pesquisa independentes, favorecendo a generalização dos achados de pesquisa; *provavelmente eficaz*, caso apenas um estudo nos parâmetros dos critérios de avaliação tenha sido realizado; ou *eficaz e específica*, caso pelo menos dois estudos que apresentem resultados de eficácia superiores ao tratamento medicamentoso ou a um placebo de intervenção psicológica tenham sido realizados em pelo menos dois ambientes de pesquisa independentes.

Esse modelo foi utilizado durante muitos anos como parâmetro para o estabelecimento de guias de tratamento e promoveram grande avanço na discussão da PBE. Porém, com o desenvolvimento de novas discussões metodológicas e o crescente número de pesquisadores interessados em discutir parâmetros que sejam mais adequados ao universo das práticas clínicas em psicoterapia, esses parâmetros de avaliação têm sido alvo de algumas críticas.

A primeira delas se refere à ideia de que considerar um estudo como *eficaz* com base em apenas dois estudos comprovando sua eficácia, por mais que metodologicamente bem desenvolvidos, pode ser uma importante limitação, já que vários outros estudos podem demonstrar a ausência de eficácia e, assim, contrapor essa evidência. Outra importante crítica se refere à ideia de que o foco dos estudos designados pelo primeiro critério de avaliação privilegia sempre a avaliação da melhora do sintoma (conforme avaliado por um instrumento ou uma entrevista), mas não a qualidade do tratamento como um todo (p. ex., considerando seus efeitos de maneira geral na qualidade de vida do paciente). De modo complementar, a possibilidade de várias intervenções serem listadas como igualmente *eficazes* independentemente de estudos mais robustos posteriores aponta um limite significativo, visto que um importante aspecto dos guias de tratamento é uma indicação mais assertiva de quais tratamentos são mais indicados para o paciente.

Com vistas a melhorar os parâmetros de avaliação, de acordo com os problemas propostos, os guias de PBE divulgados pela Sociedade de Psicologia Clínica da APA têm sido atualizados de acordo com novos parâmetros (Tolin et al., 2015). Esses novos parâmetros objetivam valorizar um escopo maior de estudos relacionados a cada intervenção para um transtorno, além de permitir maior diálogo sobre efeitos de longo prazo das intervenções, efeitos na qualidade geral de vida do paciente (e não somente nos sintomas) e as melhores indicações de acordo com particularidades das manifestações dos transtornos, considerando a variabilidade de sintomas em cada um deles.

Nesse sentido, o primeiro critério que avalia a eficácia da intervenção é a revisão sistemática de pesquisas relacionadas a certa intervenção, preferencialmente mediante revisões sistemáticas de literatura e metanálises. O conjunto de estudos relacionados a uma intervenção passa, então, por uma minuciosa análise metodológica, utilizando-se algum parâmetro de pontuação da qualidade metodológica desses estudos (p. ex., o critério PRISMA [Liberati et al., 2009]), em que são avaliados como critérios: população selecionada, método de realização da intervenção, método de comparação entre grupos, resultados, tempo de realização da intervenção e tipo de local de realização da intervenção.

O segundo critério é a organização dos achados provindos dos estudos relacionados à intervenção em um guia específico que oriente a maneira como as decisões podem ser influenciadas pelo clínico. Nesse sentido, um comitê de especialistas declaradamente não comprometidos com os estudos se engaja nessa organização e classifica a intervenção em uma de três opções. A primeira classificação indica intervenções *extremamente recomendadas*, em que quatro critérios precisam ser preenchidos: existência de evidências de alta qualidade de que o tratamento é eficaz para tratar sintomas do transtorno em questão; evidências de alta qualidade de que o tratamento produz um efeito clinicamente significativo sobre resultados funcionais (p. ex., qualidade de vida); evidências de alta qualidade de que o tratamento produz um efeito clinicamente significativo sobre sintomas e/ou resultados funcionais pelo menos três meses após a interrupção do tratamento; existência de pelo menos um estudo conduzido que demonstre eficácia da intervenção em um cenário naturalístico ou não controlado. A segunda classificação indica intervenções com *forte recomendação,* em que existem evidências de qualidade moderada a alta de que o tratamento produz um efeito clínico sobre os sintomas do transtorno em questão ou nos resultados funcionais relacionados ao transtorno. Por fim, as intervenções podem ser classificadas como *baixa recomendação,* quando existem apenas evidências de baixa ou muito baixa qualidade de que o tratamento produz um efeito clínico significativo sobre os sintomas do transtorno e/ou resultados funcionais relacionados ao transtorno, ou mesmo quando há evidências de qualidade moderada a alta de que o efeito do tratamento pode não ser de uma magnitude que seja clinicamente significativa, embora com significância estatística.

Apesar dos esforços para melhorar a descrição das evidências, há também divergências existentes entre os diversos guias de tratamento e que levam, em alguns casos, a prováveis problemas na prática clínica dos profissionais. Nesse caso, é importante ressaltar que a iniciativa da APA (2021) é apenas uma entre várias outras associações que também elaboram seus guias de tratamento com diferentes perspectivas de como avaliar a eficácia das intervenções (p. ex., os *guidelines* britânicos do National Institute for Health and Care Excellence).

A *EXPERTISE* DO PROFISSIONAL

O olhar para as evidências é um pilar fundamental da PBE. Porém, outros pilares se fazem necessários para a sustentação dessa prática como padrão de excelência nos diversos cenários de aplicação das psicoterapias. Nesse caso, outro importante pilar é a *expertise* do profissional que irá executar a intervenção previamente elencada como evidente, afinal, pouco se avançaria com intervenções que apresentassem excelência nos estudos originais que atestaram sua eficácia, mas que não estivessem disponíveis em larga escala para a aplicação dos profissionais.

Nesse sentido, um dos pontos importantes a ser observado em uma intervenção evidente é que ela seja também protocolar, conforme sugerido por Chambless e Hollon (1998). Dessa maneira, é possível ao clínico executar os procedimentos que compõem a intervenção nos mesmos critérios que atestaram o nível de evidência da intervenção. Atenta-se também para a necessidade de que os protocolos de intervenção sejam cada vez mais específicos em termos de descrição de processos, permitindo ampla discussão de cada etapa da intervenção para o resultado esperado (Hofmann & Hayes, 2018), bem como que existam medidas adequadas para avaliar esses processos, e não somente o resultado da intervenção (Peuker et al., 2009).

Outro aspecto que deve ser ressaltado é a importância de treinamento adequado para que o clínico tenha condições de executar os processos descritos na intervenção. Tal treinamento é necessário para o desenvolvimento de um olhar contínuo tanto para a literatura especializada (Bauer, 2007) quanto para sistemas conceituais que permitam a integração contínua das evidências ao arcabouço teórico dos profissionais (Beidas & Kendall, 2010). Nesse sentido, a supervisão clínica pode ser um caminho para a construção desse treinamento a fim de que o clínico possa desenvolver habilidades necessárias para a realização das intervenções (Milne et al., 2011), em especial quando mediada por instrumentos que permitam a avaliação constante do clínico (Moreno & DeSousa, 2020). No entanto, a supervisão clínica também necessita desenvolver um corpo de evidências que demonstre seus efeitos para a prática baseada em evidências (Alfonsson et al., 2018).

Por fim, é importante que a *expertise* do profissional seja também desenvolvida para o diagnóstico assertivo e acurado do transtorno do paciente. Considerando que os guias de tratamento tomam como perspectiva o diagnóstico como base para a busca de intervenções baseadas em evidências, é fundamental que o clínico tenha treinamento suficiente para realizar a avaliação nosológica descritiva de maneira adequada, apesar dos diversos aspectos críticos relacionados à nosologia (ver Capítulo 1 deste livro). Nesse sentido, a utilização de instrumentos com qualidades psicométricas adequadas para a avaliação dos transtornos é uma importante aliada (DeSousa et al., 2013) e pode ser essencial, em alguns casos, para a assertividade do processo diagnóstico.

VALORES DO PACIENTE E TOMADA DE DECISÃO NA PSICOTERAPIA BASEADA EM EVIDÊNCIAS

O terceiro pilar de sustentação da PBE é a maneira como os valores do paciente são incorporados ao tratamento e o potencial de oferecer ao paciente informação compartilhada sobre as evidências para que ele participe da tomada de decisão a respeito de quais são os melhores protocolos de intervenção para o transtorno em questão. De maneira geral, a participação do paciente na decisão a respeito do protocolo de tratamento a ser seguido é vista como um importante ponto para sua motivação e para o resultado final da intervenção (Van der Weijden et al., 2012). Nesse sentido, é fundamental que os guias de tratamento sejam flexíveis a ponto de permitirem adequações importantes ao que o paciente considera importante e fundamental para seu tratamento (Van der Weijden et al., 2010). Por exemplo, algumas iniciativas têm apontado a importância de que um grupo de pacientes possa tomar papel ativo na discussão em conjunto com *experts* em torno da elaboração dos guias de tratamento, possibilitando que este seja um aspecto considerado na elaboração desses guias (Goodman et al., 2017). Apesar disso, há ainda muito que se desenvolver para potencializar a participação dos valores dos pacientes na tomada de decisão sobre as intervenções a serem realizadas (Mercuri & Gafni, 2020).

CONSIDERAÇÕES FINAIS

A noção de PBE apresenta um importante avanço para a sistematização da psicoterapia como aspecto fundamental para o tratamento dos transtornos mentais. Apoiadas nos pilares do olhar para evidências, a *expertise* profissional e a inclusão dos valores do paciente na tomada de decisão têm disseminado essa perspectiva como consenso para o desenvolvimento de práticas de intervenção cada vez mais adequadas às múltiplas realidades dos transtornos mentais e que auxiliem no tratamento desse problema tão prevalente e com tantos impactos na qualidade de vida das pessoas em geral.

REFERÊNCIAS

Alfonsson, S., Parling, T., Spännargård, A., Andersson, G., & Lundgren, T. (2018). The effects of clinical supervision on supervisees and patients in cognitive behavioral therapy: A systematic review. *Cognitive Behaviour Therapy, 47*(3), 206-228.

American Psychological Association (APA). (1995). *Template for developing guidelines: Interventions for mental disorders and psychosocial aspects of physical disorders*. American Psychological Association.

American Psychological Association (APA). (2021). *Society of Clinical Psychology Division 12 Of The APA*. www.div12.org

American Psychological Association (APA), & Presidential Task Force on Evidence-Based Practice. (2006). Evidence-based practice in psychology. *American Psychologist, 61*(4), 271–285.

Bauer, R. M. (2007). Evidence-based practice in psychology: Implications for research and research training. *Journal of Clinical Psychology, 63*(7), 685-694.

Beidas, R. S., & Kendall, P. C. (2010). Training therapists in evidence-based practice: A critical review of studies from a systems-contextual perspective. *Clinical Psychology: Science and Practice, 17*(1), 1-30.

Chamberless, D. L., & Hollon, S. D. (1998). Defining empirically supported therapies. *Journal of Consulting and Clinical Psychology, 66*(1), 7-18.

DeSousa, D. A., Moreno, A. L., Gauer, G., Manfro, G. G., & Koller, S. H. (2013). Revisão sistemática de instrumentos para avaliação de ansiedade na população brasileira. *Avaliação Psicológica, 12*(3), 397-410.

Eccles, M., & Mason, J. (2001). How to develop cost-conscious guidelines. *Health Technol Assessment, 5*(16), 1-69.

Freud, S. (2016). Estudos sobre a histeria (1893-1895). In S. Freud, *Obras completas* (Vol. 2). Companhia das Letras. (Obra original publicada em 1895).

Goodman, S. M., Miller, A. S., Turgunbaev, M., Guyatt, G., Yates, A., Springer, B., & Singh, J. A. (2017). Clinical practice guidelines: Incorporating input from a patient panel. *Arthritis Care & Research, 69*(8), 1125-1130.

Hofmann, S. G., & Hayes, S. C. (2018). TCC moderna CBT: Movendo-se em direção a terapias baseadas em processos. *Revista Brasileira de Terapias Cognitivas, 14*(2), 77-84.

Liberati, A., Altman, D. G., Tetzlaff, J., Mulrow, C., Gotzsche, P. C., Ioannidis, J. P., ... Moher, D. (2009). The PRISMA statement for reporting systematic reviews and meta-analyses of studies that evaluate health care interventions: Explanation and elaboration. *BMJ, 339*, b2700.

Mercuri, M., & Gafni, A. (2020). Defining the meaning, role, and measurement of "values and preferences" in the development of practice guidelines: The case of GRADE. *European Journal for Person Centered Healthcare, 8*(1).

Milne, D. L., Sheikh, A. I., Pattison, S., & Wilkinson, A. (2011). Evidence-based training for clinical supervisors: A systematic review of 11 controlled studies. *The Clinical Supervisor, 30*(1), 53-71.

Moreno, A. L., & DeSousa, D. A. (2020). Adaptação transcultural da cognitive therapy rating scale (escala de avaliação em terapia cognitivo-comportamental) para o contexto brasileiro. *Revista Brasileira de Terapias Cognitivas, 16*(2), 92-98.

Nascimento, F. A. F. (2013). A ideia de enfermidade em um sermão de Antonio Vieira: Uma contribuição aos estudos sobre as ideias psicológicas. *Memorandum: Memória e História em Psicologia, 25*, 52-72.

Peuker, A. C., Habigzang, L. F., Koller, S. H., & Araujo, L. B. (2009). Avaliação de processo e resultado em psicoterapias: Uma revisão. *Psicologia em Estudo, 14*(3), 439-445.

Santos, D. V. C., & Range, B. I. Z. (2017). História antiga e usos do passado: Ressignificações do pensamento de Sêneca pela abordagem cognitivo-comportamental da ciência Psicológica. *Mnemosine, 13*(2), 252-274.

Tolin, D. F., McKay, D., Forman, E. M., Klonsky, E. D., & Thombs, B. D. (2015). Empirically supported treatment: Recommendations for a new model. *Clinical Psychology: Science and Practice, 22*(4), 317–338.

Van der Weijden, T., Boivin, A., Burgers, J., Schünemann, H. J., & Elwyn, G. (2012). Clinical practice guidelines and patient decision aids. An inevitable relationship. *Journal of Clinical Epidemiology, 65*(6), 584-589.

Van der Weijden, T., Légaré, F., Boivin, A., Burgers, J. S., Van Veenendaal, H. ... Elwyn, G. (2010). How to integrate individual patient values and preferences in clinical practice guidelines? A research protocol. *Implementation Science, 5*, 10.

Capítulo 3
Transtorno depressivo maior

MARIANA FORTUNATA DONADON
ROBERTA FERRARI MARBACK

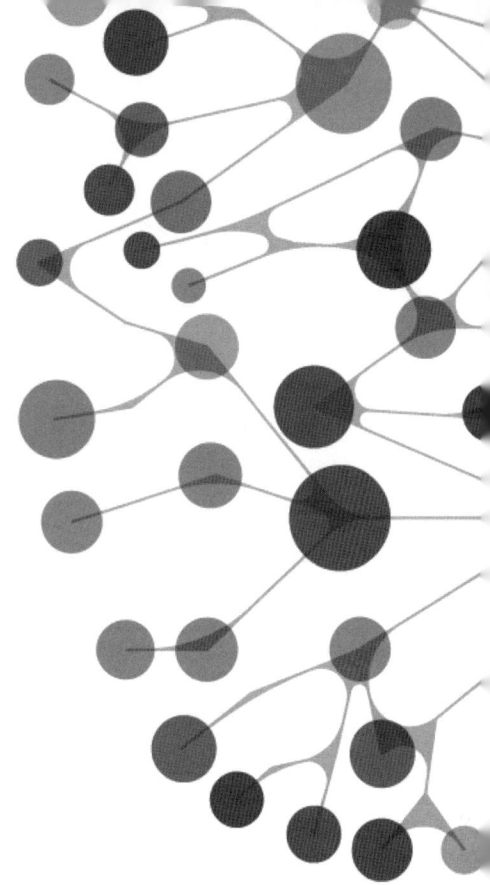

O transtorno depressivo maior (TDM) é descrito, essencialmente, pelo humor deprimido e pela anedonia – acentuada perda do interesse ou prazer em atividades cotidianas na maior parte do dia, quase todos os dias, por pelo menos duas semanas, causando prejuízos e sofrimento clinicamente significativo ao indivíduo e, consequentemente, aos seus familiares (American Psychiatric Association [APA], 2014). Dados publicados pela Organização Mundial da Saúde (OMS) apontam que o TDM afeta 322 milhões de pessoas, tendo crescido sua incidência em mais de 18% entre os anos de 2005 e 2015. É apontado como a principal causa de incapacidade no mundo. No Brasil, chega a atingir 11,5 milhões de pessoas (World Health Organization [WHO], 2017).

CASO CLÍNICO

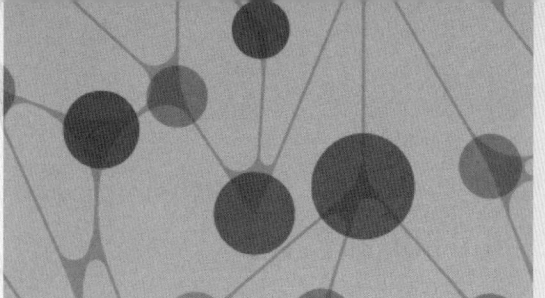

Rita é uma mulher de 41 anos, casada há 12 anos, sem filhos. É a caçula de uma família de três filhos, e morou com a mãe até sair de casa para casar-se. Seu pai abandonou a família quando ela tinha 3 anos. Foi morar em outra cidade, onde constituiu outra família. Desde então, ela não tem contato com o pai. A mãe de Rita, por ter que sustentar e educar seus três filhos sozinha, sempre trabalhou muito e foi muito rígida na educação e nos costumes da família; frequentava igreja evangélica e levava sempre os filhos consigo. A paciente refere que na adolescência suas amigas saíam para vários lugares, e ela não ia, pois sua mãe não permitia.

Rita teve seu primeiro namorado aos 21 anos, com quem ficou por um período de dois anos. O relacionamento acabou quando ela soube que estava sendo trocada por uma pessoa que tinha sido sua colega de escola. Ficou quatro anos sem querer se relacionar com ninguém, visto que a decepção do primeiro relacionamento foi muito grande. Aos 27 anos, conheceu Daniel, seu marido, com quem se casou aos 29 anos. Após algumas tentativas frustradas de engravidar, depois de cinco anos de casada, realizou fertilização *in vitro*, que resultou em aborto. Depois dessa experiência, Rita não tentou mais nenhum procedimento para engravidar, já que não conseguia de forma natural. A perda do feto foi, para Rita, uma experiência muito triste e decepcionante. Em seguida, ela consultou um médico clínico, que lhe prescreveu fluoxetina (20 mg) e anticoncepcional devido à tensão pré-menstrual, que lhe causava muitas dores. Depois de três meses, suspendeu o uso do psicotrópico, sem orientação médica. Refere não fazer uso de bebida alcoólica ou substâncias psicoativas.

A paciente procurou acompanhamento psicoterápico por se sentir triste e muito cansada, sem conseguir realizar as atividades cotidianas, pois não tem vontade, nem interesse em nada, permanecendo muito tempo isolada em seu quarto. Refere que sempre teve boa saúde e que não entende por que está se sentindo tão triste e sem motivação para nada. Refere que o processo terapêutico é sua última esperança para melhorar. Manifesta, em alguns momentos, dificuldade de lembrar de alguns fatos que lhe são questionados; nesse sentido, demonstra capacidade diminuída para pensar e, por vezes, apresenta-se confusa.

Há três anos, iniciou um trabalho como babá, cuidando de uma recém-nascida por quase dois anos, cujos pais costumavam transferir para ela toda a responsabilidade dos cuidados da filha. Contudo, devido a um envolvimento intenso de Rita com a criança, os patrões a demitiram. Há cerca de um ano, afastou-se do trabalho e vem sentindo grande tristeza. Desde então, não teve mais contato com a criança de quem cuidava, referindo um sentimento semelhante à perda de um ente querido. Rita demonstra imenso amor pela criança, como um afeto de mãe, mas refere que nunca excedeu seus limites como funcionária, justificando seus cuidados excessivos à criança em virtude de os pais trabalharem fora e pouco ficarem com a filha. Ao ser questionada em relação aos pensamentos atuais, Rita menciona: "Eu não tenho valor, eu nem precisava estar ali"; "Nunca fiz mal a ninguém, mas depois que saí do trabalho passei a desacreditar nas pessoas e sinto raiva delas"; "Sou inútil"; "Eu não sirvo para nada"; "Eu não consigo ter filhos".

Rita apresenta também pensamentos suicidas com planejamento. Relata que, se ela não existisse, seria melhor para todos ao seu redor e que perdeu 10 quilos desde que foi demitida. Em relação aos pensamentos e planejamento suicidas, diz que chegou a procurar algumas vezes no Google informações sobre morte por enforcamento – queria saber se é dolorida e se o ato demora.

O caso de Rita será discutido mais adiante, a partir da perspectiva de tratamento da terapia cognitivo-comportamental (TCC).

CRITÉRIOS DIAGNÓSTICOS E DIAGNÓSTICO DIFERENCIAL

Os sintomas apresentados por Rita se enquadram no diagnóstico do TDM. Assim, observaram-se, de acordo com a APA (2014), no quadro clínico da paciente, nas duas últimas semanas:

1. humor deprimido na maior parte do dia, quase todos os dias;
2. acentuada diminuição do interesse ou prazer em todas ou quase todas as atividades, na maior parte do dia;
3. capacidade diminuída para pensar ou se concentrar quase todos os dias;
4. perda significativa de peso, sem estar fazendo dieta;
5. fadiga ou perda de energia quase todos os dias;
6. sentimento de inutilidade quase todos os dias;
7. pensamentos recorrentes de morte, ideação suicida recorrente, com plano específico.

Ainda de acordo com as descrições diagnósticas da APA (2014), os prejuízos funcionais, profissionais e sociais estão presentes na vida da paciente, bem como pode ser observado sofrimento clinicamente significativo.

Torna-se importante, durante a anamnese, avaliar se a paciente apresenta ou já apresentou outros sintomas, sua duração e intensidade, para que seja realizado o diagnóstico diferencial. Portanto, foi necessário questionar e investigar sintomas relacionados a quadros de episódio maníaco ou hipomaníaco. Há casos em que sintomas do TDM com humor irritável significativo podem ser difíceis de diferenciar de episódios maníacos com humor irritável ou de episódios mistos. Assim, torna-se necessária uma avaliação clínica cautelosa e acertada no que diz respeito à presença de sintomas maníacos (APA, 2014).

Afastar doenças médicas específicas, como acidente vascular cerebral, esclerose múltipla e hipotireoidismo (condições clínicas que favorecem o rebaixamento de humor) ou qualquer outra condição que esteja alterando o humor, como achados laboratoriais, também é uma tarefa relevante e necessária na avaliação clínica (APA, 2014).

O transtorno depressivo induzido por substância (droga de abuso, toxina) ou medicamento também precisa ser considerado na avaliação clínica. Nesse caso, o humor depressivo ocorre apenas na condição de abstinência da substância ou medicamento (APA, 2014).

O transtorno de déficit de atenção/hiperatividade (TDAH), do mesmo modo, precisa ser considerado no momento do diagnóstico, visto que distratibilidade e baixa tolerância à frustração podem estar presentes no TDAH e no TDM. Se os critérios diagnósticos de ambos estiverem presentes, o TDAH pode ser diagnosticado somado ao TDM (APA, 2014).

Ocorrendo um episódio depressivo maior como reação a um estressor psicossocial, conhecido como transtorno de adaptação com humor deprimido, este deve ser diferenciado do episódio depressivo do TDM, pois no primeiro não são satisfeitos todos os critérios diagnósticos para o TDM (APA, 2014).

A tristeza é outro sintoma que precisa ser observado na avaliação clínica. Para isso, torna-se necessário atentar para a duração (se está presente na maior parte do dia, quase todos os dias, por pelo menos duas semanas) e para os outros critérios diagnósticos do TDM e verificar se há sofrimento ou prejuízo clinicamente significativo (APA, 2014).

INDICAÇÃO PRIMÁRIA DE TRATAMENTO

Como evidenciado anteriormente, percebe-se que o TDM causa prejuízos significativos em diversas esferas da vida do indivíduo, tanto na esfera pessoal como na profissional e social. Estudos demonstram que tratamentos para o TDM têm apresentado respostas satisfatórias. Dessa forma, a Divisão 12 da APA se encarrega de especificar tratamentos eficazes para os transtornos mentais, com fortes evidências científicas, disponíveis para cada transtorno. Entre os tratamentos que têm demonstrado evidências científicas com resultados satisfatórios, isto é, considerados por pelo menos dois estudos com desenhos metodológicos adequados e liderados por pesquisadores independentes que declararam sua eficácia (Chambless & Hollon, 1998), podem ser citados: TCC para depressão, terapia de ativação comportamental para depressão, terapia interpessoal para depressão, terapia de resolução de problemas para depressão, TCC para depressão em pessoas com diabetes e terapia cognitiva baseada em *mindfulness*. Entretanto, de acordo com Tolin et al. (2015), houve mudança nos critérios utilizados em pesquisas, e, apesar de os tratamentos supracitados serem bem estabelecidos, torna-se necessária atualização nos estudos.

De acordo com a teoria de Beck (2013), os indivíduos deprimidos desenvolvem crenças disfuncionais acerca de si, do outro e do futuro a partir de suas vivências e história de vida. Essas crenças podem ficar latentes por um período e são ativadas em algum momento da vida por algum evento significativo para o indivíduo. Geralmente, as crenças de uma pessoa deprimida estão relacionadas a desamparo, desamor, inutilidade e incompetência. Observa-se, também, processamento de informações, bem como atenção seletiva e memórias voltadas para o negativo. A TCC, portanto, se encarrega de ensinar habilidades cognitivas e comportamentais para que a pessoa deprimida possa desenvolver crenças mais funcionais.

Quanto à duração do tratamento com a TCC, constata-se uma relação entre a gravidade e cronicidade dos sintomas/comorbidades/outros fatores psicológicos, fisiológicos e sociais e o tempo de tratamento. Contudo, os estudos apontam para uma média entre oito e 16 sessões (Beck, 2013).

Um estudo de metanálise realizado por Cuijpers et al. (2013) teve como objetivo comparar resultados obtidos a partir de intervenções baseadas na TCC em adultos diagnosticados com depressão, com grupos-controle, embasados em outras formas de psicoterapias. Os resultados evidenciaram a TCC como mais eficaz para tratamento de adultos deprimidos, com maiores evidências científicas.

Outro trabalho, realizado por Li et al. (2018), uma revisão sistemática com metanálise, objetivou avaliar a eficácia da TCC para indivíduos diagnosticados com depressão resistente ao tratamento e seu efeito ao longo do tempo. Os pesquisadores mostraram que a combinação da TCC com a farmacoterapia é uma escolha com resultados eficazes em comparação aos indivíduos com o mesmo diagnóstico que receberam apenas tratamentos com psicotrópicos convencionais. Além disso, a redução dos sintomas depressivos é notória tanto após a intervenção quanto no seguimento de seis meses e um ano. Os resultados demonstram que a TCC é uma intervenção eficaz para pacientes com depressão resistente ao tratamento no acompanhamento a curto, médio ou longo prazos.

Autores como Zakhour et al. (2020) realizaram uma revisão sistemática que avaliou a aplicação da TCC e sua eficácia com pacientes adolescentes e adultos diagnosticados com depressão resistente ao tratamento. Os resultados apontam que o tratamento combinado entre TCC e medicamentos tem mostrado evidências robustas, com diminuição significativa dos sintomas.

Diante do exposto, torna-se possível perceber que a TCC é uma abordagem consolidada, com evidências claras e descritas na literatura mundial como significativas. Por isso, mais adiante, prosseguiremos abordando o caso citado anteriormente, fazendo a discussão do tratamento a partir da perspectiva dessa abordagem.

Outro tratamento com boas evidências é a terapia de ativação comportamental para depressão, que tem como objetivo aumentar a relação do indivíduo com fontes de recompensas, para que se torne mais ativo e melhore seu contexto de vida. Com isso, busca atenuar a depressão, impedindo recaídas, trabalhando diretamente com a mudança de comportamento do indivíduo (Dimidjian et al., 2009). De acordo com Lejuez et al. (2011), há uma forma breve de trabalho para esse tipo de terapia, que busca notadamente a identificação de valores que guiam a seleção de atividades de recompensa. Os estudos apontam para uma média de oito a 15 sessões como duração de tratamento para a forma breve de trabalho.

A terapia interpessoal para depressão é outra opção de tratamento com evidências científicas significativas. Seu objetivo é identificar relacionamentos interpessoais difíceis ou eventos de vida estressantes e associados ao fenômeno depressivo. O terapeuta auxilia o paciente a se sentir compreendido, enfatizando que a depressão tem causas multideterminadas, podendo ser de origem biológica, de experiências de vida, histórias familiares, entre outras. Assim, há a compreensão de que se trata de um problema médico e tratável, o que proporciona ao paciente a esperança da melhora do quadro clínico. A definição da depressão como uma doença auxilia o paciente a suprimir a autocrítica e a culpa. A duração média do tratamento é de 12 a 16 sessões (Bleiberg & Markowitz, 2009; Weissman et al., 2018).

Outra opção de tratamento que apresenta resultados com fortes evidências nos estudos é a terapia de resolução de problemas para depressão. Trata-se de uma intervenção transdiagnóstica, baseada na TCC, que visa a ampliar a adequação aos problemas da vida e ao estresse, instrumentalizando o indivíduo com ferramentas cognitivas, comportamentais e afetivas. Assim, auxilia o paciente a resolver problemas da vida real. De maneira geral, o tratamento tem duração de 12 sessões (Nezu & Nezu, 2010).

A terapia cognitiva baseada em *mindfulness* (atenção plena) é outra abordagem para o tratamento de pessoas deprimidas que tem resultados com fortes evidências nas pesquisas. Ela concilia conceitos da terapia cognitiva com treinamento de meditação da atenção plena como recurso para amenizar a reatividade cognitiva. Assim, ela se propõe a incentivar o indivíduo a se familiarizar com sua maneira depressiva de pensar e sentir, desenvolvendo uma nova relação com essas experiências, ou seja, a pessoa deprimida passa a lidar com seus pensamentos e sentimentos de forma empática, gentil e paciente, sem julgamentos ou críticas a si mesma ou à própria experiência. São realizadas geralmente oito sessões semanais, de duas horas cada, podendo ser feito o tratamento em grupo de até 16 pessoas. Além disso, cada pessoa deve praticar 45 minutos de meditação por dia em casa. Algumas outras sessões podem ser incluídas para complementar o tratamento (Segal et al., 2013).

TRATAMENTO DO TRANSTORNO DEPRESSIVO MAIOR A PARTIR DA TERAPIA COGNITIVO-COMPORTAMENTAL

Na primeira sessão de psicoterapia, Rita foi escutada, e, como ela apresentou ideação suicida com planejamento, precisamos atuar inicialmente nesse ponto, realizando psicoeducação a respeito do modelo cognitivo, explicando que a forma como ela interpreta as situações está diretamente relacionada com sua conduta, mostrando que pensamentos geram sentimentos e, consequentemente, comportamentos. Após essa etapa, de acordo com Marback e Pelisoli (2014), Henriques et al. (2003) e Wenzel et al. (2010), torna-se valiosa a criação de planos de segurança, que são estratégias criadas e compartilhadas com o paciente para que, em um momento de crise, possam ser consultadas, a exemplo da compreensão das manifestações que antecedem a crise suicida, a aplicação de estratégias para enfrentar o momento e o contato de pessoas que tenham a confiança do paciente, inclusive a terapeuta, que se colocou à disposição. Assim, reforçamos a importância da rede de apoio que ela tem e que, sempre que tiver pensamentos de morte ou que não estiver se sentindo bem emocionalmente, ela não estará sozinha, pois poderá contar com as pessoas que têm algum afeto por ela. Ademais, declaramos a importância da continuidade da psicoterapia e a orientamos a agendar uma avaliação psiquiátrica.

Nogueira et al. (2017) indicam como técnica da TCC a psicoeducação, que desempenha um papel importante na orientação de diversos aspectos, seja sobre as consequências do comportamento, seja sobre a construção de crenças, valores, emoções e sua influência na vida dos pacientes. Farina et al. (2013) ressaltam que é por meio da psicoeducação que o paciente passa a compreender o transtorno e esclarecer suas dúvidas. Assim, passa a entender melhor o que está acontecendo, o que pode aumentar a consciência, a motivação e a esperança de um tratamento eficaz e com maiores chances de sucesso. Para Beck et al. (1997) e Carvalho et al. (2019), trata-se do esclarecimento minucioso que o terapeuta realiza acerca do modelo cognitivo, do possível diagnóstico, ou seja, da maneira como o paciente lida, na sua vida, com suas relações. Dessa forma, esclarecemos para Rita o seu diagnóstico e que uma pessoa com TDM apresenta crenças disfuncionais em relação a si, ao outro e ao futuro, exemplificando para ela as crenças a partir de conteúdos revelados por ela.

Nas sessões seguintes (todas de frequência semanal), coletamos dados, por meio da anamnese, com o objetivo de obter um entendimento mais apurado da crise suicida e realizar a conceituação cognitiva (Marback & Pelisoli, 2014; Henriques et al., 2003; Wenzel et al., 2010). Dessa forma, investigamos elementos da história de vida da paciente que mantêm associação com a crise e com a maneira como Rita interpreta, como se sente e se comporta em relação a tais elementos. Além disso, relembramos os planos de segurança que foram discutidos na sessão anterior, e, a partir dessa sessão, em todas que se seguiram, esses planos de segurança foram evocados e foi realizada psicoeducação sobre o TDM. Ademais, aplicamos o Inventário de Depressão de Beck (BDI-II) (Gorenstein et al., 2011), e a pontuação obtida por Rita foi 22, sendo considerado, portanto, um quadro de depressão moderada.

Como plano de ação para a semana, solicitamos o registro de pensamentos disfuncionais (RPD) – mapeamento dos pensamentos, sentimentos e comportamentos em situações que a deixam mais vulnerável, com a finalidade de trabalhá-los nas sessões seguintes. Os pensamentos relatados foram: "Eu não tenho valor, eu nem precisava estar ali", "Nunca fiz mal a ninguém, mas depois que saí do trabalho passei a desacreditar nas pessoas e sinto raiva delas".

Novamente trabalhamos a psicoeducação na sessão, desta vez acerca das distorções cognitivas, para que Rita as conhecesse, identificasse e fizesse uma reflexão acerca dos pensamentos que tinha anotado e exposto na sessão. Distorções cognitivas e/ou "erros" sistemáticos de pensamentos decorrentes de regras e pressupostos são adquiridos ao longo da vida, sendo experimentados sobretudo quando o indivíduo está emocionalmente mais ativado, como é o caso do paciente deprimido (Nicoletti & Donadon, 2019).

Propomos a elaboração de uma lista de problemas e metas/planos, buscando planejar os objetivos do tratamento e identificando habilidades e crenças que precisariam ser reestruturadas (Marback & Pelisoli, 2014; Henriques et al., 2003; Nicoletti & Donadon, 2019; Wenzel et al., 2010). Posteriormente, construímos em sessão uma lista de atividades que melhoram o humor, e Rita foi questionada sobre o que gosta de fazer e o que a faz se sentir bem. Suas respostas foram: beber café; dirigir; ouvir música; fazer a unha; comer algum tipo de doce; visitar a avó e o sobrinho; assistir à televisão com o esposo; comprar cosméticos e utilizá-los; reunir a família. Assim, sugerimos que, em momentos de vulnerabilidade emocional, a paciente realizasse alguma dessas tarefas, visto que a deixariam melhor, e que também acrescentasse na rotina mais ações, por mais simples que fossem. Este foi mais um plano de ação, que foi concretizado, e a paciente conseguiu introduzir atividades prazerosas e realizar os planejamentos solicitados, inclusive com melhor consciência da necessidade de consultar um especialista, agendando uma consulta psiquiátrica.

Outras intervenções importantes que utilizamos, segundo Agostinho et al. (2019) e Nicoletti e Donadon (2019), envolvem o manejo e/ou a quebra de ciclos de manutenção dos sintomas depressivos, como a ruminação de um conteúdo de pensamento negativo, que afeta diretamente o humor, e a capacidade de resolução de problemas. Além disso, para Donadon et al. (2016), o manejo de habilidades sociais também pode ser um bom aliado no tratamento, por favorecer o diálogo interpessoal assertivo e, assim, a resolução de problemas interpessoais.

Na Figura 3.1, pode ser observada a conceituação cognitiva, elaborada pela terapeuta em conjunto com Rita e apresentada em sessão para ela. Neufeld e Cavenage (2010) apontam a conceituação cognitiva como uma importante ferramenta clínica que ajuda a identificar as dificuldades do paciente e organizá-las dentro do modelo cognitivo, facilitando a visualização dos assuntos oralmente ditos e também o planejamento das técnicas a serem utilizadas no decorrer do processo psicoterápico, na perspectiva da TCC. A conceituação cognitiva engloba a coleta de dados de queixas trazidas pelo paciente, e, para que ela seja eficaz, o terapeuta deve atentar aos problemas atuais, ao diagnóstico clínico, à suscetibilidade genética, ao pensamento automático, às crenças cen-

Dados relevantes

Abandono pelo pai; decepção com o primeiro relacionamento; fertilização e aborto; uso de fluoxetina 20 mg; afastamento do trabalho; isolamento social; sente-se triste a maior parte do tempo; perda de peso sem dietas de restrição; pensamentos suicidas reincidentes, com planejamento.

Crença central

"Eu não tenho valor; sou inútil; eu não consigo ter filhos; não confio mais nas pessoas; eu perdi alguém, sou injustiçada."

Crenças intermediárias (regras)

"Não devo pegar afeto de mãe, mas peguei; não devo encontrar os familiares e a criança, pois se eu os encontrar a criança não vai me reconhecer, por isso não devo sair de casa."

Estratégias compensatórias

Cuidado exagerado com os outros, com a criança; bloqueia os contatos com a família do antigo emprego; suspende medicação sem indicação médica; ideação suicida.

Figura 3.1 Conceituação cognitiva.

---

trais, às crenças intermediárias e às estratégias compensatórias.

Os pensamentos disfuncionais da paciente estão relacionados com as experiências que ela teve em sua vida. Rita foi uma criança abandonada pelo pai aos 3 anos, teve uma criação sem muita flexibilidade, devido aos costumes de sua mãe, passou por uma decepção amorosa significativa, e seu desejo de ser mãe não pôde ser realizado, pois apresentou dificuldades para engravidar e, quando conseguiu, por fertilização *in vitro*, perdeu o bebê. Após conseguir um emprego como babá, criou um vínculo muito forte com a criança de quem cuidava e, por isso, foi demitida, pois os patrões não aceitavam o envolvimento intenso dela com a criança. Todos esses fatores contribuíram para que Rita desenvolvesse e/ou ativasse crenças centrais distorcidas, como: "Sou inútil"; "Eu não sirvo para nada"; "Eu não consigo ter filhos"; "Eu não tenho valor". Para lidar com essas crenças, a paciente adotou os seguintes comportamentos como estratégias compensatórias: cuidado excessivo com outras pessoas, afeto excessivo pela criança de quem cuidava, suspensão de medicação sem orientação médica, ideação suicida.

Algumas técnicas para motivar a enfrentar situações foram introduzidas, como o cartão de enfrentamento. Solicitamos que Rita escrevesse nele frases, palavras, orações (questão trazida pela paciente, que diz ter muita fé), algo que lhe fizesse bem, e sugerimos que o deixasse em lugares estratégicos para surpresas diárias. Indicamos também um diário de automonitoramento de pensamentos e sentimentos, visto que ela percebeu que escrevendo acabava identificando e dando um melhor significado para o ocorrido. Enfatizamos que, se ficasse só no pensamento, ela não conseguiria acompanhar, já que os pensamentos aceleram em situações de vulnerabilidade. A necessidade de respiração correta foi outro fator apontado como auxiliar para lidar melhor com a situação. Assim, ensinamos Rita a respirar melhor, por meio da metáfora de cheirar a flor e soprar a vela, realizando em sessão esse procedimento.

Em sessão posterior, Rita falou de uma discussão recente com o esposo, que ficou por algum tempo trancada no quarto e teve muitos pensamentos negativos, como: "Eu sou uma bosta mesmo"; "Eu não sirvo para nada"; "Tudo que eu falo eles levam para outro lado". No entanto, mencionou que fez o RPD e que essa técnica a ajudou muito a lidar com a situação e, depois de algumas horas, saiu do quarto com a cabeça "mais aliviada".

A paciente relatou que a ex-patroa entrou em contato com seu esposo, e ele lhe explicou o motivo pelo qual Rita a bloqueou nos contatos do celular. Rita menciona que, após o início da psicoterapia, começou a anotar seus sentimentos e colocar em prática a lista que foi construída em sessão. Disse que se sentiu triste e muito mal por ter bloqueado a ex-patroa, mas que se levantou e tomou um café, buscando minimizar um pouco sua angústia. Ela utilizou um dos itens da lista construída e trabalhada em sessão. Em seguida, a paciente contou que desbloqueou o contato da ex-patroa e enviou uma mensagem. Depois, pensou que palavras escritas "são rasas" e, portanto, resolveu ligar. Ao ser questionada pela terapeuta sobre quais sentimentos apresentou depois da ligação, relatou alívio, dizendo ter-se sentido bem e que ficou mais tranquila e feliz, pois falou tudo o que precisava para a ex-patroa, inclusive do medo de encontrá-los na rua, pois teme que a criança não a reconheça. Rita cita que a ex-patroa disse que gosta muito dela, que acredita nela e sente enorme gratidão por tudo que ela fez enquanto trabalhavam juntas e, inclusive, fala que tudo foi um mal-entendido.

Em uma das sessões de psicoterapia, Rita referiu que se sentiu estressada, mas que logo em seguida saiu para fazer seus exercícios, tomou um café, comeu um doce e até fez suas unhas e que aprendeu isso na psicoterapia. Tais comportamentos a deixaram melhor e estavam, também, descritos na lista. Nessa mesma semana, participou de um processo seletivo em uma loja de roupas, como vendedora, e foi selecionada. Já no emprego novo, acabou ficando irritada com um cliente, o que a deixou novamente triste, mas, para lidar com seus pensamentos, assistiu a um filme com seus sobrinhos, o que a deixou bem.

Questionamos a opinião e os sentimentos de Rita depois de ter realizado esses pequenos afazeres. Ela se descreveu menos tensa e mais tranquila, e trouxe uma flexibilização cognitiva importante: "Se você não desfocar, os sentimentos crescem". Esse entendimento foi reforçado, já que tudo que alimentamos cresce, por isso a importância de se fazer algo prazeroso, de alimentar coisas boas, buscar respostas mais adaptativas para que os pensamentos sabotadores sejam ressignificados com base em evidências.

Observa-se, portanto, um processo de mudança da paciente desde o início da psicoterapia, o que podemos chamar de reestruturação cognitiva. De acordo com Beck (2013), o processo da reestruturação cognitiva tem como finalidade auxiliar o indivíduo a modificar pensamentos errôneos, disfuncionais ou distorcidos e crenças limitantes por pensamentos e crenças mais realistas, funcionais e adaptativos.

O processo de mudança é também observado pelo desenvolvimento de uma relação terapêutica harmônica, a partir da qual o terapeuta utiliza suas habilidades com o intuito de auxiliar o paciente a resolver suas questões e, consequentemente, aliviar seu sofrimento (Beck, 2013). Na 12ª sessão, foi aplicado mais uma vez o BDI-II (Gorenstein et al., 2011), obtendo-se o escore 15, equivalente a depressão leve e condizente com o quadro clínico que Rita estava apresentando no momento.

O avanço no processo de psicoterapia de Rita é claro e perceptível. No entanto, como ela ainda apresenta algumas questões que precisam ser aprofundadas, a exemplo de crenças disfuncionais, como a crença de desvalor, é importante a continuidade do acompanhamento psicoterápico e que a terapeuta esteja sempre atenta aos pensamentos de inutilidade, desesperança, sua tristeza e possíveis tentativas de suicídio. De acordo com Wenzel et al. (2010), diferentemente do que o senso comum preconiza, fazer o paciente falar e oferecer-lhe o espaço de escuta, com diálogo aberto acerca do tema suicídio, minimiza a probabilidade de tentativas, pois reduz o estigma, tão presente nesses indivíduos. Torna-se importante, no entanto, criar estratégias de intervenções afetivas e comportamentais, identificar com o paciente as razões que este tem para viver, desenvolver habilidades de resolução de problemas e intervir em possíveis comportamentos impulsivos.

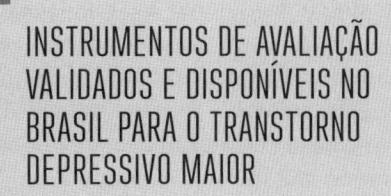

INSTRUMENTOS DE AVALIAÇÃO VALIDADOS E DISPONÍVEIS NO BRASIL PARA O TRANSTORNO DEPRESSIVO MAIOR

A avaliação do TDM pode ser realizada a partir dos critérios diagnósticos estabelecidos pelo *Manual diagnóstico e estatístico de transtornos mentais* (DSM-5) (APA, 2014) e de instrumentos, como os citados a seguir.

Entrevista Clínica Estruturada para os Transtornos do DSM-5 (SCID-5) (First et al., 2017), Versão Clínica

Entrevista que visa a diagnosticar quadros depressivos em geral no Módulo A. O contexto da entrevista inicia-se a partir de uma visão geral tanto do transtorno atual quanto de possíveis episódios anteriores de quadros psicopatológicos e parte para itens de critérios diagnósticos específicos do DSM-5. Essa visão geral possibilita que o paciente exponha dados que podem não ser expostos na avaliação específica de critérios diagnósticos. Dessa forma, o clínico abarca informações que lhe permitem pensar nos possíveis transtornos, que serão confirmados ou não pelos módulos diagnósticos.

Inventário de Depressão de Beck (BDI-II)

Teste psicológico, de uso exclusivo dos psicólogos, composto por 21 itens que objetivam avaliar indicadores da presença e/ou ausência de sintomas de depressão durante os últimos 14 dias. Atende pessoas a partir dos 13 anos até a terceira idade, tanto no contexto clínico quanto na população em geral (Gorenstein et al., 2011). Trata-se de um instrumento com propriedades psicométricas confiáveis e robustas para medir a intensidade da depressão quanto à fidedignidade e à validade do construto (Paranhos et al., 2010).

Escala de Pensamentos Depressivos

Instrumento que objetiva avaliar pensamentos distorcidos comumente observados em indivíduos que apresentam TDM, composto por 26 itens, cada um com três opções de respostas. É autoaplicável e pode ser utilizado por pessoas entre 18 e 59 anos. Pode ser utilizado nos contextos clínico, hospitalar ou em pesquisas. Essa escala foi elaborada com itens baseados a partir do conceito da tríade cognitiva; assim, os itens alcançam tanto pensamentos racionais quanto disfuncionais (Carneiro & Baptista, 2015).

Escala Baptista de Depressão – Versão Adulto (EBADEP-A)

Instrumento que tem como propósito avaliar a intensidade da depressão em adolescentes e adultos. Pode ser utilizado com pessoas entre 17 e 81 anos. É autoaplicável, composto por 45 itens com 26 descritores de sintomas depressivos, agrupados em sete categorias: humor, vegetativos, motores, sociais, cognitivos, ansiedade e irritabilidade. Pode ser utilizado nos contextos clínico e hospitalar, em neuropsicologia, psicologia forense, trabalho e das organizações, social, esporte, comunitária e do trânsito (Baptista, 2012). Trata-se de um instrumento com características psicométricas pertinentes, com quesitos de validade e confiabilidade (Baptista et al., 2012).

Questionário sobre a Saúde do Paciente (PQH-9)

Instrumento autoaplicável, composto de nove itens, cujas opções de respostas variam de 0 ("nunca") a 3 ("em quase todos os dias"), que objetiva avaliar indicadores da presença e/ou ausência de sintomas de depressão durante os últimos 14 dias. O PQH-9 é um instrumento com validade testada em diversos níveis de atenção à saúde, mostrando-se apropriado para rastreamento de episódio depressivo maior. Trata-se de um teste rápido e simples, que deve ser aplicado por entrevistadores treinados (Osório et al., 2009).

Vale salientar que os instrumentos citados, por si só, são importantes para auxiliar no diagnóstico do TDM, sendo relevante a avaliação clínica por um profissional da saúde mental, a partir de uma boa anamnese e entrevista.

CONSIDERAÇÕES FINAIS

A TCC vem sendo muito procurada e utilizada nos dias atuais como forma de tratamento para o TDM, e seus resultados têm se mostrado eficazes e positivos, instruindo os indivíduos a regularem o humor depressivo. O tratamento do TDM é baseado no entendimento de cada paciente, auxiliando na identificação de crenças específicas e padrões de comportamento, a fim de produzir uma mudança cognitiva, gerando, assim, uma mudança emocional e comportamental, reorganizando pensamentos e sistemas de crenças do próprio paciente.

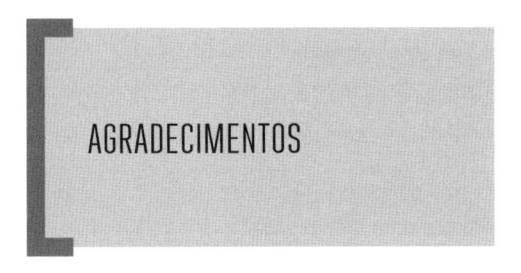

AGRADECIMENTOS

Patrícia Aparecida Neves Santana e Simone Souza Santos.

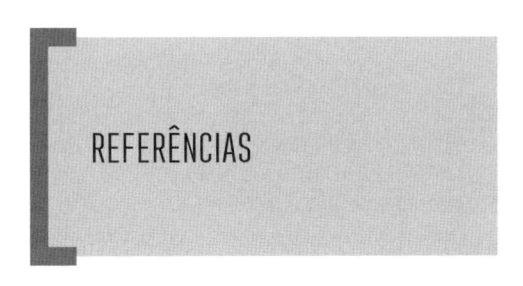

REFERÊNCIAS

American Psychiatric Association (APA) (2014). *Manual diagnóstico e estatístico dos transtornos mentais: DSM-5* (5. ed.). Artmed.

Agostinho, T. F., Donadon, M. F., & Bullamah, S. K. (2019). Terapia cognitivo-comportamental e depressão: Intervenções no ciclo de manutenção. *Revista Brasileira de Terapias Cognitivas, 15*(1), 59-65.

Baptista, M. N. (2012). *Manual técnico da escala baptista de depressão – Versão adulto (EBADEP-A)*. Vetor.

Baptista, M. N., Cardoso, H. F., & Gomes, J. O. (2012). Escala baptista de depressão (versão adulto) – EBADEP-A: Validade convergente e estabilidade temporal. *Psico-USF, 17*(3), 407-416.

Beck, A. T., Rush, A. J., Shaw, B. F., & Emery, G. (1997). *Terapia cognitiva da depressão*. Artmed.

Beck, J. S. (2013). *Terapia cognitivo-comportamental: Teoria e prática* (2. ed.). Artmed.

Bleiberg, K., & Markowitz, J. (2009). Psicoterapia interpessoal para depressão. In Barlow, D. (Org.), *Manual clínicos dos transtornos psicológicos: Tratamento passo a passo* (pp. 309-328). Artmed.

Carneiro, A. M., & Baptista, M. N. (2015). *Escala de pensamentos depressivos – EPD: Manual técnico*. Hogrefe.

Carvalho, M. R., Malagris, L. E. N., & Rangé, B. (2019) Introdução. In M. R. Carvalho, L. E. N. Malagris, & B. P. Rangé (Orgs.), *Psicoeducação em terapia cognitivo comportamental* (pp. 15-28). Sinopsys.

Chambless, D. L., & Hollon, S. D. (1998). Defining empirically supported therapies. *Journal of Consulting and Clinical Psychology, 66*(1), 7-18.

Cuijpers, P., Berking M., Andersson G., Quigley L., Kleiboer, A., & Dobson K. S. (2013). A meta-analysis of cognitive-behavioural therapy for adult depression, alone and in comparison with other treatments. *Canadian Journal of Psychiatry, 58*(7), 376–385.

Dimidjian, S., Martell, C. R., Addis, M. E., & Herman-Dunn, R. (2009). Ativação comportamental para depressão. In. D. H. Barlow. (Org.), *Manual clínico dos transtornos psicológicos: Tratamento passo a passo.* (pp. 329-365). Artmed.

Donadon, M. F., Correia, S. K. B., Nunes, C. C. D. S. A., & Nicoletti, Ê. A. (2016). Habilidades sociais e depressão: Um relato de caso. *Revista Brasileira de Terapias Cognitivas, 12*(1), 50-56.

Farina, M., Bulcão, T. L., Lopes, R. M. F., & Argimon, I. L. (2013). Importância da psicoeducação em grupos de dependentes químicos: Relato de experiência. *Aletheia, 42*, 175-185.

First, M. B., Williams, J. B. W., Karg, R. S., & Spitzer, R. L. (2017). *Entrevista clínica estruturada para os transtornos do DSM-5: SCID-5-CV – Versão clínica*. Artmed.

Gorenstein, C., Pang, W. Y., Argimon, I. L., & Werlang, B. S. G. (2011). *BDI-II – Inventário Beck de depressão-II – Manual*. Casa do Psicólogo.

Henriques, G., Beck, A. T., & Brown, G. K. (2003). Cognitive therapy for adolescent and young adult suicide attempters. *American Behavioral Scientist, 46*, 1258-1268.

Lejuez C. W., Hopko D. R., Acierno R., Daughters S. B., & Pagoto S. L. (2011). Ten year revision of the brief behavioral activation treatment for depression: Revised treatment manual. *Behavior Modification, 35*(2), 111-161.

Li, J.-M., Zhang, Y., Su, W.-J., Liu, L.-L., Gong, H., Peng, W., & Jiang, C.-L. (2018). Cognitive behavioral therapy for treatment-resistant depression: A systematic review and meta-analysis. *Psychiatry Research, 268,* 243–250.

Marback, R. F., & Pelisoli, C. (2014). Terapia cognitivo-comportamental no manejo da desesperança e pensamentos suicidas. *Revista Brasileira de Terapias Cognitivas, 10*(2), 122-129.

Neufeld, C. B., & Cavenage, C. C. (2010). Conceitualização cognitiva de caso: Uma proposta de sistematização a partir da prática clínica e da formação de terapeutas cognitivo-comportamentais. *Revista Brasileira de Terapias Cognitivas, 6*(2).

Nezu, A. M., & Nezu, C. M. (2010). Problem-solving therapy for relapse prevention in depression. In C. S. Richards, & M. G. Perri (Eds.), *Relapse prevention for depression* (p. 99–130). American Psychological Association.

Nicoletti, E. A., & Donadon, M. F. (2019). *Ciclos de manutenção em terapia cognitiva-comportamental: Formulação de caso, plano de tratamento e intervenções específicas.* Sinopsys.

Nogueira, C. A., Crisóstomo, K. N., Souza, R. S., & Prado, J. M. (2017). A Importância da psicoeducação na terapia cognitivo-comportamental: Uma revisão sistemática. *Revista Hígia, 2*(1), 108-120.

Osório, F. L., Mendes, A. V., Crippa, J. A., & Loureiro, S. R. (2009). Study of the discriminative validity of the PHQ-1 and PHQ-2 in a sample of brazilian women in the context of primary health care. *Perspectives in Psychiatric Care, 45*(3), 216-227.

Paranhos, M. E., Argimon, I. I. L., & Werlang, B. S. G. (2010). Propriedades psicométricas do inventário de depressão de Beck-II (BDI-II) em adolescentes. *Avaliação Psicológica, 9*(3), 383-392.

Segal, Z. V., Williams, J. M. G., & Teasdale, J. D. (2013). *Mindfulness-based cognitive therapy for depression* (2nd ed.). Guilford.

Tolin, D. F., McKay, D., Forman, E. M., Klonksky, E. D., & Thombs, B. D. (2015). Empirically supported treatment: recommendations for a new model. *Clinical Psychology Science and Practice, 22*(4), 317-338.

Weissman, M. M., Markowitz, J. C., & Klerman, G. L. (2018). *The guide to interpersonal psychotherapy.* Oxford.

Wenzel, A., Brown, G. K., & Beck, A. T. (2010). *Terapia cognitivo-comportamental para pacientes suicidas.* Artmed.

World Health Organization (WHO) (2017). *Depression and other common mental disorders: global health estimates report.* https://apps.who.int/iris/handle/10665/254610

Zakhour, S., Nardi, A. E., Levitan, M., & Appolinario, J. C. (2020). Cognitive-behavioral therapy for treatment-resistant depression in adults and adolescents: A systematic review. *Trends in Psychiatry and Psychotherapy, 42*(1), 92-101.

Capítulo 4

Transtorno bipolar

LAURO ESTIVALETE MARCHIONATTI
JÚLIO CÉSAR BEBBER
MARCIA KAUER SANT'ANNA
MAURICIO KUNZ
IVES CAVALCANTE PASSOS

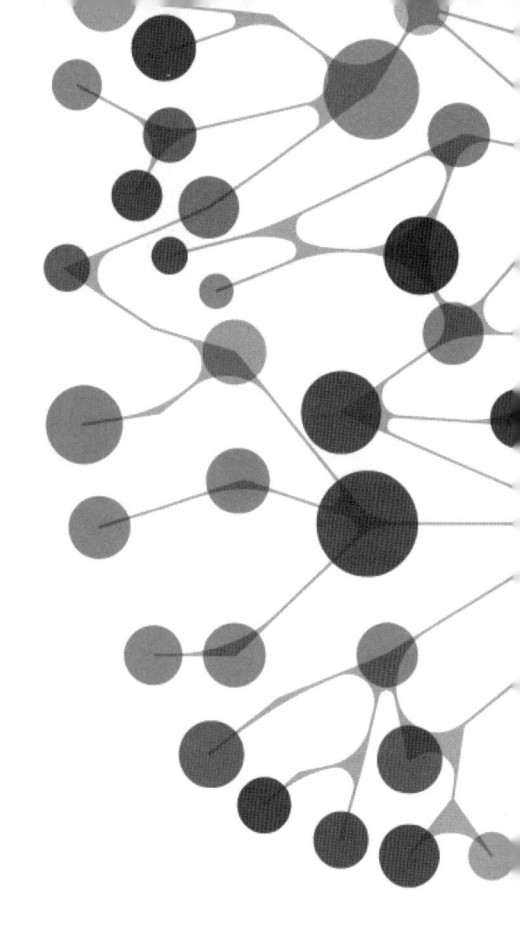

O transtorno bipolar (TB) afeta cerca de 2,4% da população mundial ao longo da vida (Merikangas et al., 2011). Ele se caracteriza por episódios de mania, hipomania e depressão. É classificado como do tipo 1 quando envolve episódios maníacos e do tipo 2 quando é restrito a episódios depressivos e hipomaníacos. Trata-se de um transtorno de saúde mental com elevada carga de morbidade e incapacidade na população (Ferrari et al., 2016), além de prejuízos marcados na qualidade de vida dos indivíduos (Dean et al., 2004).

Seu diagnóstico e manejo são um desafio para a prática clínica, visto que se trata de um transtorno com múltiplas apresentações e diferentes fases. O clínico dispõe de um aparato de intervenções, que deve ser usado conforme a polaridade do episódio (maníaca e depressiva) e o momento (manutenção e tratamento agudo) em que o transtorno se apresenta (Yatham et al., 2018).

CASO CLÍNICO

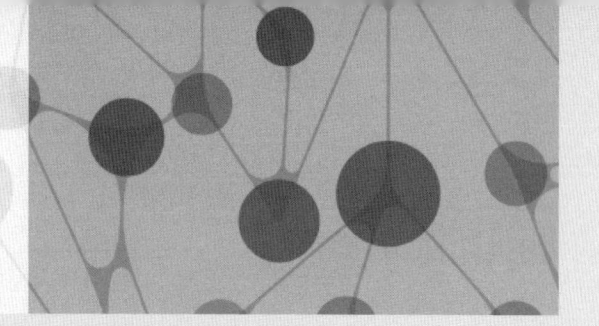

Roberto tem 26 anos e apresenta-se à consulta de rotina referindo estar "muitíssimo bem". Conta que, nos quatro últimos dias, sente-se muito produtivo, dormindo apenas três horas por noite e trabalhando intensamente na sua tese de conclusão de curso da faculdade de Direito, na qual está prestes a se graduar. Está satisfeito com essa rotina, pois anteriormente necessitava de ao menos sete horas de sono para se sentir restaurado e produtivo. Julga que, com essa "nova energia", pode ter novas ambições e está convicto de que se tornará um dos melhores advogados do Brasil, uma vez que também sente seus pensamentos mais ágeis e contendo um "turbilhão de boas ideias". Durante a consulta, relata suas percepções com fala acelerada e visível entusiasmo, passando rapidamente de um tópico a outro. Tem dificuldades de responder as perguntas do seu psiquiatra e seguidamente tangencia os assuntos.

Questionado a respeito dos medicamentos que lhe foram prescritos, revela que está há 10 dias sem usá-los e explica que os comprimidos acabaram antes da data de renovação de receitas. Estava em uso de carbonato de lítio 900 mg e risperidona 1 mg, dos quais nega efeitos adversos, exceto por aumento de apetite e ganho de 4 kg desde que o tratamento foi instituído. Seus exames laboratoriais, realizados na quinzena anterior à consulta, revelam nível sérico de 0,6 de lítio, sem alterações de eletrólitos, função renal ou tireoidiana, além de perfil lipídico e glicêmico dentro dos parâmetros da normalidade.

Em seu histórico prévio, Roberto apresentou, aos 20 anos, outro episódio de diminuição da quantidade de sono, aumento do nível de energia e pensamentos acelerados com ideias de grandeza. Na época, porém, não conseguiu se manter produtivo na faculdade. Sua família foi avisada de que Roberto estava diferente após ele ter tido uma discussão com um professor, durante a qual insistia que necessitava urgentemente ser posto em contato com algum ministro da Suprema Corte para transmitir "uma ideia da mais suma importância". Essa série de eventos culminou em uma internação na unidade de psiquiatria por 23 dias, e o semestre do curso foi interrompido em consequência disso. Durante a hospitalização, recebeu diagnóstico de TB do tipo 1, em atual episódio maníaco sem sintomas psicóticos, e recebeu alta com remissão do episódio e em uso de carbonato de lítio 900 mg e haloperidol 2 mg.

Meses depois, Roberto passou a apresentar sintomas de tristeza, e sua namorada relatava que ele estava muito pouco comunicativo. Roberto não mais se animava com atividades que costumavam lhe trazer entusiasmo e queixava-se de dificuldades em concentrar-se nos estudos. Em diversos dias da semana, sentia-se muito indisposto para sair da cama e acabava perdendo a aula e outros compromissos, o que lhe trazia um sentimento de inutilidade. Por conta disso, reprovou em uma matéria e teve desempenho aquém do que esperava nas demais. Contou que já havia se sentido de maneira semelhante no passado, ao menos duas vezes, embora não se recordasse com precisão da data ou da duração. Diante do quadro que se apresentava, seu psiquiatra manteve o uso de carbonato de lítio 900 mg, suspendeu o uso de haloperidol 2 mg e iniciou risperidona 1 mg, prescrição que se manteve até a consulta relatada anteriormente. Após algum período, Roberto passou a se sentir novamente bem, e sua namorada disse que ele "voltou a ser como era".

Em seu histórico pessoal, é sabido que Roberto nasceu de parto normal sem intercorrências, com 40 semanas de gestação e peso adequado, sendo o último filho de uma prole de três. Em seu desenvolvimento neuropsicomotor, sentou-se, caminhou e falou na idade esperada. Na infância e adolescência, aprendeu a ler e escrever ainda antes da 1ª série e sempre apresentou desempenho escolar acima da média. Era descrito como uma criança sociável e gentil, tendo vários amigos no colégio e sendo bem avaliado pelos professores. Aos 12 anos, teve diagnóstico de asma, necessitando fazer tratamento até os 17 anos, quando seu médico suspendeu o medicamento. Atualmente, não tem nenhuma comorbidade clínica conhecida. Como histórico familiar de saúde mental, Roberto tem um tio paterno com diagnóstico de esquizofrenia, e sua mãe faz uso de fluoxetina por apresentar sintomas de ansiedade.

Roberto saiu da casa dos seus pais quando se mudou de cidade, aos 20 anos, ao ser aprovado no curso de Direito em uma universidade na capital do seu estado. Não teve dificuldades de adaptação, demonstrando facilidade em fazer amigos e inclusive participando do diretório acadêmico da faculdade. Atualmente, mora com a namorada, que conheceu há quatro anos e com quem mantém uma boa relação. É descrito por seus amigos próximos e familiares como uma "pessoa tranquila", focada e com "os pés no chão". Tem como metas de vida graduar-se em Direito e ser aprovado em um concurso público de nível médio ou de nível superior, preferencialmente retornando à sua cidade natal no interior do estado para ficar próximo à família. Nega uso de substâncias psicoativas, exceto por consumo de álcool moderado em celebrações.

CRITÉRIOS DIAGNÓSTICOS E DIAGNÓSTICO DIFERENCIAL

Roberto preenche critérios de TB do tipo 1, pois apresentou um episódio maníaco bem documentado. Os critérios A, B, C e D, necessários para caracterizar mania conforme o *Manual diagnóstico e estatístico de transtornos mentais* (DSM-5) (American Psychiatric Association [APA], 2014), estão claros no quadro descrito que culminou em sua internação: Roberto apresentou um período de humor anormal e persistentemente elevado, com aumento anormal e persistente da atividade ou da energia, requerendo hospitalização (atende Critério A), durante o qual teve uma mudança notável do comportamento habitual (Critério B) envolvendo autoestima inflada ou grandiosidade (B1), redução da necessidade de sono (B2), aumento da atividade dirigida a objetivos (B6), que foi suficientemente grave a ponto de causar prejuízo acentuado no funcionamento social ou profissional ou necessitar de hospitalização (C), e não era atribuível aos efeitos fisiológicos de medicação ou a outra condição médica (D).

Da mesma maneira, apresentou sintomas depressivos marcados no passado, que também compõem o quadro de TB do tipo 1. O episódio foi caracterizado por pelo menos cinco dos nove sintomas do Critério A do episódio depressivo maior: humor deprimido na maior parte do dia, quase todos os dias (1), acentuada diminuição de prazer em quase todas as atividades (2), fadiga ou perda de energia (6), sentimentos de inutilidade (7) e capacidade diminuída de se concentrar (8). Além disso, atendiam-se os critérios B (sintomas causam sofrimento ou prejuízo funcional significativos) e C (não atribuível aos efeitos fisiológicos de uma substância ou de uma condição médica).

No momento da consulta médica, Roberto encontrava-se em episódio hipomaníaco, que se atribui à parada de uso da medicação. Diferentemente do episódio maníaco, o episódio hipomaníaco "não é suficientemente grave a ponto de causar prejuízo acentuado no funcionamento social ou profissional ou para necessitar de hospitalização" (APA, 2014, p. 125). Diferencia-se, também, por ter duração de pelo menos quatro dias (o episódio maníaco pressupõe um mínimo de uma semana de duração) e não poder envolver sintomas psicóticos. Os demais sintomas costumam ser comuns aos do episódio maníaco, mesmo que menos exuberantes. Roberto apresenta autoestima inflada (critério B1), redução da necessidade de sono (B2), pressão para continuar falando (B3), distratibilidade (B5) e aumento da atividade dirigida a objetivos (B6).

O quadro de Roberto é ilustrativo ao representar um caso florido de características clássicas do TB. Sua história familiar envolvendo um diagnóstico de esquizofrenia constitui um fator de risco genético para o transtorno (Craddock & Sklar, 2013; Lichtenstein et al., 2009). O início aos 20 anos coincide com a epidemiologia do transtorno, que estima que o primeiro episódio se apresenta antes dos 25 anos em 70% dos casos (Nowrouzi et al., 2016). Episódios típicos das duas polaridades estão presentes e representam uma clara disrupção entre o perfil basal de Roberto: quando em eutimia, é descrito como alguém focado e com os "pés no chão" e, quando em episódio hipomaníaco, espera se tornar um dos melhores advogados do País. Além disso, apresentou um episódio depressivo na sequência de um episódio maníaco, como descrito nos casos clássicos da doença (APA, 2014). Por fim, também se percebe boa resposta ao medicamento, uma vez que a interrupção do uso desestabilizou o quadro.

O TB tem sintomatologia vasta, e muitos de seus sintomas são também observados em outros transtornos mentais, que devem ser apreciados como diagnósticos diferenciais pelo clínico. Deve-se mencionar o transtorno da personalidade *borderline* (TPB), quadro no qual os indivíduos também apresentam labilidade do humor e impulsividade. Todavia, diferentemente do TB, os sintomas são típicos de um padrão de funcionamento característico da pessoa e não se apresentam como quebra de padrão em relação ao comportamento habitual do indivíduo. O uso de substâncias pode induzir episódios maníacos e depressivos, e o diagnóstico primário de TB é estabelecido quando na ausência de seu uso (ou quando já cessado seu efeito fisiológico sobre o organismo). A distrabilidade e a hiperatividade são aspectos nucleares do transtorno de déficit de atenção/hiperatividade (TDAH), porém, neste, não são episódicas. Além disso, sintomas como elação do humor ou grandiosidade são incomuns no TDAH. Assim como no transtorno depressivo, episódios depressivos estão presentes no TB, e a distinção só pode ser feita mediante a presença ou ausência de episódios maníacos ou hipomaníacos. Por mais que insuficientes para conclusão diagnóstica, algumas características de um episódio depressivo são mais comuns na etiologia bipolar, como hipersonia, hiperfagia e sintomas psicóticos (Yatham et al., 2018).

Ao realizar o diagnóstico diferencial, o clínico deve ter em mente que a comorbidade de outros transtornos mentais é comum no TB, sendo estimada em 92% em alguns estudos (Merikangas et al., 2007). Entre os diagnósticos comórbidos, destacam-se os transtornos de ansiedade (Merikangas et al., 2007; Subramaniam et al., 2013), o TDAH (Merikangas et al., 2011), os transtornos da personalidade (Lenzenweger et al., 2007) e os transtornos por uso de substâncias (Subramaniam et al., 2013). Portanto, com frequência, mais de um diagnóstico estará presente e necessitará de abordagem específica.

INDICAÇÃO PRIMÁRIA DE TRATAMENTO

O tratamento do TB se baseia em abordagem farmacológica associada a intervenções psicossociais. Uma avaliação criteriosa do caso é de extrema importância, visto que o manejo varia de acordo com a classificação (tipo 1 ou tipo 2) e de acordo com a fase em que o paciente se encontra: fase aguda (manejo do episódio depressivo ou maníaco/hipomaníaco) ou fase de manutenção (eutimia) (Yatham et al., 2018). O uso de psicofármacos é considerado a principal intervenção terapêutica no TB; no entanto, foge do escopo deste capítulo essa abordagem, para a qual se recomenda um dos principais *guidelines* para tratamento farmacológico, chamado Canadian Network for Mood and Anxiety Treatments (CANMAT), da International Society for Bipolar Disorders (Yatham et al., 2018).

A utilização de intervenções psicossociais adjunta aos psicofármacos está relacionada a melhores desfechos clínicos. Estudos recentes têm demonstrado que a psicoeducação e a terapia cognitivo-comportamental (TCC) trazem um efeito positivo na adesão ao tratamento medicamentoso e, quando associadas, também têm efeito na redução da sintomatologia dos episódios e na melhora da funcionalidade global dos pacientes. A terapia focada na família (TFF) demonstrou redução no risco de recaída de episódios depressivos e/ou maníacos (Chatterton et al., 2017). Há evidências para o uso da psicoeducação na fase de manutenção (primeira linha); já para as demais técnicas psicoterapêuticas citadas, há efeito adjuvante no tratamento do episódio depressivo e na fase de manutenção (segunda linha). Não existem evidências, e, portanto, não há recomendações para intervenções psicossociais específicas na mania aguda (Yatham et al., 2018).

A psicoeducação, algumas vezes associada à TCC, é considerada a etapa inicial do tratamento. Sua administração precoce é benéfica ao paciente, visto que episódios de humor duradouros e recorrentes estão associados a pior prognóstico e à progressão da doença com declínio do funcionamento cognitivo (Passos et al., 2016). A psicoeducação tem como objetivos proporcionar ao paciente maior conhecimento sobre o transtorno e suas principais formas de tratamento, além de elaborar estratégias para identificação precoce dos episódios de humor, formação de hábitos saudáveis e identificação de situações estressoras (Chatterton et al., 2017). Para que a eficácia desse método seja alcançada, há a necessidade de um papel ativo do paciente dentro do processo psicoterapêutico. O *Psychoeducation Manual for Bipolar Disorder* é considerado um manual de referência e está dividido em cinco unidades: 1) conscientização do transtorno; 2) adesão ao tratamento farmacológico; 3) prevenção do uso de substâncias psicoativas; 4) detecção precoce de novos episódios; e 5) hábitos regulares e manejo de estresse (Hunt et al., 2009). Pode ser aplicado de maneira individual ou em grupo (número máximo de 12 participantes), com estudos demonstrando vantagens na redução do número de episódios de humor e no aumento do período sem hospitalizações (Kallestad et al., 2016). Atualmente, vem ocorrendo a adaptação de protocolos de psicoeducação e monitoramento de sintomas em plataformas *on-line* e aplicativos para *smartphones* (p. ex., iMoodJournal e Simple). Estudos iniciais têm demonstrado boa aceitação e semelhança nos desfechos clínicos alcançados com os modelos presenciais (Hidalgo-Mazzei et al., 2016).

A psicoeducação pode ser aplicada exclusivamente a familiares de pacientes com TB, com desfechos clínicos positivos na redução do risco de recorrências, em especial mania e hipomania, e na redução da percepção de sobrecarga dos cuidadores. O estudo que demonstrou tais efeitos benéficos adaptou o protocolo citado anteriormente para utilizá-lo em grupo de familiares por 12 sessões (Reinares et al., 2008).

A TCC no TB visa a melhorar a adesão ao tratamento farmacológico, reduzir o número de recaídas, promover menor flutuação dos sintomas maníacos e melhorar o funcionamento social do paciente; além disso, também tem como objetivo o tratamento da depressão bipolar (Otto et al., 2008). O processo psicoterapêutico baseia-se em intervenções de psicoeducação, automonitoramento (afetivograma), reestruturação cognitiva e manejo comportamental.

Nas primeiras sessões, o terapeuta ensina o paciente a fazer o automonitoramento com o auxílio do afetivograma. O afetivograma provê uma avaliação sistemática das alterações diárias do humor, padrão de sono, adesão ao medicamento e também um registro de eventos estressores do dia (Fig. 4.1). Ele deve ser revisado no início de cada sessão e oferece uma perspectiva realista tanto ao paciente quanto ao terapeuta, de como aquele está evoluindo. Intervenções informativas acerca do TB, conforme dis-

Data	10 de junho
Sintomas depressivos*	0
Elevação do humor*	2
Irritabilidade*	0
Ansiedade*	2
Sintomas psicóticos	Não
Eventos importantes	Recebeu elogio no emprego
Adesão aos medicamentos: • Carbonato de lítio, 3 comprimidos, noite • Ácido valproico, 1 comprimido, manhã • Ácido valproico, 2 comprimidos, noite	Sim Não Sim
Efeitos adversos dos medicamentos	Não houve
Regularidade nas refeições: • Café da manhã • Almoço • Jantar	8h Não almocei 20h
Horário em que foi dormir	23h30
Quanto tempo até adormecer	2h
Horário em que acordou	7h
Cor**	

Figura 4.1 Exemplo de afetivograma.

* 0 = nenhum; 1 = leve; 2 = moderado; 3 = grave.

** A cor refere-se ao estado do humor naquele dia: verde para eutimia, vermelho para euforia, azul para depressão e preto para psicose.

cutido na sessão de psicoeducação, também devem ser transmitidas ao paciente nas primeiras consultas.

A reestruturação cognitiva baseia-se na técnica de registro de pensamentos disfuncionais (RPD) e no modelo ABC, de Ellis, para identificar pensamentos automáticos e seus efeitos na emoção e no comportamento. As distorções cognitivas estão presentes no TB e, assim, ativam emoções e comportamentos disfuncionais que perpetuam os sintomas (Otto et al., 2008). As crenças centrais, presentes ao longo da vida e responsáveis por moldar o funcionamento do paciente, também devem ser abordadas posteriormente. Elas podem ser identificadas mediante a técnica de seta descendente e desafiadas por meio do questionamento socrático, buscando gerar crenças mais realistas. O Quadro 4.1 apresenta algumas distorções cognitivas associadas aos sintomas (hipo)maníacos.

Visto que a reestruturação cognitiva não é efetiva durante um episódio maníaco, é importante identificar os pensamentos e as crenças, por meio de questionamento socrático e RPD, e fazer a correção das distorções cognitivas relacionadas aos sintomas desse polo durante o período de eutimia ou de depressão. Também se orienta ao paciente a observação de pensamentos hiperpositivos, como maneira de prevenir recorrências (Otto et al., 2008). O manejo comportamental por meio de atividades associa-se à reestruturação cognitiva. Elabora-se conjuntamente com o paciente tarefas prazerosas que devem ser feitas diariamente, como método ativador durante o episódio depressivo; ao longo da eutimia, buscam-se atividades equilibradas que o auxiliem na manutenção do quadro de humor.

A TFF tem como objetivo incluir os familiares no processo psicoterapêutico do paciente. O modelo é estruturado em sessões de psicoeducação, aprimoramento de comunicação e treinamento de resolução de problemas, com média de 21 sessões ao longo

Quadro 4.1 DISTORÇÕES COGNITIVAS ASSOCIADAS AOS SINTOMAS (HIPO)MANÍACOS

DISTORÇÃO COGNITIVA	EXEMPLO
Excesso de confiança na sorte	"Vou apostar tudo nesta jogada."
Subestimar o risco ou o perigo	"Vai dar certo de uma maneira ou de outra."
Avaliação excessivamente positiva do talento ou da habilidade	"Eu não faço nada errado."
Desconfiança ou paranoia	"Todo mundo está olhando para mim."
Interpretação errônea das intenções dos outros	Enxergar conteúdo sexual onde não existe ("Ele/ela me deseja.") ou conteúdo agressivo ("Eles estão lá fora porque querem me pegar.").
Superestimação da gratificação imediata	"Eu quero o que gosto quando eu quiser."

de nove meses. O desenvolvimento desse tipo de abordagem foi realizado, inicialmente, para indivíduos com TB do tipo 1 (Miklowitz & Chung, 2016). Os objetivos esperados são 1) integrar as experiências associadas aos episódios de humor; 2) aceitar a noção de vulnerabilidade a novos episódios; 3) aceitar a necessidade de psicofármacos; 4) promover a diferenciação entre a personalidade do paciente e sua doença; 5) reconhecer eventos estressores e aprender a manejá-los; 6) restabelecer relações familiares funcionais.

A terapia de ritmo interpessoal e social (TRIPS) é uma nova forma de intervenção individual específica para o TB, surgindo da união entre a terapia de ritmo social e a psicoterapia interpessoal. Essa modalidade parte do princípio de que os indivíduos com TB apresentam dificuldades na manutenção do ritmo circadiano e do ciclo sono-vigília, e essas alterações são responsáveis por manifestações sintomáticas da doença. Frank et al. (2000) propõem que a TRIPS deve se basear na 1) relação entre humor e eventos sociais; 2) na manutenção de ritmos diários regulados (Monk et al., 1990); 3) na identificação de fatores desreguladores; 4) na facilitação do luto pela recidiva/recorrência; e 5) na identificação e manejo dos sintomas de humor. A TRIPS demonstrou eficácia na remissão dos sintomas e na prevenção de novos episódios de humor, além de melhora do funcionamento global (Crowe et al., 2016).

Devido ao conceito de neuroprogressão no TB, com prejuízo funcional e cognitivo relacionado a repetidos episódios de humor, observou-se que a TCC não é eficaz para pacientes em estágios mais tardios da doença (Passos et al., 2016; Scott et al., 2006). Com o objetivo de trazer um melhor funcionamento psicossocial aos pacientes e diminuir os efeitos da neuroprogressão, estudos recentes têm demonstrado benefícios com a técnica de remediação funcional e, também, modelos de remediação cognitiva (Solé et al., 2017). Surge, então, a necessidade de novos estudos para avaliar a resposta dos pacientes aos modelos propostos de acordo com os novos conceitos de estadiamento da doença (Kapczinski et al., 2014).

INSTRUMENTOS DE AVALIAÇÃO VALIDADOS E DISPONÍVEIS NO BRASIL PARA O TRANSTORNO BIPOLAR

Avaliação de episódio maníaco/hipomaníaco: há quatro escalas traduzidas e validadas para a identificação de sintomas (hipo)maníacos no Brasil: 1) Escala de Avaliação de Mania de Young (Young Mania Rating Scale – YMRS), validada por Vilela et al. (2005), consiste em 11 itens avaliados pelo observador para mensuração da gravidade dos sintomas de mania nos sete dias precedentes. É a escala mais utilizada no campo de pesquisa, porém sua aplicação requer treinamento. 2) Questionário de Transtornos do Humor (Mood Disorder Questionnaire – MDQ), validado por Castelo et al. (2010), é um instrumento autoaplicável, utilizado para triagem do TB, baseado nos critérios do DSM-IV-TR. 3) Questionário de Autoavaliação de Hipomania (Hypomania Checklist – HCL-32), validado por Soares et al. (2010), é um instrumento também autoaplicável, utilizado para rastreamento de hipomania ao longo da vida, com boa sensibilidade e especificidade, atingindo valores próximos aos do MDQ, quando comparados (Soares et al., 2010). 4) Entrevista Clínica Estruturada para o Espectro do Humor (Structured Clinical Interview for Mood Spectrum – SCIMOODS), validada por Ratzke et al. (2011), consiste em um protocolo de cerca de uma hora, realizado pelo observador, a fim de avaliar sintomas nos três a cinco dias precedentes, diferenciando a depressão bipolar da depressão unipolar. As escalas autoaplicáveis não devem ser utilizadas em pacientes francamente maníacos devido ao prejuízo no juízo crítico.

Avaliação de episódio depressivo: há diversas escalas disponíveis e validadas para uso no Brasil, com variedades na forma de aplicação, no tipo de sintomas investigados, no tempo disponível e nas características do paciente. Vale ressaltar que há necessidade de treinamento por parte do observador para atingir maior confiabilidade na aplicação desses instrumentos. Entre todos, destacamos quatro que são mais utilizados no contexto clínico e de pesquisa: 1) Escala de Depressão de Hamilton (Hamilton Depression Rating Scale – HAM-D), aplicada por observador treinado, é considerada o padrão-ouro, pois permite a objetivação dos sintomas depressivos com base na última semana. Há diversas versões, sendo a de 17 itens a mais utilizada (Bagby et al., 2004). Não há estudo específico de validade desenvolvido pelo seu autor, somente correlações com outras escalas. 2) Escala de Depressão de Montgomery-Asberg (MADRS): escala de 10 itens aplicada por observador, validada por Dratcu et al. (1987) após estudo que indicou alta correlação com a HAM-D-17. Avalia mudanças clínicas durante o tratamento de pacientes com depressão na última semana. É muito utilizada para estudos em idosos, devido à inclusão de aspectos cognitivos. 3) Inventário de Depressão de Beck (BDI): escala autoaplicável, de 21 itens, que fornece uma avaliação quantitativa dos sintomas depressivos. A versão II está disponível no Brasil e é considerada uma medida válida de triagem para depressão, com evidências de confiabilidade e validade (Gorestein et al., 2011). 4) Escala de Depressão do Centro de Estudos Epidemiológicos (CES-D): é um instrumento também autoaplicável, de 20 itens, com o objetivo de detectar sintomas depressivos na semana precedente; Silveira e Jorge (2002) validaram seu uso no Brasil.

CONSIDERAÇÕES FINAIS

O TB tem curso heterogêneo, com melhores desfechos por meio de diagnóstico e intervenção precoces. Como ilustrado pelo caso clínico, a presença de mania ou de hipomania é capital para a realização do diagnóstico e tem seus critérios descritos no DSM-5. A presença de episódios depressivos e a alternância entre os episódios também são típicos do transtorno.

O tratamento psicofarmacológico é peça-chave para o manejo do TB. Como adjuvantes, intervenções psicossociais podem promover melhores desfechos clínicos. Com maior destaque, citam-se a psicoeducação e a TCC, que têm entre seus alvos terapêuticos os sintomas afetivos e a adesão medicamentosa. Destaca-se também a importância de educar os familiares do paciente sobre o transtorno. Por fim, existem instrumentos de avaliação validados e disponíveis no Brasil para as duas polaridades da doença. Uma boa prática clínica envolve seu uso de maneira sequenciada.

REFERÊNCIAS

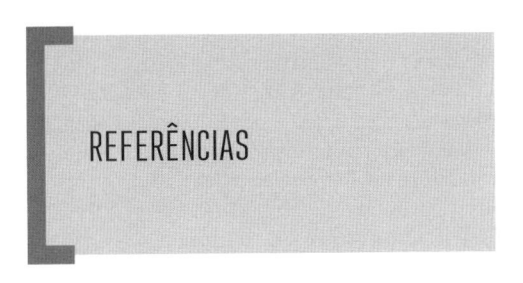

American Psychiatric Association (APA). (2014). *Manual diagnóstico e estatístico de transtornos mentais: DSM-5*. (5. ed.). Artmed.

Bagby, R. M., Ryder, A. G., Schuller, D. R., & Marshall, M. B. (2004). The Hamilton depression rating scale: Has the gold standard become a lead weight? *The American Journal of Psychiatry, 161*(12), 2163-2177.

Castelo, M. S., Carvalho, E. R., Gerhard, E. S., Costa, C. M. C., Ferreira, E. D., & Carvalho, A. F. (2010). Validity of the mood disorder questionnaire in a brazilian psychiatric population. *Revista Brasileira de Psiquiatria, 32*(4), 424-428.

Chatterton, M. L., Stockings, E., Berk, M., Barendregt, J. J., Carter, R., & Mihalopoulos, C. (2017). Psychosocial therapies for the adjunctive treatment of bipolar disorder in adults: Network meta-analysis. *British Journal of Psychiatry, 210*(5), 333-341.

Craddock, N., & Sklar, P. (2013). Genetics of bipolar disorder. *The Lancet, 381*(9878), 1654-1662.

Crowe, M., Beaglehole, B., & Inder, M. (2016). Social rhythm interventions for bipolar disorder: A systematic review and rationale for practice. *Journal of Psychiatric and Mental Health Nursing, 23*(1), 3-11.

Dean, B. B., Gerner, D., & Gerner, R. H. (2004). A systematic review evaluating health-related quality of life, work impairment, and healthcare costs and utilization in bipolar disorder. *Current Medical Research and Opinion, 20*(2), 139-154.

Dratcu, L., Ribeiro, L. C., & Calil, H. M. (1987). Depression assessment in Brazil. The first application of the Montgomery-Asberg depression rating scale. *The British Journal of Psychiatry: The Journal of Mental Science, 150*, 797-800.

Ferrari, A. J., Stockings, E., Khoo, J.-P., Erskine, H. E., Degenhardt, L., Vos, T., & Whiteford, H. A. (2016). the prevalence and burden of bipolar disorder: findings from the global burden of disease study 2013. *Bipolar Disorders, 18*(5), 440-450.

Frank, E., Swartz, H. A., & Kupfer, D. J. (2000). Interpersonal and social rhythm therapy: Managing the chaos of bipolar disorder. *Biological Psychiatry, 48*(6), 593-604.

Gorestein, C., Wang, Y. P., Argimon, I., & Werlang, B. (2011). *BDI-II – Inventário de depressão de Beck – Manual*. Casa do Psicólogo.

Hidalgo-Mazzei, D., Mateu, A., Reinares, M., Murru, A., Bonnín, C. M., Varo, C., ... Colom, F. (2016). Psychoeducation in bipolar disorder with a SIMPLe smartphone application: Feasibility, acceptability and satisfaction. *Journal of Affective Disorders, 200*, 58-66.

Hunt, N., Colom, F., & Vieta, E. (2009). Psychoeducation manual for bipolar disorder. *Psychological Medicine, 39*(5), 875-875.

Kallestad, H., Wullum, E., Scott, J., Stiles, T. C., & Morken, G. (2016). The long-term outcomes of an effectiveness trial of group versus individual psychoeducation for bipolar disorders. *Journal of Affective Disorders, 202*, 32-38.

Kapczinski, F., Magalhães, P. V. S., Balanzá-Martinez, V., Dias, V. V., Frangou, S., Gama, C. S., ... Berk, M. (2014). Staging systems in bipolar disorder: An international society for bipolar disorders task force report. *Acta Psychiatrica Scandinavica, 130*(5), 354-363.

Lenzenweger, M. F., Lane, M. C., Loranger, A. W., & Kessler, R. C. (2007). DSM-IV personality disorders in the national comorbidity survey replication. *Biological Psychiatry, 62*(6), 553-564.

Lichtenstein, P., Yip, B. H., Björk, C., Pawitan, Y., Cannon, T. D., Sullivan, P. F., & Hultman, C. M. (2009). Common genetic determinants of schizophrenia and bipolar disorder in Swedish families: A population-based study. *The Lancet, 373*(9659), 234-239.

Merikangas, K. R., Akiskal, H. S., Angst, J., Greenberg, P. E., Hirschfeld, R. M. A., Petukhova, M., & Kessler, R. C. (2007). Lifetime and 12-month prevalence of bipolar spectrum disorder in the national comorbidity survey replication. *Archives of General Psychiatry, 64*(5), 543-552.

Merikangas, K. R., Jin, R., He, J.-P., Kessler, R. C., Lee, S., Sampson, N. A., ... Zarkov, Z. (2011). Prevalence and correlates of bipolar spectrum disorder in the world mental health survey initiative. *Archives of General Psychiatry, 68*(3), 241-251.

Miklowitz, D. J., & Chung, B. (2016). Family-focused therapy for bipolar disorder: Reflections on 30 years of research. *Family Process, 55*(3), 483-499.

Monk, T. H., Flaherty, J. F., Frank, E., Hoskinson, K., & Kupfer, D. J. (1990). The social rhythm metric. An instrument to quantify the daily rhythms of life. *The Journal of Nervous and Mental Disease, 178*(2), 120-126.

Nowrouzi, B., McIntyre, R. S., MacQueen, G., Kennedy, S. H., Kennedy, J. L., Ravindran, A., ... De Luca, V. (2016). Admixture analysis of age at onset in first episode bipolar disorder. *Journal of Affective Disorders, 201*, 88-94.

Otto, M., Reilly-Harrington, N., Kogan, J. N., Henin, A., Knauz, R. O., & Sachs, G. S. (2008). *Managing Bipolar Disorder: A cognitive-behavioural approach – Therapist Guide.* Oxford.

Passos, I. C., Mwangi, B., Vieta, E., Berk, M., & Kapczinski, F. (2016). Areas of controversy in neuroprogression in bipolar disorder. *Acta Psychiatrica Scandinavica, 134*(2), 91-103.

Ratzke, R., Moreno, D. H., Gorenstein, C., & Moreno, R. A. (2011). Validity and reliability of the structured clinical interview for mood spectrum: Brazilian version (SCIMOODS-VB). *Brazilian Journal of Psychiatry, 33*(1), 64-67.

Reinares, M., Colom, F., Sánchez-Moreno, J., Torrent, C., Martínez-Arán, A., Comes, M., ... Vieta, E. (2008). Impact of caregiver group psychoeducation on the course and outcome of bipolar patients in remission: A randomized controlled trial. *Bipolar Disorders, 10*(4), 511-519.

Scott, J., Paykel, E., Morriss, R., Bentall, R., Kinderman, P., Johnson, T., Abbott, R., & Hayhurst, H. (2006). Cognitive-behavioural therapy for severe and recurrent bipolar disorders: Randomised controlled trial. *British Journal of Psychiatry, 188*(4), 313-320.

Silveira, D. X., & Jorge, M. R. (2002). Reliability and factor structure of the brazilian version of the center for epidemiologic studies-depression. *Psychological Reports, 91*(3 pt. 1), 865-874.

Soares, O. T., Moreno, D. H., Moura, E. C., Angst, J., & Moreno, R. A. (2010). Reliability and validity of a brazilian version of the hypomania checklist (HCL-32) compared to the mood disorder questionnaire (MDQ). *Brazilian Journal of Psychiatry, 32*(4), 416-423.

Solé, B., Jiménez, E., Torrent, C., Reinares, M., Bonnin, C. D. M., Torres, I., ... Vieta, E. (2017). Cognitive impairment in bipolar disorder: Treatment and prevention strategies. *The International Journal of Neuropsychopharmacology, 20*(8), 670-680.

Subramaniam, M., Abdin, E., Vaingankar, J. A., & Chong, S. A. (2013). Prevalence, correlates, comorbidity and severity of bipolar disorder: Results from the Singapore mental health study. *Journal of Affective Disorders, 146*(2), 189-196.

Vilela, J. A. A., Crippa, J. A. S., Del-Ben, C. M., & Loureiro, S. R. (2005). Reliability and validity of a portuguese version of the young mania rating scale. *Brazilian Journal of Medical and Biological Research, 38*(9), 1429-1439.

Yatham, L. N., Kennedy, S. H., Parikh, S. V., Schaffer, A., Bond, D. J., Frey, B. N., ... Berk, M. (2018). Canadian network for mood and anxiety treatments (CANMAT) and international society for bipolar disorders (ISBD) 2018 guidelines for the management of patients with bipolar disorder. *Bipolar Disorders, 20*(2), 97-170.

Capítulo 5
Esquizofrenia

ADRIANA MELCHIADES
ANDRÉ LUIZ MORENO
WILSON VIEIRA MELO

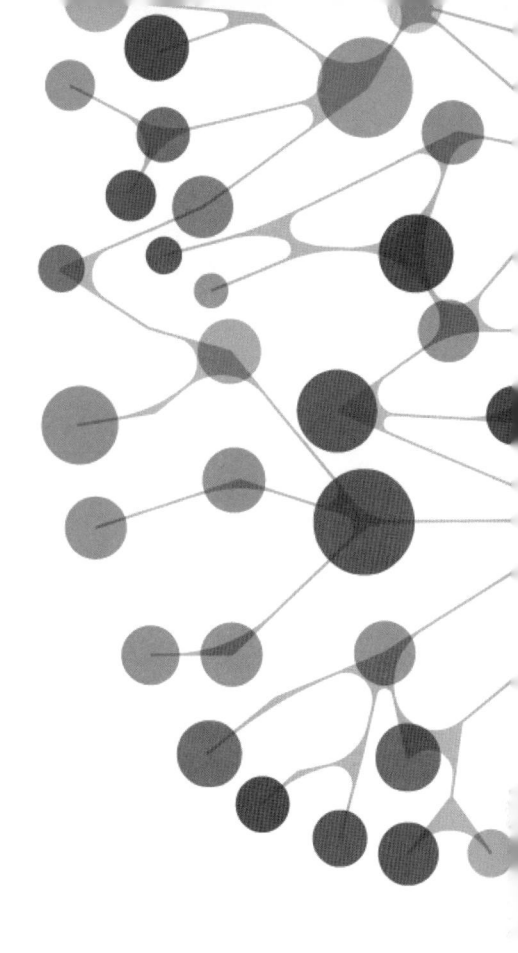

O estudo da esquizofrenia, considerada uma das patologias mentais mais graves e debilitantes, é quase tão antigo quanto a história da psiquiatria moderna. Seu conceito data do século XIX, quando Kraepelin a definiu como uma patologia baseada em critérios médicos, denominando-a "demência precoce" (Silva, 2006). Atualmente, a Organização Mundial da Saúde estima que cerca de 16 milhões de pessoas tenham esse diagnóstico, 70% dessa população entre 25 e 54 anos. O *Manual diagnóstico e estatístico de transtornos mentais* (DSM-5; American Psychiatric Association [APA], 2014) traz a caracterização da esquizofrenia considerando algumas perspectivas dimensionais, no capítulo "Espectro da esquizofrenia e outros transtornos psicóticos", em que também constam os transtornos da personalidade esquizotípica, psicótico breve, esquizofreniforme, esquizoafetivo, transtornos psicóticos associados ao uso de substâncias e outros transtornos psicóticos, como catatonia, passíveis ou não de especificação (APA, 2014; Peregrino et al., 2017). É bem estabelecido que a esquizofrenia causa prejuízos cognitivos, perceptuais, motores e emocionais (Dziwota et al., 2018), com sintomas negativos ou positivos (Peregrino et al., 2017). Tem-se evidenciado que o declínio nas funções executivas se dá ao longo da manifestação da doença, impactando direta e indiretamente as habilidades sociais do paciente (Jirsaraie, Sheffield, & Barch, 2018). É necessário ressaltar, ainda, seu impacto no convívio social e familiar do paciente (Rhee & Rosenheck, 2019), sendo a psicoeducação e o tratamento dos familiares quase tão importantes quanto o tratamento direto do paciente.

CASO CLÍNICO

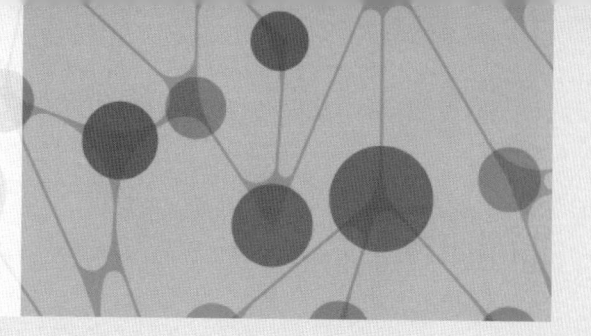

Roberto, 23 anos, é solteiro, mora com a mãe, Dona Helena, e dois irmãos, um mais velho e outra mais nova. Foi diagnosticado com esquizofrenia há seis anos, quando estava no 3º ano do ensino médio. Na época, foi levado a uma consulta médica com um psiquiatra próximo da família, pois a mãe e os irmãos percebiam mudanças no comportamento de Roberto que estavam lhes causando preocupação.

Roberto sempre foi um menino mais quieto e com alguma dificuldade em fazer amigos. Isso parece ter-se acentuado quando trocou de escola durante o ensino médio. Cursava o 3º ano do ensino médio, preparando-se para o vestibular ao final do ano. Por saber que a concorrência seria alta, Roberto costumava estudar por volta de 10 horas diariamente, incluindo finais de semana. Sua namorada, amigos e familiares reclamavam sua falta em eventos sociais e confraternizações, mas Roberto dizia que tudo voltaria ao normal depois de passar no vestibular.

Entretanto, antes mesmo do final do ano, sua mãe começou a notar sutis mudanças no comportamento do filho. Ele se afastou dos irmãos, já não queria fazer as refeições em família, como era de costume em sua casa, e passou a conversar sozinho. Ao ser questionado, Roberto sempre dizia que estava tentando estudar e "decorar" o que precisava para as provas da escola. Entretanto, não era apenas isso que chamava a atenção da mãe. Roberto passou a desenhar sempre as mesmas imagens nos papéis que deixava em sua mesa, enquanto estudava. Também passou a ser repetitivo e insistente nos mesmos assuntos, como se não percebesse que sua insistência estava sendo cansativa para os irmãos. Sua namorada também veio conversar com Dona Helena, questionando-a sobre o que poderia estar acontecendo, pois Roberto parecia desinteressado, e ela acreditava que o rapaz romperia o namoro a qualquer instante. Ela também relatava que o estava percebendo mais desconfiado, sempre atribuindo aos outros alguma intencionalidade em prejudicá-lo. Suas desconfianças iam desde a preocupação com estar sendo traído até histórias elaboradas de que a família dela havia contratado detetives para espioná-lo e descobrir coisas sobre a sua vida.

Foi quando Roberto apresentou um comportamento completamente inaceitável que sua mãe resolveu levá-lo ao psiquiatra. Ocorreu que Roberto a acordou, por volta de 3 horas da manhã, dizendo que ladrões haviam invadido o apartamento e roubado comida da geladeira. Assustada, a mãe foi até a cozinha, mas não observou nada que indicasse o ocorrido. Entretanto, Roberto insistia em seu delírio, dizendo que os ladrões arrumaram tudo ao sair, por isso a mãe não estava conseguindo enxergar a comida que faltava na geladeira. Questionado sobre o porquê dessa história, Roberto apenas dizia que seus amigos haviam lhe dito o que ocorreu, e ele acreditava neles.

No psiquiatra, foi avaliado que Roberto apresentava manifestações psicóticas aparentes. Como tal padrão comportamental não foi típico do paciente na infância e no início da adolescência, o médico descarta transtornos do neurodesenvolvimento ou da personalidade. Ao serem questionados, Roberto e a mãe negam uso de drogas que pudesse justificar o quadro. A mãe lembra, porém, que alguns familiares do pai de Roberto, com quem não teve muito contato, tinham usado drogas e chegaram a morar nas ruas, em situação de grande vulnerabilidade social. Porém, ela não sabia informar detalhes sobre essas pessoas ou o diagnóstico que tiveram, se é que foram avaliadas por um médico. Dona Helena estava separada do pai de Roberto e não tinha informações detalhadas sobre o lado paterno da família.

Sem mais informações sobre a família ou o passado de Roberto, o psiquiatra aponta a possibilidade de transtorno psicótico breve, já que os sintomas agudos eram manifestos há mais de um dia, mas menos de um mês. Devido à falta de leitos psiquiátricos em sua cidade naquele momento, Roberto então é medicado e retorna para casa, juntamente com a mãe. A recomendação do médico é a de que a continuidade dos sintomas deve ser observada, pois, a depender da duração, o diagnóstico poderia ser alterado para transtorno esquizofreniforme (com sintomas entre um e seis meses) ou esquizofrenia. É agendada uma nova consulta de reavaliação em duas semanas.

Após uso de um antipsicótico atípico, Roberto apresentou relativa melhora. Seus irmãos chegaram a confidenciar à mãe: "Nossa, finalmente é o Roberto novamente!". O jovem passou no vestibular, fez um novo grupo de amigos na faculdade e envolveu-se nas muitas atividades da vida universitária. Mostrava-se feliz e participativo, como antes do adoecimento. Tamanha melhora fez sua mãe e irmãos crerem que o quadro psicótico ficara no passado.

Subitamente, no segundo ano de faculdade, Roberto passa a tirar notas ruins e a relatar diversos atritos com os colegas de turma. Nunca chegou a brigar fisicamente com nenhum deles, mas não entendia sugestões para aceitar a opinião dos demais integrantes de trabalhos em grupo ou portava-se de forma "esquisita" e desconfiada. Em uma ocasião, Roberto chegou a reclamar com uma colega que não pôde participar de uma sessão de estudo em grupo porque o avô havia falecido. Quando os colegas a defenderam, Roberto se mostrou distante e manteve a postura, apenas afirmando que os colegas haviam deixado de fazer sua parte no trabalho em grupo porque queriam prejudicá-lo na faculdade. Também parecia acreditar na ideia de que eles haviam combinado com o professor de serem aprovados por existir um acordo entre eles. Em outra ocasião, foi visto mexendo no lixo público da universidade, dizendo ter ingerido um alimento envenenado que precisava achar naquele momento, para saber como tratar a intoxicação.

Em casa, Roberto não saía mais do quarto. Diminuiu o contato com os irmãos, mostrava-se desinteressado dos assuntos familiares, não cumpria suas responsabilidades com os cuidados da casa, além de ser surpreendido "falando sozinho" em muitos momentos. Diminuiu, também, seu autocuidado, deixando de lado hábitos simples de higiene, como tomar banho, cortar as unhas e escovar os dentes. A mãe evitou o quanto pôde levá-lo ao médico, pois tinha medo de que toda a dificuldade em cuidar do filho começasse novamente. Além disso, não queria ver Roberto tomando remédios fortes, ficando "dopado".

Quase um ano após a primeira consulta, a família decidiu levá-lo novamente e retomar o acompanhamento regular com o psiquiatra, depois que Roberto tentou matar o animalzinho de estimação da família, dizendo ter recebido ordens para fazê-lo. Ele afirmava que as coisas estavam dando errado para ele porque seu gato estava concentrando energias negativas no ambiente e que isso só se resolveria se o animal estivesse morto. Roberto foi internado em uma clínica psiquiátrica e, enfim, diagnosticado com esquizofrenia.

Atualmente, Roberto mantém-se em tratamento domiciliar para a doença. Vai à terapia individual duas vezes por semana, com psicólogo, e participa de grupos terapêuticos em outros dois momentos, também semanalmente, orientado por equipe multiprofissional. Roberto já tem maior consciência de seu quadro, porém perde a dimensão do impacto que isso causa nas pessoas a seu redor com facilidade. Faz treino de habilidades sociais, no qual é ensinado a responder e interagir com seus familiares e amigos. Entretanto, costuma ser "direto demais" com muita frequência, não ajustando o que tem a dizer ao melhor contexto. Continua fazendo tratamento com remédios específicos para seu caso, porém o esquema medicamentoso já foi alterado algumas vezes até que fosse possível observar melhor estabilidade.

CRITÉRIOS DIAGNÓSTICOS E DIAGNÓSTICO DIFERENCIAL

No caso relatado neste capítulo, apesar da presença de múltiplos e variados sintomas, pode-se notar que os maiores prejuízos de Roberto são relacionados à esquizofrenia (APA, 2014). Na formulação de caso, observa-se que, até o momento, ele apresentou sintomas psicóticos agudos em dois períodos específicos de sua vida: no final do ensino médio e, posteriormente, no início da faculdade. Tais manifestações repetidas sugerem fortemente um transtorno do espectro da esquizofrenia. No caso de Roberto, é importante a ressalva de que o curso de sua doença não se deu da forma mais habitual. Roberto teve melhora de seus sintomas após a introdução da medicação, fazendo com que apenas ressurgissem de forma aguda posteriormente. Entretanto, muitos pacientes não apresentam tal melhora e seguem com manifestações psicóticas mais frequentes ou crônicas desde o início do quadro.

Para a confirmação de tal diagnóstico, é necessário que o paciente tenha ao menos dois entre os seguintes sintomas, pelo período de pelo menos um mês (Critério A): 1) delírios; 2) alucinações; 3) discurso desorganizado; 4) comportamento grosseiramente desorganizado ou catatônico; ou 5) sintomas negativos (p. ex., avolia – que significa capacidade de expressão emocional diminuída –, ausência de reciprocidade social ou alogia – isto é, discurso verbal diminuído, monossilábico, sem efetiva interação). É importante lembrar que, para que o diagnóstico seja possível, é necessário que pelo menos um dos sintomas seja 1), 2) ou 3).

Roberto apresenta sintomas sugestivos de 1) delírios, quando pensa que sua casa foi invadida por ladrões, os familiares de sua namorada colocaram detetives para espioná-lo, colegas de aula querem prejudicá-lo na faculdade; 3) discurso desorganizado, quando tenta explicar para os outros suas ideias delirantes – "Meus colegas querem me prejudicar porque sabem que, se eu fizer a tarefa, eles precisarão fazer mais, e depois tudo será como foi antes" [sic]; e (4) comportamento desorganizado, quando mexe no lixo, tem seu ambiente desorganizado ou passa a ter dificuldade para manter a higiene e a organização pessoal. Também apresenta 5) sintomas negativos, pois passa a ser muito calado e introspectivo em comparação ao que costumava ser quando mais novo, falta-lhe empatia com terceiros, e não demonstra mais genuíno interesse ou motivação para atividades que gostava de executar.

Confirmando a possibilidade do diagnóstico de esquizofrenia, o funcionamento em áreas importantes da vida de Roberto, como estudos, relações interpessoais e autocuidado, está acentuadamente reduzido em relação ao que costumava ser antes do início dos sintomas (Critério B). Além disso, tais perturbações têm perdurado por mais de seis meses (Critério C). É importante notar que existe um período em que os sintomas positivos diminuem e os familiares chegam a acreditar que Roberto voltou a ser ele mesmo. Entretanto, durante esse período, o jovem continua a apresentar os sintomas negativos (apatia, falta de iniciativa, diminuição do contato social) e, em alguma medida, até mesmo alguns sintomas do Critério A de forma atenuada, como crenças esquisitas e comportamentos incomuns (Critério C).

No caso de Roberto, seu psiquiatra foi cuidadoso para descartar a possibilidade de outros transtornos mentais justificarem seus sintomas ou de o uso ou abuso de drogas ou substâncias alterarem seu estado de consciência (Critérios D e E). Roberto nunca havia sido diagnosticado com transtorno do espectro autista ou outro transtorno do neurodesenvolvimento, então não houve necessidade de aprofundamento comparativo entre os diagnósticos da esquizofrenia e essas outras patologias (Critério F). Também é um diagnóstico a ser considerado no caso clínico o transtorno esquizoafetivo. Nele, estão presentes sintomas de humor, mais caracteristicamente de depressão, durante a maior parte do tempo em que o paciente esteve com sintomas psicóticos ativos. No caso de Roberto, apesar de ele apresentar eventualmente sintomas de depressão, eles não se encontram presentes de maneira constante nem são intensos o suficiente. Algumas vezes, pode ser difícil fazer o diferencial entre sintomas negativos da esquizofrenia e os sintomas característicos de um transtorno depressivo (APA, 2014). É importante também estar atento a características clínicas discretas, geralmente desconsideradas, mas que surgem antes da fase prodrômica da doença. No caso de Roberto, ele foi uma criança mais quieta e com dificuldade de fazer amigos. Apesar de tais características não tipificarem um quadro depressivo, não devem ser ignoradas na análise global das características de Roberto.

O diagnóstico de esquizofrenia baseia-se unicamente nos critérios clínicos. Dessa forma, é essencial que a investigação diagnóstica afaste outras condições físicas e clínicas, como uso de drogas ou outras substâncias, por meio de exames toxicológicos apropriados, assim como também seja feita a testagem de marcadores biológicos para doenças autoimunes, como lúpus, por exemplo.

Um aspecto importante da esquizofrenia e que não pode ser deixado de lado no caso de Roberto é a presença dos chamados sintomas positivos e negativos da doença, como apresentado no Quadro 5.1. Cabe relembrar que os sintomas positivos são assim chamados em virtude do surgimento de características e comportamentos não apresentados no estágio prodrômico ou anterior à doença (Carrión et al., 2018). Já os sintomas negativos caracterizam-se primordialmente pela perda de comportamentos antes rotineiramente manifestos.

Roberto apresenta o desejo de envolver-se em atividades laborais, acadêmicas e ocupacionais. Entretanto, com a evolução da doença, tornou-se cada vez menos capaz de efetivamente iniciar determinada atividade e manter-se envolvido com ela. Roberto também já não iniciava conversas, não atendia demandas sociais ou sequer percebia as manifestações de intenção e desejo das pessoas a seu redor. Por diversas vezes, teve prejuízo social por não perceber que estava sendo cansativo ou insistente com amigos e familiares. Sua desconfiança extrema também prejudicava sua capacidade de confiar e ser agradável nas interações interpessoais. Em razão disso, não conseguiu manter relacionamentos íntimos, como namoro ou amizades mais próximas.

A etiopatogenia da esquizofrenia ainda não foi completamente esclarecida. Considera-se, porém, a origem multifatorial da doença, com a influência de variáveis neuroquímicas, genéticas e ambientais. Uma das explicações mais conhecidas e aceitas é a teoria dopaminérgica, cuja fundamentação vem do envolvimento de receptores dopaminérgicos D2 nos delírios e nas alucinações (Fuentes-Claramonte et al., 2020). Assim, sintomas psicóticos são induzidos pela administração de drogas dopaminérgicas, como anfetaminas e demais estimulantes do sistema nervoso central, assim como reduzidos ou completamente inibidos quando há o bloqueio de tais receptores, com me-

Quadro 5.1 SINTOMAS POSITIVOS E NEGATIVOS DA ESQUIZOFRENIA

SINTOMAS POSITIVOS	SINTOMAS NEGATIVOS
Alucinações	Embotamento afetivo ou afeto aplainado
Delírios	Pobreza do discurso
Desorganização do comportamento	Retraimento social e ausência de reciprocidade
Agitação psicomotora	Apragmatismo
Desagregação do pensamento	Déficits cognitivos
Discurso desorganizado	Avolia

dicamentos antagonistas dopaminérgicos, como os antipsicóticos. Entretanto, tal teoria não explicaria a presença dos sintomas negativos da doença.

Avanços nos estudos clínico-experimentais permitiram algumas modificações na teoria dopaminérgica, as quais são mais aceitas atualmente. Diz-se que na via mesolímbica, que vai desde o núcleo tegmentar ventral do mesencéfalo até o *nucleus accumbens*, no sistema límbico, há hiperativação dopaminérgica, causando os sintomas positivos da doença. Já na via mesocortical, que vai do mesencéfalo ao córtex pré-frontal, a dopamina encontra-se hipoativa, dando origem aos sintomas negativos. Outra teoria muito discutida é a glutamatérgica, a qual propõe que receptores do tipo N-metil-D-aspartato (NMDA) estão deficientes na esquizofrenia, permitindo que o glutamato estimule excessivamente outros receptores não NMDA (Silva, 2006; Peregrino et al., 2017).

Evidências da diferença entre a taxa de concordância entre gêmeos monozigóticos e dizigóticos também apontam para as causas genéticas da esquizofrenia. Nesse caso, gêmeos monozigóticos têm 50% de taxa de concordância no aparecimento de sintomas da doença, enquanto gêmeos dizigóticos, apenas 15%. Diversos fatores ambientais também podem influenciar o aparecimento da doença, como exposição a agentes infecciosos no período pré-natal, uso de maconha durante a adolescência e exposição a situações de extremo estresse (Peregrino et al., 2017).

O caso apresenta também outros pontos nevrálgicos que devem ser considerados para uma avaliação diagnóstica acurada. É comum que pacientes com esquizofrenia apresentem diminuição da autoestima, isolamento social, depressão e até tentativas de suicídio. Em muitos casos, essas alterações são confundidas com a sintomatologia negativa da doença, mas o fato é que são diagnósticos sobrepostos. No caso de Roberto, por exemplo, apesar das informações faltantes por parte da família paterna, não há relato de depressão ou suicídio por parte desta. Entretanto, o isolamento do paciente pode dever-se tanto ao quadro da própria esquizofrenia quanto a um possível agravamento desse quadro pelo diagnóstico secundário de depressão. É fundamental que os clínicos mantenham firme atenção a esses aspectos e aos seus desdobramentos, evitando males maiores (Aparecido & Silva, 2020; Charlson et al., 2018). Outro aspecto que deve ser avaliado e monitorado pela equipe de saúde que acompanha pacientes com o diagnóstico de esquizofrenia é a sobrecarga dos familiares e dos cuidadores envolvidos com o paciente (Alves et al., 2018; Branco et al., 2019; Dias et al., 2020).

INDICAÇÃO PRIMÁRIA DE TRATAMENTO

A esquizofrenia é uma doença crônica, deteriorante e incapacitante no longo prazo, cujos tratamentos baseiam-se primordialmente na administração de medicamentos antipsicóticos (típicos ou atípicos) e em estratégias psicossociais. Recentemente, o entendimento sobre a patologia tem sido transformado, e a esquizofrenia tem passado a ser compreendida como uma doença do neurodesenvolvimento (Seidman & Mirsky, 2017), uma vez que altera o funcionamento do cérebro e sua estrutura ao longo do tempo, e não mais como uma patologia de início súbito. Antes mesmo do surgimento dos primeiros sintomas, muitos pacientes já apresentam anormalidades no funcionamento esperado, como retraimento social, alterações de personalidade (na direção de traços esquizoides ou esquizotípicos) ou mesmo atraso no desenvolvimento neuropsicomotor (Carrión et al., 2018). Tipicamente, antes do primeiro episódio psicótico, tais características acentuam-se e levam o paciente a tornar-se mais ansioso, menos comunicativo, com ideias distorcidas e comportamentos considerados esquisitos (Tarrier & Taylor, 2016).

A utilização de tratamento medicamentoso continua sendo a primeira linha de tratamento da esquizofrenia, haja vista a pungente necessidade de regulação dos aspectos biológicos e físicos relacionados à manifestação dos sintomas (Tarrier & Taylor, 2016), porém a terapia cognitivo-comportamental padrão (TCCp) tem sido indicada como tratamento associado. O National Institute for Health and Clinical Excelence, órgão do Reino Unido internacionalmente conhecido, dedicado à prática clínica de excelência em saúde mental, indica a associação da TCCp para todos os casos de psicose e esquizofrenia (National Collaborating Centre for Mental Health [NCCMH], 2008; Taylor & Perera, 2018).

Ao que estudos de metanálise e revisão têm indicado, a TCCp impacta especialmente os sintomas positivos da patologia, causando sua diminuição e consequente diminuição do sofrimento associado a tais sintomas, especialmente por parte do familiar (Tarrier & Taylor, 2016). Tais resultados são clinicamente significativos na medida em que grande parte da população diagnosticada com esquizofrenia continua a apresentar delírios e alucinações, as quais se manifestam principalmente na forma auditiva, mesmo com o uso de medicação. Estudos de metanálise mostram, inclusive, tamanho de efeito entre 0,42 e 0,47 da TCCp sobre o tratamento de sintomas positivos e negativos, o funcionamento social e a depressão na esquizofrenia (Wykes et al., 2008).

Também é importante relembrar, aqui, que o tratamento da esquizofrenia conta com o manejo crônico e agudo dos sintomas. Certamente, a variabilidade comportamental e de sintomas entre os pacientes varia grandemente. A TCCp apresenta resultados positivos para ambos os tipos de manifestações, crônica e aguda, sendo que é possível afirmar que a TCCp auxilia na redução de sintomas positivos em pacientes crônicos, assim como acelera a recuperação de pacientes agudos (Tarrier & Taylor, 2016).

Outra estratégia terapêutica indicada e estudada na esquizofrenia é a prevenção de recaída, ou seja, a possibilidade de evitar ou postergar futuros episódios psicóticos agudos. Nesse caso, a TCCp parece ser de menor eficácia clínica, ao menos quando utilizada isoladamente. Em casos em que a prevenção de recaída e a intervenção precoce são necessárias, a terapia familiar vem obtendo melhor resultado, havendo, então, a indicação de seu uso para o tratamento dos pacientes (Bird et al., 2010; Pinho & Pereira, 2015).

Considerando o uso da TCCp no tratamento de pacientes com esquizofrenia, o acompanhamento dos pacientes está firmado nos mesmos princípios que atenderiam diferentes demandas. Os pacientes com esquizofrenia são psicoeducados sobre seus sintomas positivos e negativos, orientados a estarem cientes de seus sintomas e treinados a controlá-los (p. ex., como desviar sua atenção para outros estímulos quando vivenciam uma alucinação). Treinam foco atencional, aprendem a questionar crenças e pensamentos automáticos, assim como questionar vivências com potencial de se tornarem gatilhos para a manifestação de sintomas (Newby et al., 2015; Turkington et al., 2006; Wykes et al., 2008).

Um modelo de tratamento baseado na TCC é o Modelo de Manchester, desenvolvido por Tarrier (2006). A base desse modelo é o desenvolvimento da persistência nos pacientes, que enfrentam o tratamento de uma doença crônica e, por vezes, incapacitante. A base do modelo é o auxílio aos pacientes para que avaliem seus pensamentos e reações em relação às experiências psicóticas, diferenciando pensamentos que, potencialmente, podem conduzi-los ou afastá-los de novos eventos psicóticos. Tarrier (2006) deu a esse ciclo o nome de "vivência-crença-ação-confirmação" (Tarrier, 2006). Vale a pena lembrar que, no tratamento da esquizofrenia, terapeutas devem ser cuidadosos para adotar, sempre, uma postura não crítica e resiliente, tolerante às frustrações típicas dos cuidados de pacientes com transtornos mentais graves (Tattan & Tarrier, 2000).

INSTRUMENTOS DE AVALIAÇÃO VALIDADOS E DISPONÍVEIS NO BRASIL PARA A ESQUIZOFRENIA

A esquizofrenia é uma patologia diagnosticada, primariamente, por suas manifestações clínicas, não havendo exames ou procedimentos de testagem conclusivos para esse fim. Dito isso, é importante também referirmos alguns instrumentos que podem auxiliar o clínico na investigação diagnóstica.

Em sua abordagem dimensional da saúde mental, o DSM-5 traz, em sua Seção 3, a indicação de três instrumentos clínicos úteis para a população abordada neste capítulo (APA, 2014): a Escala Transversal de Sintomas de Nível 1 do DSM-5 (apresentada tanto na versão autoaplicável para adultos como na versão pais/responsáveis), a Escala de Avaliação de Incapacidade da Organização Mundial da Saúde 2.0 (WHODAS 2.0) e a Escala Dimensões da Gravidade dos Sintomas de Psicose Avaliada pelo Clínico. Entre estas, as duas primeiras são mais gerais, abordando aspectos de sintomas em saúde mental e o impacto desses sintomas na funcionalidade do paciente. Já a Escala Dimensões da Gravidade dos Sintomas de Psicose Avaliada pelo Clínico volta-se especificamente para pacientes cujos sintomas incluem quadros psicóticos, sendo mais específica para a população com esquizofrenia.

A Escala Gravidade das Dimensões de Sintomas de Psicose Avaliada pelo Clínico busca avaliar, dimensionalmente, por meio de oito itens, os sintomas primários de psicose vivenciados pelo paciente na última semana. Inclui a investigação de alucinações, delírios, discurso desorganizado, comportamento psicomotor anormal, sintomas negativos e aspectos cognitivos.

Além dos instrumentos apresentados no DSM-5, no Brasil, recentemente foi validada a Recovery Assessment Scale (RAS) (Silva et al., 2017). A RAS é uma escala autoaplicável, de 41 itens, muito útil para investigação clínica do potencial de recuperação dos pacientes. Na verdade, a partir do estudo de validação brasileira da escala, sugere-se o uso da palavra "superação" como mais adequado que "recuperação", pois reflete melhor o conceito de *recovery*. A RAS é, portanto, um instrumento útil para a investigação da habilidade de superação de pessoas com esquizofrenia (Silva et al., 2017).

Outro instrumento muito utilizado no mundo todo e validado para uso no Brasil é a Escala Sindrômica de Sintomas Negativos e Positivos (Positive and Negative Sindromic Scale – PANSS), composta por 30 itens subdivididos em três subescalas: Sintomas Positivos, Sintomas Negativos e Características Psicopatológicas Gerais. Esta é uma das escalas mais utilizadas em todo o mundo para a avaliação da eficácia da estratégia medicamentosa adotada, especialmente no que se refere aos antipsicóticos (Higuchi et al., 2014). A Escala de Sintomas Negativos Breve (Brief Negative Symptons Scale – BNSS) também já foi validada para a população brasileira e demonstrou boas qualificações para uso. Trata-se de uma versão simplificada da PANSS, focando-se apenas nos sintomas negativos, os quais são centrais à esquizofrenia (Medeiros et al., 2018). A Escala Psiquiátrica Breve (Brief Psychiatric Rating Scale – BPRS) também é um instrumento curto, de apenas 18 itens, que se propõe a avaliar a gravidade dos sintomas psicóticos nos sete dias anteriores à avaliação e, por isso mesmo, é muito útil para uso clínico e acompanhamento da evolução do paciente (Romano & Elkis, 1996).

Há ainda a Escala de Impressão Clínica Global de Esquizofrenia (Clinical Global Impression – Schizophrenia Scale) (Lima et al., 2007), um instrumento de rápida e fácil aplicação, voltado para a avaliação da severidade dos sintomas apresentados pelo paciente. Por ser um instrumento prático para a clínica médica, ele se tornou muito útil para o acompanhamento dos sintomas e possível melhora do quadro após a intervenção medicamentosa.

Outro aspecto comumente avaliado em pacientes com esquizofrenia é a autoestima, a qual frequentemente se encontra diminuída nesses pacientes. Em um estudo recente, por exemplo, observou-se que, ao responderem uma escala de avaliação da autoestima, pacientes com esquizofrenia não obtiveram pontuação indicativa de autoestima elevada (Aparecido & Silva, 2020). Nesse estudo, por exemplo, utilizou-se a Escala de Autoestima de Rosenberg, também utilizada em todo o mundo e disponível em língua portuguesa. Também empregada no Brasil já há muitos anos, a Escala de Depressão de Calgary (Calgary Depression Rating Scale – CDRS) para Esquizofrenia busca identificar fatores de vulnerabilidade na doença relacionados à alteração de humor. Como a depressão é um indicador de risco, na medida em que costuma acentuar outros sintomas negativos, é fundamental a avaliação desse transtorno de humor associado (Bressan et al., 1998).

Outro instrumento útil e também validado para uso no Brasil, no contexto da esquizofrenia, é a Mini International Neuropsychiatric Interview (MINI). Essa entrevista estruturada auxilia o clínico na elaboração de uma entrevista de anamnese ampla o suficiente para abarcar os principais aspectos clínicos e sintomas relacionados à esquizofrenia a serem avaliados, assim como direciona o olhar do clínico para outras possibilidades diagnósticas, caso necessário (Amorim, 2000). Testes projetivos/expressivos também têm sido utilizados como suporte ao diagnóstico da esquizofrenia. Entre estes, especialmente o Rorschach, o Pfister e o TAT são usados nessa população (Amaral et al., 2005; Zuanazzi & Ribeiro, 2015). O Rorschach é o teste mais utilizado na população de pacientes com esquizofrenia, com o maior número de trabalhos divulgados, também. Recentemente, inclusive, Vieira e Villemor-Amaral (2015) publicaram evidências de validade de uso do Rorschach no sistema R-PAS para o contexto brasileiro em pacientes com esquizofrenia. Comparando um grupo de pacientes com esquizofrenia e outro grupo de não pacientes, encontraram diferenças estatisticamente significativas para variáveis como qualidade formal, códigos cognitivos, movimento animal, entre outras, sugerindo que o sistema R-PAS é válido para o contexto brasileiro (Vieira & Villemor-Amaral, 2015).

Outros instrumentos de avaliação importantes no contexto da esquizofrenia são os de avaliação neuropsicológica. Em um estudo de revisão, dos muitos instrumentos existentes, apenas três eram adequados para uso na população brasileira e adequadamente validados para uso: o Wisconsin Card Sorting Test, a Escala de Inteligência Wechsler para Adultos (WAIS-III) e o Miniexame do Estado Mental (Zimmer et al., 2008). Entretanto, ainda é necessário fazer muito nesse sentido. Habilidades como memória prospectiva (Wang et al., 2018), memória operacional, atenção e linguagem pragmática são alguns dos domínios potencialmente deficitários na esquizofrenia (Pflueger et al., 2018) e precisam ser mais bem avaliados nessa população, preferencialmente com instrumentos adaptados também para essa população. Recentemente, validou-se no Brasil a Brief Assessment of Cognition in Schizophrenia (BACS), que é uma espécie de bateria de testes, facilmente aplicável em qualquer contexto em pacientes com esquizofrenia, a qual se propõe a avaliar as principais funções cognitivas possivelmente alteradas na doença (memória verbal, memória de trabalho, fluência verbal, atenção, codificação e planejamento) (Araújo et al., 2015).

Considerando-se a sobrecarga em familiares e cuidadores de pacientes com esquizofrenia (Almeida et al., 2010), instrumentos de avaliação para eles também são muito valiosos no contexto de tratamento e cuidados com o paciente com a doença. Uma importante escala amplamente utilizada em diversos países do mundo e já validada para a população brasileira é a Burden Interview, destinada à investigação de sinais de sobrecarga em cuidadores informais e familiares de pacientes (Scazufca, 2002). Outro instrumento voltado para os familiares dos pacientes é o Inventário de Experiência de Cuidado (The Experience of Caregiving Inventory). Trata-se de um instrumento de autorrelato baseado na compreensão do cuidador sobre sua experiência. Diferentemente de outros inventários, esse instrumento volta-se para uma atitude não apenas investigativa, mas também clínica, na medida em que busca oferecer aos cuidadores uma reflexão não apenas sobre sua sobrecarga, mas também sobre fatores mais positivos envolvidos nos cuidados, como suporte social, valores familiares e oferta de cuidado (Jorge & Chaves, 2012).

Por fim, cabe citar esforços internacionais feitos no sentido de melhor compreender a dinâmica psicológica e cognitiva de pacientes com esquizofrenia. Nos Estados Unidos, por exemplo, o projeto Measurement and Treatment Research to Improve Cognition in Schizophrenia (MATRICS – Pesquisas de Medida e Tratamento para Melhorar a Cognição na Esquizofrenia, tradução própria) chama a atenção para o desafio de melhor mensurar e promover melhora na cognição de pacientes com esquizofrenia (Krabbendam & Aleman, 2003; Tomás et al., 2010). O objetivo desse programa foi organizar uma bateria de testes neuropsicológicos específicos para a avaliação de pacientes com o transtorno (Zimmer et al., 2008). Durante sua execução, houve o consenso entre os profissionais que participaram do MATRICS de que pacientes com esquizofrenia apresentam déficits em múltiplos domínios cognitivos, como atenção, velocidade de processamento, memória de trabalho, aprendizagem e memória verbal e visual, solução de problemas, tomada de decisões e cognição social (Tomás et al., 2010). Considerando a frequente alteração desses domínios cognitivos, torna-se essencial que existam, no Brasil, instrumentos neuropsicológicos avaliativos para eles.

CONSIDERAÇÕES FINAIS

A esquizofrenia, bem como todos os transtornos envolvidos no espectro, são transtornos extremamente debilitantes, que causam importantes alterações e sofrimento na vida dos pacientes e familiares. Os critérios para o diagnóstico do transtorno parecem ser evidentes. Porém, uma observação cuidadosa dos relatos de caso, como demonstrado no caso de Roberto, é útil para a melhoria da caracterização clínica. As diversas modalidades de intervenção disponíveis apontam para a importância do manejo dos sintomas agudos, bem como de intervenções direcionadas a melhorar a qualidade de vida geral do paciente e de seus familiares.

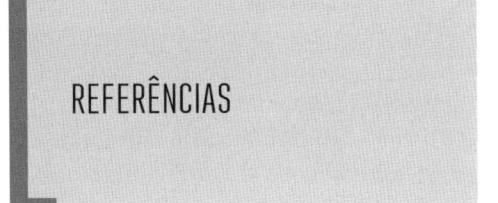

REFERÊNCIAS

Almeida, M. M., Schal, V. T., Martins, A. M., & Modena, C. M. (2010). A sobrecarga de cuidadores de pacientes com esquizofrenia. *Revista de Psiquiatria Do Rio Grande Do Sul*, 32(3), 73–79.

Alves, J., Almeida, A., Mata, M., & Pimentel, M. (2018). Problemas dos cuidadores de doentes com esquizofrenia: A sobrecarga familiar. *Revista Portuguesa de Enfermagem de Saúde Mental*, 19(19), 8–16.

Amaral, A. E. V., Primi, R., Franco, R. R. C., Farah, F. H. Z., Cardoso, L. M., & Silva, T. C. (2005). O teste de Pfister e sua contribuição para diagnóstico da esquizofrenia. *Revista Do Departamento de Psicologia. UFF*, 17(2), 89–98.

American Psychiatric Association (APA). (2014). *Manual diagnóstico e estatístico de transtornos mentais: DSM-5* (5. ed.). Artmed.

Amorim, P. (2000). Mini international neuropsychiatric interview (MINI): Validação de entrevista breve para diagnóstico de transtornos mentais. *Revista Brasileira de Psiquiatria*, 22(3), 106–115.

Aparecido, G. A., & Silva, D. A. (2020). Avaliação da autoestima em pessoas com esquizofrenia. *Research, Society and Development*, 9(8), 1–16.

Araújo, G. E., Resende, C. B., Cardoso, A. C. A., Teixeira, A. L., Keefe, R. S. E., & Salgado, J. V. (2015). Validity and reliability of the brazilian portuguese version of the BACS (brief assessment of cognition in schizophrenia). *Clinics*, 70(4), 278–282.

Bird, V., Premkumar, P., Kendall, T., Whittington, C., Mitchell, J., & Kuipers, E. (2010). Early intervention services, cognitive-behavioural therapy and family intervention in early psychosis: Systematic review. *British Journal of Psychiatry*, 197(5), 350–356.

Branco, F. M. F. C., Silva, J. B., Dutok, C. M. S., & Branco, T. C. (2019). Percepção dos familiares de pessoas com esquizofrenia acerca da doença. *Revista Eletrônica Acervo Saúde*, 11(12), e944.

Bressan, R. A., Chaves, A. C., Shirakawa, I., & Mari, J. D. J. (1998). Validity study of the brazilian version of the Calgary depression scale for schizophrenia. *Schizophrenia Research*, 32(1), 41–49.

Carrión, R. E., Walder, D. J., Auther, A. M., McLaughlin, D., Zyla, H. O., Adelsheim, S., ... Cornblatt, B. A. (2018). From the psychosis prodrome to the first-episode of psychosis: No evidence of a cognitive decline. *Journal of Psychiatric Research*, 96, 231–238.

Charlson, F. J., Ferrari, A. J., Santomauro, D. F., Diminic, S., Stockings, E., Scott, J. G., ... Whiteford, H. A. (2018). Global epidemiology and burden of schizophrenia: Findings from the global burden of disease study 2016. *Schizophrenia Bulletin*, 44(6), 1195–1203.

Dias, P., Hirata, M., Machado, F. P., Luis, M. A. V., & Martins, J. T. (2020). Bem-estar, qualidade de vida e esperança em cuidadores familiares de pessoas com esquizofrenia. *Revista Portuguesa de Enfermagem de Saúde Mental*, 23(23), 23–30.

Dziwota, E., Stepulak, M. Z., Włoszczak-Szubzda, A., & Olajossy, M. (2018). Social functioning and the quality of life of patients diagnosed with schizophrenia. *Annals of Agricultural and Environmental Medicine*, 25(1), 50–55.

Fuentes-Claramonte, P., López-Araquistain, L., Sarró, S., Sans-Sansa, B., Ortiz-Gil, J., Maristany, T., Salvador, R., McKenna, P. J., & Pomarol-Clotet, E. (2020). Brain functional correlates of formal thought disorder in schizophrenia: Examining the frontal/dysexecutive hypothesis. *Psychological Medicine*, 1-8.

Higuchi, C. H., Ortiz, B., Berberian, A. A., Noto, C., Cordeiro, Q., Belangero, S. I., ... Bressan, R. A. (2014). Factor structure of the positive and negative syndrome scale (PANSS) in Brazil: Convergent validation of the brazilian version. *Revista Brasileira de Psiquiatria*, 36(4), 336–339.

Jirsaraie, R. J., Sheffield, J. M., & Barch, D. M. (2018). Neural correlates of global and specific cognitive deficits in schizophrenia. *Schizophrenia research*, 201, 237-242.

Jorge, R. C. F. A., & Chaves, A. C. (2012). The Experience of caregiving inventory for first-episode psychosis caregivers: Validation of the brazilian version. *Schizophrenia Research*, 138(2–3), 274–279.

Krabbendam, L., & Aleman, A. (2003). Cognitive rehabilitation in schizophrenia: A quantitative analysis of controlled studies. *Psychopharmacology*, 169(3–4), 376–382.

Lima, M. S., Soares, B. G. O., Paoliello, G., Vieira, R. M., Martins, C. M., Mota, J. I., ... Volpe, F. M. (2007). The portuguese version of the clinical global impression – schizophrenia scale: Validation study. *Revista Brasileira de Psiquiatria*, 29(3), 246–249.

Medeiros, H. L. V., Vasconcelos, S. C., Elkis, H., Martins, D. R., Leite, R. M., Albuquerque, A. C. L., ... Lima, M. D. C. (2018). The brief negative symptom scale: Validation in a multicenter brazilian study. *Comprehensive Psychiatry*, 85, 42–47.

National Collaborating Centre for Mental Health (NCCMH). (2008). Schizophrenia: Core interventions in the treatment and management of schizophrenia in adults in primary and secondary care. https://www.nice.org.uk/guidance/

cg82/documents/schizophrenia-update-draft--nice-guideline-for-consultation2

Newby, J. M., McKinnon, A., Kuyken, W., Gilbody, S., & Dalgleish, T. (2015). Systematic review and meta-analysis of transdiagnostic psychological treatments for anxiety and depressive disorders in adulthood. *Clinical Psychology Review, 40*, 91–110.

Peregrino, A., Monteiro, D. C., & Lima, L. E. (2017). Esquizofrenia e outros transtornos psicóticos. In A. Cantilino, & D. C. Monteiro (Eds.), *Psiquiatria clínica: Um guia para médicos e profisisonais de saúde mental* (pp. 181–201). MedBooks.

Pflueger, M. O., Calabrese, P., Studerus, E., Zimmermann, R., Gschwandtner, U., Borgwardt, S., ... Riecher-Rössler, A. (2018). The neuropsychology of emerging psychosis and the role of working memory in episodic memory encoding. *Psychology Research and Behavior Management, 11*, 157–168.

Pinho, L. G., & Pereira, A. (2015). Intervenção familiar na esquizofrenia: Redução da sobrecarga e emoção expressa. *Revista Portuguesa de Enfermagem e Saúde Mental, 14*.

Rhee, T. G., & Rosenheck, R. A. (2019). Does improvement in symptoms and quality of life in chronic schizophrenia reduce family caregiver burden? *Psychiatry Research, 271*, 402–404.

Romano, F., & Elkis, H. (1996). Tradução e adaptação de um instrumento para avaliação psicopatológica das psicoses: A escala breve de avaliação psiquiátrica – Versão ancorada (BPRS-A). *Jornal Brasileiro de Psiquiatria, 45*(1), 43–49.

Scazufca, M. (2002). Brazilian version of the Burden Interview scale for the assessment of burden of care in carers of people with mental illnesses. *Brazilian Journal of Psychiatry, 24*(1), 12–17.

Seidman, L. J., & Mirsky, A. F. (2017). Evolving notions of schizophrenia as a developmental neurocognitive disorder. *Journal of the International Neuropsychological Society, 23*(9-10 Special Issue), 881–892.

Silva, R. C. B. (2006). Esquizofrenia: Uma revisão. *Psicologia USP, 17*(4), 263–285.

Silva, T. R., Berberian, A. A., Gadelha, A., Villares, C. C., Martini, L. C., & Bressan, R. A. (2017). Validação da recovery assessment scale (RAS) no Brasil para avaliar a capacidade de superação das pessoas com esquizofrenia. *Jornal Brasileiro de Psiquiatria, 66*(1), 1–8.

Tarrier, N. (2006). A cognitive-behavioural case formulation approach to the treatment of schizophrenia. In N. Tarrier (Ed.), *Case formulation in cognitive behaviour therapy: The tratment of challenging and complex clinical cases* (pp. 167–187). Routledge.

Tarrier, N., & Taylor, R. (2016). Esquizofrenia e outros transtornos psicóticos. In D. H. Barlow (Ed.), *Manual clínico dos transtornos psicológicos: Tratamento passo a passo* (pp. 501–530). Artmed.

Tattan, T., & Tarrier, N. (2000). The expressed emotion of case managers of the seriously mentally ill: The influence of expressed emotion on clinical outcomes. *Psychological Medicine, 30*(1), 195–204.

Taylor, M., & Perera, U. (2018). NICE CG178 psychosis and schizophrenia in adults: Treatment and management – An evidence-based guideline? *British Journal of Psychiatry, 206*(5), 357–359.

Tomás, P., Fuentes, I., Roder, V., & Ruiz, J. C. (2010). Cognitive rehabilitation programs in schizophrenia: Current status and perspectives. *International Journal of Psychology and Psychological Therapy, 10*(2), 191–204.

Turkington, D., Dudley, R., Warman, D. M., & Beck, A. T. (2006). Cognitive-behavioral therapy for schizophrenia: A review. *Focus, 4*(2), 223-233.

Vieira, P. G., & Villemor-Amaral, A. E. (2015). Evidências de validade do rorschach performance assessment system no diagnóstico da esquizofrenia. *Avaliação Psicológica, 14*(1), 53–62.

Wang, Y., Chan, R. C. K., & Shum, D. H. K. (2018). Schizophrenia and prospective memory impairments: A review. *Clinical Neuropsychologist, 32*(5), 836–857.

Wykes, T., Steel, C., Everitt, B., & Tarrier, N. (2008). Cognitive behavior therapy for schizophrenia: Effect sizes, clinical models, and methodological rigor. *Schizophrenia Bulletin, 34*(3), 523–537.

Zimmer, M., De Jou, G. I., Sebastiany, C. M., Guimarães, E. R., Boechat, L. D. C., Soares, T., & Belmonte-de-Abreu, P. S. (2008). Avaliação neuropsicológica na esquizofrenia: Revisão sistemática. *Revista de Psiquiatria Do Rio Grande Do Sul, 30*(1 Suppl.).

Zuanazzi, A. C., & Ribeiro, R. L. (2015). Testes projetivos na avaliação psicológica da esquizofrenia: Uma revisão da literatura. *Estudos Interdisciplinares Em Psicologia, 6*(2), 71.

Capítulo 6

Transtorno de ansiedade generalizada

FERNANDA CORRÊA COUTINHO
FERNANDA TRAVASSOS-RODRIGUEZ
JÉSSICA LIMBERGER
CAROLINA SARAIVA DE MACEDO LISBOA

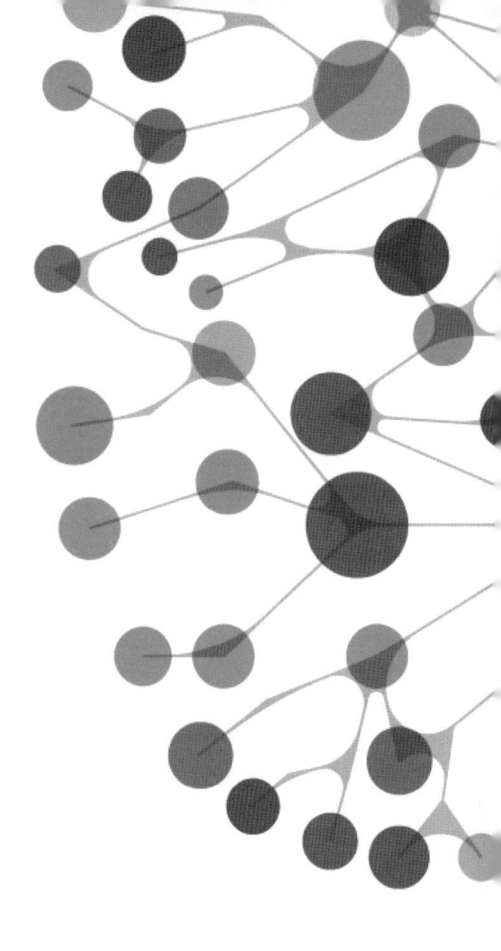

O transtorno de ansiedade generalizada (TAG) é um transtorno psiquiátrico muito comum (Guaiana et al., 2018), cujo principal sintoma é a preocupação excessiva com grande parte, se não a maioria, das atividades e questões da vida diária (Tyrer & Baldwin, 2006). Está associado a sintomas somáticos como tremores, dores musculares, suores, náuseas, diarreia e uma resposta exagerada de sobressalto (American Psychiatric Association [APA], 2014), além de fadiga fácil e dificuldade de concentração. Pessoas com TAG podem ser irritáveis e ter perturbações no sono (APA, 2014), bem como apresentar consideráveis comorbidades (Wittchen, 2002) e diminuição da qualidade de vida.

Um desafio importante para o tratamento do TAG é o fato de os pacientes só buscarem ajuda quando o quadro apresenta maiores prejuízos ou comorbidades. Frequentemente esses pacientes têm histórico de ansiedade desde a adolescência e veem as preocupações e o estado ansioso como parte da sua personalidade, e não de uma doença psicológica. O quadro se torna ainda mais grave quando procuram tratamento não especializado, buscando explicações para seus sintomas somáticos junto a profissionais que desconhecem o TAG e não fazem o encaminhamento adequado. Hoje se sabe que o tempo médio entre o início dos sintomas e a procura de tratamento para indivíduos com um diagnóstico primário de TAG é de 9,4 anos (Thompson et al., 2004). O tratamento acaba sendo focado nas queixas secundárias ao transtorno. Mas o TAG, mesmo sem comorbidade, causa sofrimento clinicamente significativo e/ou prejuízo em áreas importantes da vida do indivíduo.

CASO CLÍNICO

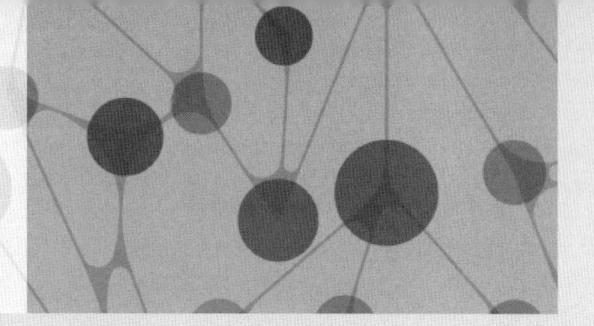

Luciana tem 30 anos e reside com seu marido, Joaquim. Eles não têm filhos e estão casados há cinco anos. Luciana buscou atendimento psicológico, pois está se sentindo muito inquieta, "como se estivesse com os nervos à flor da pele". Ela já havia realizado terapia na época em que estava cursando a faculdade de Letras – Inglês devido a queixas de ansiedade. Após se formar, realizou uma pós-graduação na área e passou a trabalhar como professora de inglês em uma escola particular. Há cerca de um ano, Luciana ampliou sua jornada de trabalho, incluindo a atividade de aulas particulares para adolescentes que buscam fazer intercâmbio, assim como aulas de reforço extracurricular.

A principal queixa de Luciana é a constante ansiedade e dificuldade em controlar suas preocupações. Ela refere que, há mais de um ano, percebe-se mais inquieta, sentindo cansaço maior que o habitual e tensão muscular na maioria dos dias. Segundo ela: "No final do dia estou tão cansada... Não consigo relaxar, e tem vezes que é difícil pegar no sono". Luciana se encontra em sofrimento significativo, com constante apreensão sobre o futuro.

Na primeira sessão, Luciana chegou ao consultório com 30 minutos de antecedência. Em sessão, comentou: "Estava bastante preocupada em chegar atrasada, então acabei me antecipando". Ao ser questionada se a preocupação com o atraso é constante, ela refere: "Quando saio da escola para meu turno de aulas particulares, já fico pensando se vou chegar a tempo ou se algum imprevisto no trânsito poderá me atrasar. Minha ansiedade vai aumentando, e no decorrer do trajeto eu já fico tensa, até finalmente chegar em casa e perceber que deu tempo para começar a aula *on-line*. Teve um dia que eu mandei um WhatsApp enquanto estava no trânsito, avisando uma aluna que talvez eu me atrasaria. Foi nesse dia que quase me envolvi em um acidente, pois a minha cabeça não estava no trânsito".

No decorrer da sessão, Luciana falou bastante e foi respondendo os questionamentos da terapeuta. Mantinha contato visual e demonstrava atenção para as falas da terapeuta, sendo que, na maior parte da sessão, as falas da paciente predominaram. Identificou-se que, além da preocupação com atrasos, Luciana demonstra preocupações que englobam várias áreas da sua vida. Ela comenta que estava rindo com a amiga sobre as histórias do tempo de faculdade. Momentos depois, quando sua amiga comentou sobre a dificuldade de emagrecer após a maternidade, Luciana pensou: "E se eu engordar muito quando tiver filhos? E se tiver muita dificuldade em perder peso?". Esse pensamento a deixou triste e angustiada, segundo seu próprio relato, compartilhando a inquietação com a amiga, que disse: "Amiga, você se preocupa demais! Relaxa!". Luciana respondeu com um sorriso forçado e ficou pensativa, preocupando-se, então, com o fato de se preocupar demais e finalizou lembrando que sempre fora assim.

Outra situação trazida à sessão por Luciana foi sobre o trabalho. Ela também refere que, mesmo tendo vários anos de experiência como professora, pensamentos recorrentes sempre emergem quando ela está preparando as aulas, como: "E se faltar conteúdo para a aula?". Nesses momentos, ela sente ansiedade e acaba incluindo – sempre – mais atividades no planejamento das aulas. Quando a aula acontece, ela acaba falando com rapidez para dar conta de todo o conteúdo planejando, reconhecendo que, em muitos momentos, antecipa um problema que não existia (como a falta de conteúdo para a aula, por exemplo). Suas colegas de trabalho dizem que ela precisa relaxar e "pegar mais leve". Para ela, isso é muito difícil, pois as preocupações também geram sensações físicas, como maior inquietação e sensação de estar com os nervos à flor da pele. Ela também relatou outra situação, na qual conversava com o marido, e ele sugeriu uma viagem no feriado. Ela pensou: "E se chover no dia e não valer a pena viajar?". Sentiu-se ansiosa e acabou mudando de assunto, mas a preocupação com a possível viagem voltou a incomodá-la antes de dormir, tendo dificuldade em pegar no sono.

Diante de tantas preocupações, Luciana refere que sua musculatura fica tensa e que ela utiliza medicamentos para aliviar a dor muscular sem receita médica. Quando questionada sobre exames de rotina, refere que, recentemente, teve apenas alteração nas taxas de colesterol, caracterizado como elevado para sua idade. Ao ser questionada sobre o uso de café, aponta que, há mais de seis meses, fez clareamento dental e conseguiu reduzir o consumo para uma xícara de café pela manhã. Sobre seus hábitos alimentares, aponta que tem ingerido *fast food* e doces com maior frequência, apresentando aumento de peso, fato que também a deixa preocupada. Outro comportamento típico é a busca constante por validação ou garantias (necessidade de controle): verifica o celular constantemente para identificar se algum problema está por vir, planeja atividades em excesso nas aulas a fim de evitar a falta de atividades, antecipa problemas nas conversas diárias, com o pensamento frequente: "E se...". Todos esses fatos relatados, pensamentos e emoções têm demandado muito tempo de Luciana, afetando sua capacidade de fazer as coisas com rapidez e eficiência. Ela aponta que as preocupações têm tomado, além do seu tempo, a sua energia, tendo essa dificuldade em concentrar-se no trabalho nos últimos seis meses acompanhada da diminuição significativa do tempo de lazer com seu marido e com suas amigas, além do abandono dos exercícios físicos devido à sensação de fadiga.

Na primeira sessão, Luciana chorou ao dizer que não está conseguindo dar conta das suas atividades. Além da busca por psicoterapia na época da faculdade, ela também havia buscado psicoterapia na adolescência, quando teve um episódio depressivo maior. Luciana relata que já teve várias situações da vida nas quais experimentou intensas emoções negativas, como ansiedade, depressão, culpa e vergonha. Seus pais já realizaram tratamento psiquiátrico: o pai, devido a um episódio depressivo maior, e a mãe, devido ao TAG.

Quando questionada sobre se nas últimas semanas havia se sentido desanimada ou sem esperanças, Luciana disse que, em vez de desânimo, sente cansaço e que tem esperança de que o tratamento a ajude a se sentir melhor.

A pontuação de Luciana na Escala de Ansiedade de Hamilton (HAM-A) foi classificada como ansiedade grave. Como pontos fortes, Luciana se descreve como dedicada, proativa, companheira e amiga. Está motivada para o tratamento e mostrou-se colaborativa na primeira sessão.

CRITÉRIOS DIAGNÓSTICOS E DIAGNÓSTICO DIFERENCIAL

As dificuldades apresentadas por Luciana compõem um quadro de TAG, tendo em vista que ela apresenta ansiedade e preocupação excessivas há mais de seis meses (Critério A), bem como dificuldade de controlar a preocupação (Critério B), com sintomas associados: tensão muscular, sensação de estar com os nervos à flor da pele, fatigabilidade e perturbação do sono (Critério C). Luciana também apresenta sofrimento clinicamente significativo e prejuízos (Critério D), sendo que tal perturbação não é explicada por efeitos de alguma substância (Critério E) ou por outro transtorno mental (critério F).

O TAG é categorizado, atualmente, pela 10ª edição da *Classificação internacional de doenças e problemas relacionados à saúde* (CID-10), com o código F41.1, e pela 5ª edição do *Manual diagnóstico e estatístico de transtornos mentais* (DSM-5, APA, 2014), com o código 300.02. Segundo a CID-10, o TAG se caracteriza pela presença de ansiedade "livremente flutuante", com ênfase em seu aspecto crônico e persistente, mas não restrita a, ou mesmo fortemente predominante em, quaisquer circunstâncias ambientais particulares. Os principais sintomas que estão presentes nas diretrizes diagnósticas são divididos entre os de hiperatividade autonômica e os de natureza física com apresentação variada, como tremores, tensão muscular e/ou tonturas. Além destes, o manual ainda inclui como relevantes para os critérios diagnósticos as preocupações e os maus pressentimentos, tanto quanto a dificuldade de concentração do indivíduo (Organização Mundial da Saúde [OMS],1993).

No DSM-5 (APA, 2014), o TAG define-se, fundamentalmente, por um padrão de preocupações e ansiedade excessivas e persistentes, que incluem vários domínios da vida do indivíduo, por pelo menos seis meses. O impacto desses sintomas costuma ser desproporcional aos eventos previstos e temidos. Além disso, a preocupação e a ansiedade persistem com alta frequência e longa duração, podendo mudar de foco e conteúdo.

O diagnóstico do TAG no DSM-5 ainda inclui sintomas físicos diversos, principalmente aqueles ligados à exposição a ansiedade e preocupação crônicas, como fadiga, irritabilidade, alteração do sono, tensão muscular, entre outros. Dessa forma, verifica-se que há, no TAG, um padrão de funcionamento cognitivo e comportamental que gera prejuízos no desempenho do indivíduo no âmbito psicossocial. Destaca-se a importância da preocupação, no transtorno, como um aspecto central e definidor do diagnóstico (APA, 2014; Clark & Beck, 2012). Ainda, essa ansiedade oriunda de preocupação constante no quadro de TAG pode levar o paciente a beber, usar outros tipos de drogas ou comer em excesso, assim como implicar problemas no sono (Leahy, 2011).

Como se pode verificar, a descrição do TAG na CID-10 apresenta diferenças sutis, porém importantes, em comparação aos critérios diagnósticos estabelecidos no DSM-5. A CID-10, além de concentrar suas diretrizes diagnósticas na excitação fisiológica, não enfatiza a necessidade de que os sintomas estejam presentes por seis meses ou mais para efetivar o diagnóstico. Ademais, a preocupação também não é definida como o aspecto central para o diagnóstico na CID-10, em contraste com o DSM-5, embora constitua uma das diretrizes diagnósticas da CID-10 para o TAG.

O diagnóstico do TAG, historicamente, envolveu uma problemática importante. Segundo Clark e Beck (2012) e Hoge et al. (2012), a alta taxa de comorbidade e sobreposição de sintomas com o transtorno depressivo maior (TDM) contribuiu, durante anos, para a incerteza sobre a existência do TAG como um diagnóstico diferente do de depressão. No entanto, sintomas exclusivos do TAG, como a centralidade da preocupação, resposta diferencial aos benzodiazepínicos, diferentes padrões de alterações do sono REM e esquemas opostos de resposta a estímulos emocionais (relativa insensibilidade na depressão *versus* a hiperatividade no TAG), apoiam que sejam transtornos distintos. Conforme pode ser observado no caso de Luciana, o sofrimento clinicamente significativo se relaciona com as preocupações excessivas que ela tem. As constantes preocupações podem paralisar o paciente, que, na maioria das vezes, evita situações com as quais se preocupa. Essas evitações podem ser identificadas em relação a contato com pessoas, atividades laborais e até de esporte e lazer. Tal conduta, determinada por crenças de catastrofização, antecipação de consequências negativas e excessiva apreensão, pode se confundir com o diagnóstico de TDM e/ou sintomas depressivos (Leahy, 2011).

Como o DSM (APA, 2014) foi reformulado em data posterior à última versão da CID-10 (OMS, 1993), pode-se constatar, em sua 5ª edição, uma evolução dos critérios diagnósticos, reformulados com base em pesquisas, gerando uma diferenciação mais precisa do TAG em relação aos outros transtornos ansiosos e depressivos. Assim, há uma diferença importante no que define, primariamente, o diagnóstico do TAG entre os dois manuais: na CID-10, há o aspecto crônico e persistente da ansiedade, com variabilidade de sintomas somáticos, incluindo, também, o sintoma de preocupação, e, no DSM-5, a preocupação crônica e excessiva, de difícil controle, como uma expectativa apreensiva, é o aspecto central do diagnóstico, mesmo que acompanhada de sintomas ansiosos, sobretudo de ordem física.

No que diz respeito à ansiedade, na CID-10, a hiperatividade autonômica é considerada uma diretriz diagnóstica, enquanto no DSM-5 supõe-se que essa emoção possa estar presente, porém considera-se que seja um tipo de sintoma menos proeminente no TAG do que em outros transtornos de ansiedade. Entretanto, ambos os manuais apontam de forma semelhante para a importância da presença de queixas físicas ligadas a tensão muscular e sintomas somáticos para compor o diagnóstico. Contudo, o DSM-5 inclui ainda outras condições associadas ao estresse, como a cefaleia e a síndrome do intestino irritável (APA, 2014; OMS, 1993).

De acordo com Kuzo et al. (2021), o TAG pode ser considerado um dos mais prejudiciais transtornos de ansiedade, visto que os indivíduos diagnosticados descrevem uma experiência "excessiva", recorrente e de difícil controle e, além disso, uma sensação de muito desgaste mental e físico. As vivências reportadas pelos pacientes podem ser definidas, segundo esses autores, como uma constante tentativa mental de resolução – antecipada – de problemas para eventos incertos e imprevisíveis. No caso de Luciana, observa-se que ela buscou antecipar um possível problema, como a falta de conteúdo para os seus alunos, e acabou sobrecarregando-os com atividades, ficando evidente o prejuízo causado pela preocupação excessiva. Essas preocupações podem afetar várias esferas da vida, incluindo a saúde física e mental própria e de terceiros, o trabalho, o estudo, entre outras áreas. Nesse sentido, outra situação exposta por Luciana foi o planejamento de uma viagem com o marido e sua antecipação, imaginando que poderia chover no dia e perguntando-se a viagem valeria a pena, tendo dificuldades para dormir por ficar pensando nisso. Cabe salientar que, para que se configurem como TAG, tais preocupações devem causar sofrimento psicológico e prejudicar a funcionalidade do indivíduo no dia a dia. A intolerância à incerteza e, como resultado, a tentativa de controle das experiências são, com frequência, descritas. Indivíduos com TAG buscam obter, por meio de preocupações excessivas, alguma previsibilidade para tolerar o desconforto gerado pela insegurança e dúvida. Portanto, esses pacientes estão constantemente em busca de reasseguramento (Kent et al., 2020; Ren et al., 2020). Ademais, constata-se que as pessoas com TAG interpretam os eventos como mais ameaçadores do que eles realmente são (Kuzo et al., 2021), como a preocupação excessiva com o atraso no caso de Luciana.

Muitas vezes, indivíduos com TAG têm relações problemáticas com suas experiências internas caracterizadas por reações críticas a essas experiências, juntamente com uma superidentificação com as próprias vivências internas (Hayes-Skelton et al., 2013). Por exemplo, indivíduos com sintomas de TAG relatam maior reatividade negativa em relação às suas emoções (Lee et al., 2010), veem seus pensamentos preocupantes como mais perigosos e incontroláveis e relatam intolerância aos pensamentos e aos sentimentos relacionados à incerteza (Dugas & Robichaud, 2009). Tais características são fortemente identificadas na paciente Luciana, por exemplo, quando ela se diz preocupada com o fato de se preocupar demais. Além disso, as dificuldades de tolerar as incertezas de Luciana eram manifestadas na forma de estratégias de aproximação (fazer muitas pesquisas para se certificar de uma informação), que se referem a comportamentos que envolvem tentativas de aproximação em dada situação a fim de eliminar os próprios sentimentos de incerteza (Dugas & Robichaud, 2009).

A prevalência do TAG ao longo da vida foi estimada em 5,1% pelo US National Co-morbidity Survey (Wittchen, 2002). O TAG é mais comum em mulheres, nas que pertencem a grupos socioeconômicos mais baixos ou nas que são viúvas, separadas ou divorciadas (Grant 2005). A proporção de mulheres para homens é de 3:1 (Lim et al., 2005); os homens são mais propensos a comorbidade com abuso de substâncias do que as mulheres (Alegría et al., 2010). No entanto, essas taxas podem ser ainda maiores quando a avaliação é clínica. Por exemplo, em uma pesquisa com pacientes de cuidados primários, 14% de 7.900 pacientes preencheram os critérios usando uma entrevista de triagem estruturada (Romera et al., 2010).

As comorbidades habituais com a depressão e outros transtornos de ansiedade fazem o diagnóstico não ser simples. Os indivíduos com TAG apresentam, de forma reiterada, comorbidades com o TDM e outros transtornos de ansiedade, como transtorno de ansiedade social (TAS), fobia específica (FE) e transtorno de pânico (TP). O diagnóstico diferencial do TAG com o TDM e o transtorno depressivo persistente (distimia) nem sempre é tão elementar e perceptível para o clínico, visto que eles apresentam vários sintomas em comum.

Embora, atualmente, fique evidenciado que o TAG e o TDM sejam transtornos diferentes, o indivíduo com TAG tem, consequentemente, em virtude do diagnóstico em si, uma predisposição ao desenvolvimento subsequente do TDM (APA, 2014; Kuzo et al., 2021). Um estudo prospectivo com adolescentes e adultos apontou que o TAG aumentou em 4,5 vezes as chances de esses indivíduos desenvolverem depressão ao longo de quatro anos. Sintomas que correlacionam o TAG e o surgimento do TDM em jovens evidenciam transformações específicas nas redes executivas centrais que podem surgir como um padrão singular neuroestrutural em jovens ansiosos com primeiros sintomas depressivos. Além disso, esses mesmos jovens reduziram as correlações entre idade e espessura cortical em relação aos jovens ansiosos com sintomas depressivos mais leves, sugerindo que o aparecimento de sintomas depressivos no início do TAG e o desenvolvimento cortical podem ter relações neurobiológicas bidirecionais. Esses estudos destacam entrelaçamentos importantes entre TAG e transtornos depressivos (Bittner et al., 2004; Dobson et al., 2021). Outras comorbidades comuns são o TAS (34%) e o uso indevido de álcool (38%) (Hoge et al., 2012).

Algumas sutilezas clínicas ajudam no diagnóstico diferencial. Por exemplo, em relação às preocupações, pacientes com TDM costumam ser mais críticos em relação ao seu desempenho em eventos passados, enquanto aqueles com TAG tendem a se preocupar mais com os eventos futuros (Zuardi, 2017). No caso ilustrado, observam-se como exemplos tais pensamentos: "E se chover no dia e não valer a pena viajar?", "E se faltar conteúdo para a aula?", "E se eu engordar muito quando tiver filhos? E se eu tiver muita dificuldade em perder peso?".

Em um indivíduo previamente diagnosticado com TDM, os sintomas de inquietação, dificuldade de concentração e distúrbio do sono também não podem ser simplesmente atribuídos como critérios diagnósticos para TAG. Seria preciso entender, de forma cuidadosa, se seriam sintomas relacionados à própria depressão ou se, somados a outros, caracterizariam uma categoria diagnóstica adicional – o TAG.

Já sobre o detalhamento do conteúdo das preocupações no TAG, em relação a outros transtornos de ansiedade, seria importante distinguir a preocupação mais difusa e constante da preocupação relacionada à própria segurança pessoal, visto que esta última seria um sintoma mais característico do transtorno de estresse pós-traumático (TEPT), do TP ou da agorafobia. No caso de Luciana, percebe-se que as preocupações estão em várias áreas de sua vida, desde a saúde, o trabalho até os momentos de lazer. Ademais, para o diagnóstico de TAG, os sintomas de excitação fisiológica não podem ser causados por outros transtornos psiquiátricos ou médicos, nem mesmo pelo uso de drogas e/ou medicamentos, e devem causar sofrimento ou prejuízo para um diagnóstico diferencial. Nesse sentido, identifica-se que Luciana não apresentava dependência de cafeína, nem foram identificadas alterações em exames laboratoriais.

Parte do problema enfrentado para estabelecer o diagnóstico do TAG pode ser, inclusive, um diagnóstico prévio incorreto. Um estudo relatado por Hoge et al. (2012) na atenção primária demonstrou que apenas 23% dos pacientes com ansiedade foram diagnosticados corretamente, em comparação com 65% daqueles com depressão. Ainda, segundo os autores, em outra pesquisa, foram examinados pacientes que receberam um diagnóstico equivocado de depressão, sendo que 27% destes tinham um transtorno de ansiedade. Além disso, o foco do próprio paciente nos seus sintomas somáticos pode tirar a atenção do clínico na observação dos sintomas psicológicos presentes. Sabe-se que pacientes com TAG procuram ajuda médica com mais frequência do que a população em geral e, com isso, podem passar um longo período da vida frequentando especialistas e tratando queixas somáticas de forma fragmentada.

O diagnóstico diferencial do TAG, nos principais manuais de classificação diagnóstica, CID-10 e DSM-5, também mostra algumas diferenças tênues entre si, porém é importante destacar que no DSM-5 há inclusão de outros transtornos mentais para o diagnóstico diferencial. De acordo com o caso exposto por Luciana, identifica-se que a ansiedade não está relacionada a uma condição médica ou por uso de substâncias. Além disso, não se configura como TAS, pois a preocupação de Luciana independe de estar ou não sendo avaliada. Além disso, observa-se que o foco da paciente está nos problemas que estão por vir, e não em obsessões, que são características do transtorno obsessivo-compulsivo (TOC).

Na CID-10, sublinha-se que o surgimento transitório de outros sintomas, especialmente os depressivos, não descarta o diagnóstico do TAG como um diagnóstico primário. Contudo, o transtorno só poderia ser validado no caso de o indivíduo não se qualificar, na íntegra, para o diagnóstico de episódio depressivo, nem para os transtornos fóbico-ansioso, de pânico ou obsessivo-compulsivo.

Já no DSM-5, é possível encontrar como critérios para o diagnóstico diferencial algumas categorias adicionais. Primeiramente, a exclusão do diagnóstico de TAG é realizada quando os sintomas do indivíduo são mais bem explicados por efeitos fisiológicos induzidos por drogas e/ou medicamentos, assim como por condições médicas. Além disso, descreve-se, de forma detalhada, sob que condições a ansiedade e as preocupações poderiam se apresentar em outros transtornos, oferecendo algumas orientações para um diagnóstico diferencial: ansiedade ou preocupação quanto a ter ataques de pânico no transtorno de pânico, avaliação negativa no TAS (fobia social), contaminação ou outras obsessões no TOC, separação de figuras de apego no transtorno de ansiedade de separação, lembranças de eventos traumáticos no TEPT, ganho de peso na anorexia nervosa, queixas físicas no transtorno de sintomas somáticos, percepção de problemas na aparência no transtorno dismórfico corporal, ter uma doença grave no transtorno de ansiedade de doença ou o conteúdo de crenças delirantes na esquizofrenia ou no transtorno delirante (APA, 2014, p. 223).

INDICAÇÃO PRIMÁRIA DE TRATAMENTO

Indivíduos com TAG são definidos com constante tensão, que interfere de forma grave no funcionamento diário (APA, 2014). A preocupação pode acarretar problemas para dormir, dores ou tensão muscular, sensação de insegurança, vulnerabilidade e dores de cabeça. Pessoas com TAG podem ser facilmente irritáveis e apresentar dificuldade de concentração, além de recorrerem com maior frequência aos serviços médicos (Portman et al., 2012) e solicitarem dispensa do local de trabalho (Porensky et al., 2009).

Com o objetivo de integrar a ciência psicológica à prática clínica, a Society of Clinical Psychology, organizada pela American Psychological Association, mantém a Divisão 12, tendo como uma de suas atribuições expor os melhores tratamentos psicológicos para cada transtorno mental. É possível encontrar, na página da Divisão 12, pesquisas que evidenciam tanto a terapia cognitiva quanto a terapia comportamental como úteis para o tratamento do TAG. A união de técnicas cognitivas e comportamentais, mais especificamente a utilização de reestruturação cognitiva, exposição e relaxamento, aponta os melhores resultados para o tratamento do transtorno. Estudos de metanálises reiteram as terapias cognitivo-comportamentais (TCCs) como as mais eficazes para o TAG (Borkovec & Ruscio, 2001; Covin et al., 2008).

O fato de a preocupação excessiva ser o principal sintoma do TAG faz o tratamento buscar modificar padrões catastróficos de pensamentos e crenças positivas relacionados ao ato de se preocupar. As técnicas cognitivas mais utilizadas para esse objetivo são a reestruturação cognitiva, com o intuito de aumentar a flexibilidade cognitiva e, assim, ampliar o acesso a múltiplas e flexíveis perspectivas; a discussão a respeito das crenças positivas de se manter preocupado; e a psicoeducação a respeito do aumento da tolerância à incerteza (Behar et al., 2009).

Já as técnicas comportamentais são fortemente indicadas para o trabalho de aceitação das experiências internas e foco no momento presente (Millstein et al., 2015). As principais técnicas comportamentais incluem treinamento de relaxamento, registro de preocupação, planejamento de atividades relacionadas a valores e exposição a pensamentos e atividades apreensivos. As pesquisas também reforçam que a intolerância à incerteza é um construto primordial presente no TAG, embora também se identifique em outros transtornos. Pessoas que têm dificuldades em lidar com as incertezas e que se sentem ameaçadas por elas podem ser mais suscetíveis a experenciar ansiedade (Thibodeau et al., 2015). Assim, o tratamento que tenha intolerância à incerteza como foco pode desencadear mudanças positivas para pacientes com TAG (Kretzmann, 2018).

O tratamento para o TAG inclui o entendimento do contexto a partir de uma análise funcional do paciente e fornece informações por meio da psicoeducação, da reestruturação cognitiva e da experimentação de novas emoções e comportamentos, com utilização de técnicas de exposição e relaxamento e prevenção de resposta. A Divisão 12 sugere que as TCCs podem ser conduzidas individualmente ou em grupos e que são efetivas para adultos mais velhos. As sessões são preferencialmente semanais, com uma a duas horas de duração, em um total de quatro meses de tratamento, e vêm se mostrando promissoras nas formas digitais (Gu et al. 2020; Weightman, 2020). Por fim, um conjunto crescente de evidências sugere que a TCC digital orientada pelo terapeuta e, até certo ponto, intervenções digitalizadas baseadas em *mindfulness* e aceitação podem ser um complemento eficaz à terapia presencial tradicional para os transtornos de ansiedade (Apolinário-Hagen et al., 2020). Apesar dos bons resultados apresentados até o momento para o tratamento cognitivo-comportamental digital dos transtornos de ansiedade (Olthuis et al., 2015), no momento pandêmico em que o mundo se encontra, e com ele a necessidade de distanciamento, estudos que fortaleçam a prática baseada em evidências para o atendimento digital em TCC fazem-se primordiais.

INSTRUMENTOS DE AVALIAÇÃO VALIDADOS E DISPONÍVEIS NO BRASIL PARA O TRANSTORNO DE ANSIEDADE GENERALIZADA

Para iniciar o diagnóstico e a avaliação do TAG, é necessário que o psicólogo investigue exaustivamente os motivos do encaminhamento e as queixas iniciais do paciente (Cunha, 2009). A utilização de testes psicológicos e instrumentos auxilia na identificação de sintomas e características associados ao TAG e a outros diagnósticos. Além disso, é necessário verificar se o teste a ser utilizado consta na lista do Sistema de Avaliação de Testes Psicológicos (SATEPSI) de testes favoráveis para o exercício profissional, disponível no *site* do Conselho Federal de Psicologia (CFP).

Algumas entrevistas estruturadas são utilizadas para a avaliação de transtornos de ansiedade. A Entrevista Clínica Estruturada para o DSM 5 – Versão Clínica (First et al., 2017) conduz a realização de diagnósticos psiquiátricos de acordo com critérios do DSM-5. O Mini International Neuropsychiatric Interview (MINI) é uma entrevista de aplicação rápida que segue critérios do DSM-IV (Amorim, 2000). Já o Inventário de Ansiedade de Beck (em inglês, *Beck Anxiety Disorder* [BAI]) (Cunha, 2001; Osório et al., 2011) é amplamente utilizado no contexto clínico, porém apresenta duas importantes limitações: demasiada ênfase em sintomas físicos de ansiedade e, atualmente, encontra-se na lista de testes considerados desfavoráveis para a prática profissional de acordo com o SATEPSI, devido ao vencimento de seus estudos de normatização.

A Escala de Ansiedade de Hamilton (em inglês, *Hamilton Anxiety Rating Scale* [HAM-A]), comumente utilizada como auxílio para o diagnóstico de TAG (Kretzmann et al., 2019), avalia a gravidade dos sintomas de ansiedade em adultos. Esse instrumento é dividido em duas subescalas: Sintomas Somáticos de Ansiedade e Sintomas Psicológicos. O Questionário de Transtorno de Ansiedade Generalizada (em inglês, *General Anxiety Disorder-7* [GAD-7]) também avalia sintomas relacionados ao TAG e foi traduzido para o português por Moreno et al. (2016), mostrando adequada adaptação transcultural. O GAD-7 contém sete itens que investigam os sintomas do TAG na última semana e que são classificados em uma escala Likert de 4 pontos que varia de 0 (raramente) a 3 (quase todos os dias).

DeSousa et al. (2017) conduziram uma validação para o contexto brasileiro das escalas dimensionais sobre ansiedade baseadas no DSM-5. Tais escalas investigam aspectos centrais da ansiedade de forma concisa e são divididas em cinco; uma delas é direcionada à avaliação do TAG. A validação dessas escalas (DeSousa et al., 2017) mostrou sua unidimensionalidade e destacou o comportamento de evitação como um importante indicador para o diagnóstico de ansiedade em geral. Embora, no caso do TAG, a evitação não seja um critério diagnóstico, esse item se mostrou necessário para a avaliação do TAG, o que sugere o uso da escala dimensional do DSM-5 para TAG.

Convém salientar que também existem instrumentos de autorrelato que se dispõem a avaliar construtos presentes em diversos transtornos relacionados à ansiedade e aos seus sintomas. A Escala Penn State Worry Questionnaire (PSWQ) contém 16 itens que avaliam preocupação, podendo ser muito útil nos casos de TAG (Castillo et al., 2010). Ainda, identifica-se a Escala de Sensibilidade à Ansiedade (em inglês, *Anxiety Sensitivity Index* [ASI-3]), que contém 18 itens e refere-se, especificamente, a medo de sintomas de ansiedade (Escocard et al., 2009). Já a Escala de Intolerância à Incerteza (em inglês, *Intolerance of Uncertainty Scale* [IUS-12]) avalia reações cognitivas, comportamentais e emocionais ante a incerteza no dia a dia, podendo, da mesma forma, ser extremamente relevante e configurando-se uma ferramenta atual para o diagnóstico e o tratamento do TAG (Kretzmann, 2018). O Inventário de Pensamentos Ansiosos (IPAn), validado no Brasil por Moreno et al. (2014), avalia pensamentos ansiosos nas temáticas das interações sociais, questões físicas e meta-preocupação. O instrumento é válido para o diagnóstico do TAG e pode ser usado para avaliação da eficácia dos tratamentos baseados nas perspectivas cognitivo-comportamentais. Por fim, é fundamental destacar que, independentemente do instrumento escolhido, o profissional precisa ter claros os motivos pela sua escolha, que devem estar em congruência com os objetivos e as hipóteses formulados no início do processo de avaliação (Muller et al., 2016).

CONSIDERAÇÕES FINAIS

A partir do caso clínico e dos aspectos apresentados sobre o TAG, identifica-se que preocupações crônicas e excessivas em diferentes áreas da vida, de difícil controle, constituem características centrais do diagnóstico. Assim, é indispensável a avaliação e o uso de instrumentos, analisando diagnósticos diferenciais e possíveis comorbidades. Ressalta-se a eficácia da TCC para o TAG, a partir de psicoeducação, manejo da intolerância à incerteza, exposição, reestruturação cognitiva, relaxamento, prevenção de resposta, entre outros, conforme descrito no capítulo. Sugere-se, por fim, a continuidade de estudos acerca dos instrumentos de avaliação, bem como de demandas emergentes como os impactos da pandemia no TAG e as especificidades do atendimento *on-line* para tal demanda.

REFERÊNCIAS

Alegría, A. A., Hasin, D. S., Nunes, E. V., Liu, S.-M., Davies, C., Grant, B. F., & Blanco, C. (2010). Comorbidity of generalized anxiety disorder and substance use disorders: Results from the national epidemiologic survey on alcohol and related conditions. *The Journal of Clinical Psychiatry, 71*(9), 1187–1253.

American Psychiatric Association (APA). (2014). *Manual diagnóstico e estatístico dos transtornos mentais: DSM-5* (5. ed.). Artmed.

Amorim, P. (2000). Mini international neuropsychiatric interview (MINI): Validação de entrevista breve para diagnóstico de transtornos mentais. *Brazilian Journal of Psychiatry, 22*(3), 106-115.

Apolinário-Hagen, J., Drüge, M., & Fritsche, L. (2020). Cognitive behavioral therapy, mindfulness-based cognitive therapy and acceptance commitment therapy for anxiety disorders: Integrating traditional with digital treatment approaches. In Y. K. Kim (Ed.), *Anxiety disorders: Rethinking and understanding recent discoveries* (Advances in experimental medicine and biology, Vol. 1191, pp. 291–329). Springer.

Behar, E., DiMarco, I. D., Hekler, E. B., Mohlman, J., & Staples, A. M. (2009). Current theoretical models of generalized anxiety disorder (GAD): Conceptual review and treatment implications. *Journal of Anxiety Disorders, 23*(8), 1011–1023.

Bittner, A., Goodwin, R. D., Wittchen, H. U., Beesdo, K., Höfler, M., & Lieb, R. (2004). What characteristics of primary anxiety disorders predict subsequent major depressive disorder?. *The Journal of Clinical Psychiatry, 65*(5), 618–730.

Borkovec, T. D., & Ruscio, A. M. (2001). Psychotherapy for generalized anxiety disorder. *The Journal of Clinical Psychiatry, 62*(Suppl 11), 37–42.

Castillo C., Macrini L., Cheniaux E., & Landeira-Fernandez J. (2010). Psychometric properties and latent structure of the portuguese version of the penn state worry questionnaire. *The Spanish Journal of Psychology, 13*(1), 431-443.

Clark, D. A., & Beck, A. T. (2012). *Terapia cognitiva para os transtornos de ansiedade* (Tratamentos que funcionam: Guia do terapeuta). Artmed.

Covin, R., Ouimet, A. J., Seeds, P. M., & Dozois, D. J. (2008). A meta-analysis of CBT for pathological worry among clients with GAD. *Journal of anxiety disorders, 22*(1), 108–116.

Cunha, J. A. (2001). *Escalas Beck – Manual*. Casa do Psicólogo.

Cunha, J. A. (2009). *Psicodiagnóstico-V*. Artmed.

DeSousa, D. A., Moreno, A. L., Osório, F. L., Crippa, J. A., LeBeau, R., Manfro, G., ... Koller, S. H. (2017). Psychometric properties of the dimensional anxiety scales for DSM-5 in a brazilian community sample. *International Journal of Methods in Psychiatric Research, 26*, e1531.

Dobson, E. T., Croarkin P. E., Schroeder, H. K., Varney, S. T., Mossman, S. A., Cecil, K., & Strawn, J. R. (2021). Bridging anxiety and depression: A network approach in anxious adolescents. *Journal of Affective Disorders, 280*(A), 305-314.

Dugas, M. J., & Robichaud, M. (2009). *Tratamento cognitivo comportamental para o transtorno de ansiedade generalizada: Da ciência para a prática*. Cognitiva.

Escocard, M. R. P. G., Fioravanti-Bastos, A. C. M., & Landeira-Fernandez, J. (2009). Anxiety sensitivity factor structure among brazilian patients with anxiety disorders. *Journal of Psychopathology and Behavioral Assessment, 31*(3), 246-255.

First, M. B., Williams, J. B., Karg, R. S., & Spitzer, R. L. (2017). *Entrevista clínica estruturada para os transtornos do DSM-5: SCID-5-CV* (versão clínica). Artmed.

Gu, J., Miller, C. B., Henry, A. L., Espie, C. A., Davis, M. L., Stott, R., ... Carl, J. R. (2020). Efficacy of digital cognitive behavioural therapy for symptoms of generalised anxiety disorder: A study protocol for a randomised controlled trial. *Trials, 21*(1), 357.

Grant, B. F., Hasin, D. S., Blanco, C., Stinson, F. S., Chou, S. P., Goldstein, R. B., ... Huang, B. (2005). The epidemiology of social anxiety disorder in the United States: Results from the National Epidemiologic Survey on Alcohol and Related Conditions. *The Journal of Clinical Psychiatry, 66*(11), 1351–1361.

Guaiana, G., Barbui, C., & Abouhassan, R. (2018). Antidepressants versus placebo for generalised anxiety disorder (GAD). *Cochrane Database of Systematic Reviews, 2*.

Hayes-Skelton, S. A., Orsillo, S. M., & Roemer, L. (2013). An acceptance-based behavioral therapy for individuals with generalized anxiety disorder. *Cognitive and behavioral practice, 20*(3), 264–281.

Hoge, E. A, Ivkovic, A., & Fricchione, G. L. (2012). Generalized anxiety disorder: Diagnosis and treatment. *BMJ, 345*(2), e7500.

Kent, J. A. O., Jackson, A., Robinson, M., Rashleigh, C., & Timulak, L. (2020). Emotion-focused therapy for symptoms of generalised anxiety in a student population: An exploratory study. *Counselling & Psychotherapy Research, 21*(2), 260-268.

Kretzmann, R. P. (2018). *Intolerance of uncertainty scale (IUS-12) para uso no Brasil: adaptação transcultural e propriedades psicométricas*. [Dissertação de mestrado], Universidade Federal do Rio Grande do Sul.

Kretzmann, R. P., Lipp, L. G. S., & Cibils, B. R. (2019). Transtornos de ansiedade. In L. Tisser & N. Coimbra (Orgs.), *Psicopatologia do adulto e do envelhecimento: Atualização e prática clínica* (pp. 115-158). Sinopsys.

Kuzo, L., Kuzo, O., & Posokhova, A. (2021). Cognitive-behavioral model of generalized anxiety disorder psychotherapy. *BRAIN. Broad Research in Artificial Intelligence and Neuroscience, 12*(1), 118-135.

Leahy, R. L. (2011). *Livre de ansiedade*. Artmed.

Lee, J. K., Orsillo, S. M., Roemer, L., & Allen, L. B. (2010). Distress and avoidance in generalized anxiety disorder: Exploring the relationships with intolerance of uncertainty and worry. *Cognitive behaviour therapy, 39*(2), 126–136.

Lim, L., Ng, T. P., Chua, H. C., Chiam, P. C., Won, V., Lee, T., ... Kua, E. H. (2005). Generalised anxiety disorder in Singapore: Prevalence, co-morbidity and risk factors in a multi-ethnic population. *Social Psychiatry and Psychiatric Epidemiology, 40*(12), 972–979.

Millstein, D. J., Orsillo, S. M., Hayes-Skelton, S. A., & Roemer, L. (2015). Interpersonal problems, mindfulness, and therapy outcome in an acceptance-based behavior therapy for generalized anxiety disorder. *Cognitive behaviour therapy*, 44(6), 491–501.

Moreno, A. L., DeSousa, D. A., Souza, A. M. F. L. P., Manfro, G. G., Salum, G., Abrahão, K., ... Crippa, J. A. S. (2016). Factor structure, reliability, and item parameters of the brazilian-portuguese version of the GAD-7 questionnaire. *Temas em Psicologia*, 24(1), 367-376.

Moreno, A. L., Gomes, W. B., Souza. L. K. & Gauer, G. (2014). Validation of the "anxious thoughts inventory" for use in Brazil. *Arquivos brasileiros psicologia*, 66(3), 20-30.

Muller, J. L., DeSousa, D. A., Petersen, C. S., & Manfro, G. G. (2016). Psicodiagnóstico e ansiedade. In C. S. Hutz, D. R. Bandeira, C. M. Trentini, & J. S. Krug (Orgs), *Psicodiagnóstico* (pp. 338-348). Artmed.

Olthuis, J. V., Watt, M. C., Bailey, K., Hayden, J. A., & Stewart, S. H. (2015). Therapist-supported Internet cognitive behavioural therapy for anxiety disorders in adults. *The Cochrane Database of Systematic Reviews*, 3, CD011565.

Organização Mundial da Saúde (OMS). (1993). *Classificação de transtornos mentais e de comportamento da CID-10: Descrições clínicas e diretrizes diagnósticas*. Artmed.

Osório, F., Crippa, J. A., & Loureiro, S. R. (2011). Further psychometric study of the Beck anxiety inventory including factorial analysis and social anxiety disorder screening. *International Journal of Psychiatry in Clinical Practice*, 15(4), 255–262.

Porensky, E. K., Dew, M. A., Karp, J. F., Skidmore, E., Rollman, B. L., Shear, M. K., & Lenze, E. J. (2009). The burden of late-life generalized anxiety disorder: Effects on disability, health-related quality of life, and healthcare utilization. *The American Journal of Geriatric Psychiatry*, 17(6), 473–482.

Portman, M. E., Riskind, J. H., & Rector, N. A. (2012). Generalized anxiety disorder. *Encyclopedia of Human Behavior*. 215-220.

Ren, L., Yang, Z., Wang, Y., Cui, L.-B., Jin, Y., Ma, Z., ... Yang, Q. (2020). The relations among worry, meta-worry, intolerance of uncertainty and attentional bias for threat in men at high risk for generalized anxiety disorder: A network analysis. *BMC Psychiatry*, 20(1), 452.

Romera, I., Fernández-Pérez, S., Montejo, A. L., Caballero, F., Caballero, L., Arbesú, J. Á., ... Gilaberte, I. (2010). Generalized anxiety disorder, with or without co-morbid major depressive disorder, in primary care: Prevalence of painful somatic symptoms, functioning and health status. *Journal of Affective Disorders*, 127(1-3), 160–168.

Thibodeau, M. A., Carleton, R. N., McEvoy, P. M., Zvolensky, M. J., Brandt, C. P., Boelen, P. A., ... Asmundson, G. J. G. (2015). Developing scales measuring disorder-specific intolerance of uncertainty (DSIU): A new perspective on transdiagnostic. *Journal of Anxiety Disorders*, 31, 49–57.

Thompson, A., Hunt, C., & Issakidis, C. (2004). Why wait? Reasons for delay and prompts to seek help for mental health problems in an australian clinical sample. *Social Psychiatry and Psychiatric Epidemiology*, 39(10), 810–817.

Tyrer, P., & Baldwin, D. (2006). Generalised anxiety disorder, *The Lancet*, 368 (9553), 2156-2166.

Weightman, M. (2020). Digital psychotherapy as an effective and timely treatment option for depression and anxiety disorders: Implications for rural and remote practice. *Journal of International Medical Research*, 48(6), 1-7.

Wittchen, H. U. (2002). Generalized anxiety disorder: Prevalence, burden, and cost to society. *Depression and anxiety*, 16(4), 162–171.

Zuardi, A. W. (2017). Características básicas do transtorno de ansiedade generalizada. *Medicina (Ribeirão Preto)*, 50(1), 51-55.

Capítulo 7

Transtorno de ansiedade social

ANDRÉ LUIZ MORENO
WILSON VIEIRA MELO

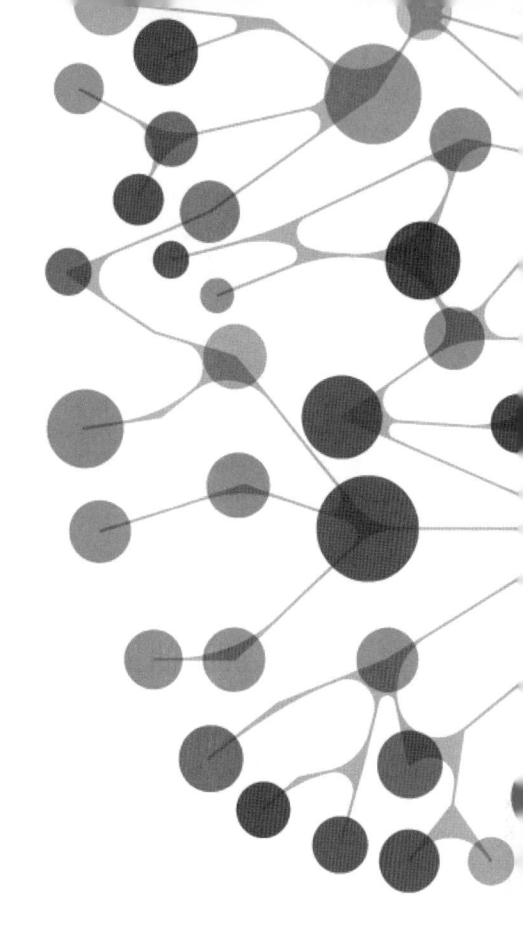

O transtorno de ansiedade social (TAS) é caracterizado principalmente pela presença de medo em situações sociais e ansiedade antecipatória com relação a elas, que causa sofrimento e prejuízos ao indivíduo (American Psychiatric Association [APA], 2014). Trata-se de um transtorno com prevalência elevada (7 a 12%) (Kessler, Petukhova, Sampson, Zaslavsky, & Wittchen, 2012; Kessler, Chiu, Demler, Merikangas, & Walters, 2005), associado a muitos prejuízos na vida dos indivíduos diagnosticados (Simon et al., 2002), bem como a impactos econômicos aos sistemas de saúde (Katzelnick & Greist, 2001).

Apesar de bastante prevalente, o diagnóstico do TAS é um desafio importante para os profissionais de saúde mental, pois se trata de um transtorno com etiologia multifacetada (Moreno, Osório, Martin-Santos, & Crippa, 2016) e características cognitivas importantes a serem cuidadosamente observadas pelo profissional. Além disso, o fato de o próprio contato social com o profissional ser um fator de ansiedade muitas vezes diminui a busca desse perfil de pacientes por auxílio e tratamento.

CASO CLÍNICO

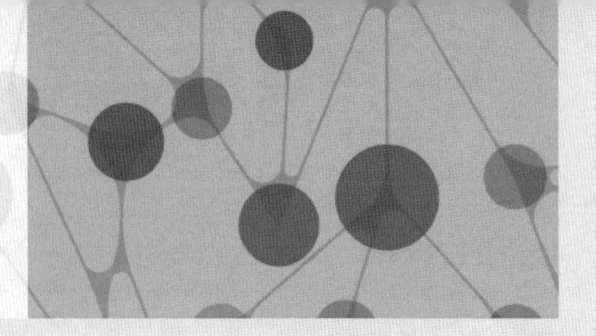

Leandro é um jovem de 25 anos, solteiro, filho único. Ele procura atendimento após perceber uma piora importante em seu quadro no decorrer do último ano, bem como por sugestão de seus pais, que têm observado um aumento de sua ansiedade com a aproximação do término da faculdade de Medicina. Em um primeiro contato, Leandro se mostra retraído, respondendo somente ao que lhe é perguntado. Diz sentir-se muito envergonhado por ter procurado terapia: "Acho que cheguei ao fundo do poço, não deveria me sentir como tenho me sentido por coisas tão pequenas".

Relata como principal queixa ansiedade em situações sociais. Isso o incomoda desde a adolescência, mas, atualmente, o tem atrapalhado no exercício de suas funções como estudante, sobretudo no contato com professores. De acordo com ele, sua ansiedade fica insuportável nos momentos em que necessita discutir os casos com os professores ou fazer apresentações para os grupos de atendimento entre colegas. Nessas situações, Leandro se observa muito preocupado e com a cabeça cheia de pensamentos: "O que vão pensar de mim se eu errar?"; "Será que estou apresentando do jeito certo?"; "Se eu errar, ficarei marcado na turma e não irão mais confiar em mim para realizar os atendimentos".

Outra preocupação frequente é se os professores e colegas irão perceber que está ansioso, já que considera isso um sinal de fraqueza e afirma que ninguém confia em um médico que demonstra ansiedade ao discutir um caso ou ao atender a um paciente. Assim, tenta esconder seus sintomas de ansiedade usando roupas mais grossas, que não expõem possíveis marcas de suor; realiza os atendimentos e as discussões de caso sempre com as mãos nos bolsos do jaleco, a fim de evitar que outros observem que elas estão trêmulas; e evita cumprimentar as pessoas com apertos de mãos, para que não percebam que elas estão suando. Além disso, mantém um pequeno bloco de anotações que sempre tira do bolso quando vai discutir os casos, pensando que se focar em algo que está escrito conseguirá diminuir sua ansiedade.

Leandro tem tido prejuízos frequentes em função de sua ansiedade. Já perdeu vários pontos na faculdade por faltar às reuniões de discussão de caso, pois, sempre que possível, evita essas situações. Também tem apresentado dificuldade em realizar atividades físicas como era de costume, já que o grupo de corrida a que estava familiarizado passou a admitir novos membros e ele se sente desconfortável em estar com pessoas que não conhece. Em ocasiões que não consegue evitar o contato social, ele se sente preocupado desde o momento que percebe que o encontro irá acontecer, antecipando como poderá reagir para não fazer nada errado ou para que os outros não notem sua ansiedade. Após o contato social, é frequente que passe grande parte do tempo relembrando seu desempenho, ruminando o que as demais pessoas podem ter pensado e avaliando se ficou ansioso.

De maneira geral, ele observa que não deveria se sentir tão ansioso nas situações que atualmente o têm incomodado, relatando que gostaria de ser como os colegas de turma que conseguem realizar as atividades com mais facilidade. Observa, também, que não deveria se sentir tão incomodado em contatos cotidianos, como ir a uma loja ou comer em público, mas que prefere evitar esse tipo de situação em função do desconforto. Percebe que deveria interagir mais e ter mais amigos, mas relata que, atualmente, isso gera tanto desgaste que prefere evitá-lo.

Após questionado, Leandro refere que não tinha as mesmas dificuldades na infância. Relata que sempre foi uma criança mais tímida, mas que essa característica não gerava incômodo ou prejuízo. Refere que no início da idade escolar teve algumas dificuldades de adaptação, tendo demorado um pouco mais a se adaptar à escola quando comparado com outras crianças, mas não relata maiores problemas após essa adaptação. Acredita que estar em uma escola menor, em que seus pais estavam presentes com frequência, bem como ter bom convívio com os amigos pode ter sido um facilitador. Relata também ter tido boa convivência com outras crianças do condomínio, apesar de sua mãe ter que acompanhar e insistir um pouco para esse contato no início. Refere que alguns sintomas de evitação começaram a aparecer no início da adolescência, quando passou a trocar algumas apresentações de trabalho com colegas por medo de ser mal visto pelas colegas do sexo oposto pelas quais começava a se sentir atraído.

Leandro relata que um dos fatores marcantes para a intensificação dos sintomas observados foi a mudança de escola na transição do ensino fundamental para o médio. No novo ambiente, diz ter apresentado ansiedade durante todo o período, que quase não se expunha socialmente, evitava ativamente o contato social, tendo desenvolvido poucas amizades nesse período. Fez três amigos, que compõem seu único círculo de amizade até hoje. Uma das situações marcantes para ele foi uma apresentação de trabalho em que se sentiu tão mal que acabou por abandoná-la na metade. Nessa ocasião, sentiu sua respiração muito ofegante, o coração acelerado, náusea, formigamento e mãos suando. Foi socorrido pela direção da escola, acalmando-se quando a mãe foi buscá-lo.

Outro episódio tão intenso ocorreu quando já estava na faculdade, em uma situação similar de apresentação de trabalho. Nessa ocasião, ficou incomodado com a possibilidade de que tais crises se tornassem comuns, mas cita que, apesar de se preocupar com a possibilidade de acontecer de novo quando vai se expor socialmente, nunca sentiu tais sintomas fora de situações sociais.

Outro problema atual na vida de Leandro é o fato de consumir álcool em grande quantidade em festas da faculdade ou em situações em que vai encontrar com pessoas desconhecidas. Geralmente, inicia o consumo mesmo antes da festa, justificando que a bebida o auxilia a não ficar ansioso, a se expressar com mais facilidade e a ser como realmente é. Porém, algumas vezes, já teve complicações importantes em função do uso, e seus pais têm se mostrado preocupados com isso.

O contexto atual tem deixado Leandro triste e desanimado, intensificando sua percepção de incapacidade. Porém, de acordo com seu relato, a tristeza vem como ondas relacionadas a eventos sociais específicos, não chegando a ocorrer por dias em sequência. Apresenta também algumas preocupações com relação ao seu desempenho na faculdade e ao seu futuro profissional, porém acredita que decorrem de suas dificuldades com contatos sociais. Como dado complementar à entrevista, foi solicitado a Leandro que respondesse ao Inventário de Fobia Social (SPIN). Sua avaliação foi de 52 pontos no total.

CRITÉRIOS DIAGNÓSTICOS E DIAGNÓSTICO DIFERENCIAL

Os prejuízos vivenciados por Leandro estão, de maneira geral, relacionados à sua dificuldade ante situações sociais. O TAS é caracterizado essencialmente pela presença desse tipo de ansiedade (APA, 2014). Leandro apresenta, claramente, medo e ansiedade acentuados relacionados a situações sociais em que pode ser avaliado por outras pessoas (Critério A) e relata preocupações frequentes com o fato de os outros perceberem seus sinais de ansiedade e o avaliarem mal por isso (Critério B). Apesar de se referir aos prejuízos relacionados ao seu desempenho como estudante como mais importantes, Leandro cita dificuldades em uma ampla gama de situações sociais (Critério C), mesmo que racionalmente relate perceber que a ansiedade sentida por ele é desproporcional a essas situações (Critério E). Além disso, as estratégias de esquiva são frequentemente citadas como tentativa de adaptação do paciente, sendo que apresenta intenso sofrimento quando não é possível evitar a exposição social (Critério D).

Leandro cita piora importante dos sintomas com o fato de ter aumentado suas exposições sociais em função das demandas da faculdade. Porém, relata surgimento dos sintomas no início de sua adolescência, sem períodos de interrupção. A manifestação dos primeiros sintomas na adolescência é uma característica frequente no TAS (APA, 2014), assim como seu curso ininterrupto. No caso de Leandro, o período de sintomas com duração maior de seis meses também é importante para caracterizar o TAS (Critério F). O sofrimento consequente à ansiedade ante exposições sociais é facilmente relatado pelo paciente, a ponto de interferir de maneira importante em suas ocupações e relacionamentos (Critério G). Nesse sentido, o conjunto de critérios positivos indica que o diagnóstico de TAS é adequado para o caso.

Uma revisão de literatura indicou que, no Brasil, o TAS é o transtorno de ansiedade com mais instrumentos de avaliação disponíveis para uso clínico (DeSousa, Moreno, Gauer, Manfro, & Koller, 2013), sendo possível conferir maior confiabilidade ao diagnóstico. O Inventário de Fobia Social (Connor et al., 2000) foi utilizado no caso em questão para avaliar o paciente. Um escore total maior que 21 pontos nesse instrumento é considerado um indicador para o diagnóstico do TAS no Brasil (Osório, Crippa, & Loureiro, 2010). Leandro apresentou em sua avaliação um escore total de 52 pontos, que pode ser interpretado como mais uma evidência do curso de TAS.

O diagnóstico de TAS pode vir acompanhado do especificador "desempenho" quando os indivíduos apresentam ansiedade em relação à avaliação social de pessoas relacionadas à sua vida profissional, que podem avaliar seu desempenho (APA, 2014). No caso de Leandro, parte importante de seus prejuízos refere-se à ansiedade de desempenho relacionada ao exercício de sua prática profissional, ao ser avaliado por pares e professores. Porém, o paciente também apresenta prejuízos em outras áreas de vida e limitação de relações sociais de maneira significativa. Assim, o especificador "desempenho" não é adequado para acompanhar seu diagnóstico de TAS. A Escala de Autoavaliação do Falar em Público (Osório, Crippa, & Loureiro, 2012), ao permitir uma avaliação direcionada ao desempenho, em contraposição a outros instrumentos de avaliação do TAS mais direcionados para os aspectos gerais do transtorno, pode ser uma ferramenta aliada à discriminação sobre o especificador "desempenho".

O caso apresenta também outros pontos nevrálgicos que devem ser considerados para uma avaliação diagnóstica acurada. O primeiro deles se refere à questão da alteração de humor descrita por Leandro em consequência de sua condição atual. O paciente refere episódios de humor deprimido e desânimo, além de uma visão negativa de si com relação ao seu momento atual. Porém, aparentemente, tal mudança ainda não é intensa a ponto de sugerir a necessidade do diagnóstico adicional de um transtorno depressivo. A presença de tal sintomatologia, no entanto, é um ponto que deve ser constantemente avaliado no caso em questão, sobretudo em função da alta frequência de comorbidade entre TAS e sintomas depressivos (Rios, Palma, Caetano, Mattos, & Neufeld, 2020).

Outro problema importante relatado por Leandro é o consumo de álcool em situações de exposição social, visto pelo paciente como uma estratégia de enfrentamento para essas situações. No caso de pacientes com TAS, o consumo de álcool prévio a situações sociais é tido tanto como uma maneira de diminuir a ansiedade antecipatória quanto de inibir sintomas de ansiedade durante a exposição (Buckner, Lewis, Terlecki, Albery, & Moss, 2020). Em relação a Leandro, faltam informações para discriminar se o uso de álcool seria suficiente para indicar um diagnóstico adicional de transtorno por uso de álcool. Porém, cabe citar a importância de avaliação e intervenção precoce nesse contexto, principalmente quando consideradas as altas taxas de comorbidade entre esses transtornos (Koyuncu, İnce, Ertekin, & Tükel, 2019).

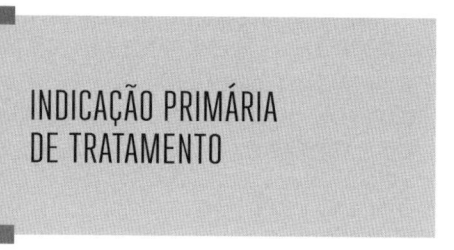

INDICAÇÃO PRIMÁRIA DE TRATAMENTO

O TAS, apesar de crônico e de gerar prejuízos importantes na vida dos pacientes, de maneira geral apresenta boas respostas às propostas de tratamento documentadas pela literatura. A Divisão 12 da American Psychological Association, responsável por elencar tratamentos disponíveis para os transtornos mentais de acordo com seu nível de evidência, apresenta uma extensa seção a respeito dos tratamentos para o TAS. Nesse cenário, a terapia cognitivo-comportamental (TCC) se mostra como uma das principais indicações de tratamento psicoterápico para o TAS, tendo sido avaliada como "fortemente apoiada a partir de evidências de pesquisa" de acordo com os primeiros parâmetros avaliados (Chambless & Holon, 1998), ou seja, apoiada por pelo menos dois estudos com bons desenhos metodológicos conduzidos por investigadores independentes que atestaram sua eficácia no tratamento do transtorno. Com a mudança dos parâmetros utilizados, o tratamento em TCC para o TAS é atualmente definido como bem estabelecido, porém dependente de atualização nos estudos (Tolin, McKay, Forman, Klonksky, & Thombs, 2015). Adicionalmente, recentes metanálises apontam efetividade das intervenções em TCC para o TAS em crianças e adolescentes (Scaini, Belotti, Ogliari, & Battaglia, 2016), bem como em adultos (Carpenter et al., 2018).

A TCC para tratamento do TAS visa principalmente a modificar padrões cognitivos disfuncionais relacionados à avaliação dos outros e da própria ansiedade por meio de técnicas cognitivas, bem como promover a habituação à ansiedade a partir de técnicas de exposição. O tratamento em grupo pode ser indicado em alguns casos (Neufeld et al., 2020). De maneira geral, o tratamento tem duração aproximada de 12 sessões na maioria dos protocolos, apesar de alguns pacientes se beneficiarem de um número maior de sessões (Butler, O'Day, & Heimberg, 2020). O protocolo de sessão a sessão, referenciado pela Divisão 12 da American Psychological Association, pode ser um importante guia de planejamento terapêutico (Hofmann & Otto, 2008).

INSTRUMENTOS DE AVALIAÇÃO VALIDADOS E DISPONÍVEIS NO BRASIL PARA O TRANSTORNO DE ANSIEDADE SOCIAL

A avaliação do TAS conta, além dos critérios diagnósticos, com uma série de instrumentos que auxiliam no processo diagnóstico (DeSousa et al., 2013). Esses instrumentos podem ser utilizados tanto para rastreio, ou seja, para melhorar a hipótese diagnóstica do clínico, quanto para avaliação de severidade, configurando-se, portanto, como um importante auxiliar de medida de sucesso no tratamento (Gorenstein & Wang, 2016). Picon, Osório e Gauer (2016), em uma revisão sobre os instrumentos validados disponíveis no Brasil, sugerem os seguintes: Inventário de Ansiedade e Fobia Social (em inglês, *Social Phobia and Anxiety Inventory* [SPAI]); Escala Breve de Fobia Social (em inglês, *Brief Social Phobia Scale* [BSPS]); Inventário de Fobia Social (em inglês, *Social Phobia Inventory* [SPIN]); e Inventário de Ansiedade e Fobia Social para Crianças (em inglês, *Social Phobia and Anxiety Inventory for Children* [SPAI-C]). A Escala de Ansiedade Social de Liebowitz pode ser também destacada como um importante instrumento validado e disponível no Brasil, auxiliando o clínico na avaliação de situações-problema em relação ao paciente diagnosticado com TAS (Terra & Osório, 2016).

CONSIDERAÇÕES FINAIS

O TAS é extremamente frequente entre populações clínicas, motivo pelo qual a elucidação dos critérios diagnósticos relacionados ao transtorno é fundamental. Nesse sentido, o diagnóstico diferencial é também uma importante etapa do processo de tratamento, devendo ser cuidadosamente observado conforme abordado no caso clínico em questão. Instrumentos de avaliação e rastreio podem ser úteis tanto para o diagnóstico efetivo quanto para o diagnóstico diferencial. A TCC se destaca como uma das principais modalidades de intervenção apoiada em evidências para o TAS e deve ser considerada como indicação primária de tratamento.

REFERÊNCIAS

American Psychiatric Association [APA] (2014). *Manual Diagnóstico e Estatístico dos Transtornos Mentais: DSM-5* (5. ed.). Artmed.

Buckner, J. D., Lewis, E. M., Terlecki, M. A., Albery, I. P. & Moss, A. C. (2020). Context-specific drinking and social anxiety: the roles of anticipatory anxiety and post-event processing. *Addictive Behaviors, 102*, 106184.

Butler, R. M., O'Day, E. B. & Heimberg, R. G. (2020) The benefits of a longer course of cognitive behavioral therapy for some patients with social anxiety disorder, *Cognitive Behaviour Therapy*, 1-15.

Carpenter, J. K, Andrews, L. A., Witcraft, S. M., Powers, M. B., Smits, J. A. J., & Hofmann, S. G. (2018). Cognitive behavioral therapy for anxiety and related disorders: A meta-analysis of randomized placebo-controlled trials. *Depression and Anxiety, 35*(6), 502-514.

Chambless, D. L. & Hollon, S. D. (1998). Defining Empirically Supported Therapies. *Journal of Consulting and Clinical Psychology, 66*(1), 7-18.

Connor, K. M., Davidson, J. R. T., Churchill, L. E., Sherwood, A., Foa, E., & Weisler, R. H. (2000). Psychometric properties of the Social Phobia Inventory (SPIN). *The British Journal of Psychiatry: The Journal of Mental Science, 176*, 379-386.

DeSousa, D. A., Moreno, A. L., Manfro, G. G., Gauer, G. & Koller, S. H. (2013). Revisão sistemática de instrumentos para avaliação de ansiedade na população brasileira. *Avaliação Psicológica, 12*(3), 397-410.

Gorenstein, C. & Wang, Y. (2016). Fundamentos de mensuração em saúde mental. In: C. Gorenstein, Y. Wang, & I. Hungerbüler (Orgs), *Instrumentos de avaliação em saúde mental* (cap. 1, pp. 1-58). Artmed.

Hofmann, S. G. & Otto, M.W. (2008). Session-by-session outline. In: S.G Hofmann, & M.W. Otto. *Cognitive behavioral therapy for social anxiety disorder: evidence-based and disorder-specific treatment techniques* (2nd ed., cap 4, pp. 63-94). Routledge.

Katzelnick, D. J. & Greist, J. H. (2001). Social anxiety disorder: an unrecognized problem in primary care. *The Journal of clinical psychiatry, 62 Suppl 1*, 11-16

Kessler, R. C., Petukhova, M., Sampson, N. A., Zaslavsky, A. M., & Wittchen, H-U. (2012). Twelve-month and lifetime prevalence and lifetime morbid risk of anxiety and mood disorders in the United States. *International Journal of Methods in Psychiatric Research, 21*(3), 169-184.

Kessler, R. C., Chiu, W. T., Demler, O., Merikangas, K. R., & Walters, E. E. (2005). Prevalence, severity, and comorbidity of 12-month DSM-IV disorders in the National Comorbidity Survey Replication. *Archives of General Psychiatry, 62*(6), 617-627.

Koyuncu, A., İnce, E., Ertekin, E., & Tükel, R. (2019). Comorbidity in social anxiety disorder: diagnostic and therapeutic challenges. *Drugs in context, 8*, 212573.

Moreno, A. L., Osório, F. L., Martín-Santos, R., & Crippa, J. A. S. (2016). Heritability of social anxiety disorder: a systematic review of methodological designs. *Archives of Clinical Psychiatry (São Paulo), 43*(4), 83-92.

Neufeld, C. B., Palma, P. C., Caetano, K. A. S., Brust-Renck, P. G., Curtiss, J., & Hofmann, S. G. (2020). A randomized clinical trial of group and individual cognitive-behavioral therapy approaches for social anxiety disorder. *International Journal of Clinical and Health Psychology, 20*(1), 29-37.

Osório, F. L., Crippa, J. A., & Loureiro, S. R. (2010). Evaluation of the psychometric properties of the Social Phobia Inventory in university students. *Comprehensive Psychiatry, 51*(6):630-640.

Osório, F. L., Crippa, J. A. S., & Loureiro, S. R. (2012). Aspectos cognitivos do falar em público: validação de uma escala de autoavaliação para universitários brasileiros. *Revista Psiquiatria Clínica, 39*(2), 48-53.

Picon, P., Osório, F. L., & Gauer, G. J. C. (2016). Instrumentos para avaliação de fobia e ansiedade social. In: C. Gorenstein, Y. Wang, & I. Hungerbüler (Orgs), *Instrumentos de avaliação em saúde mental* (cap. 5.4, pp. 166-174). Artmed.

Rios, B., Palma, P. C., Caetano, K. A. S., Mattos, L. D., & Neufeld, C. B. (2020). Evaluation of depressive symptoms in a sample with social anxiety disorder. *Psicologia: Teoria e Prática, 22*(3), 304-320.

Scaini, S., Belotti, R., Ogliari, A., & Battaglia, M. (2016). A comprehensive meta-analysis of cognitive-behavioral interventions for social anxiety disorder in children and adolescents. *Journal of Anxiety Disorders, 42*,105-112.

Simon, N. M., Otto, M. W., Korbly, N. B., Peters, P. M., Nicolaou, D. C., & Pollack, M. H. (2002). Quality of life in social anxiety disorder compared with panic disorder and the general population. *Psychiatric Service, 53*(6), 714-718.

Terra, M. B. & Osório, F. L. (2016). Escala de ansiedade social de Liebowitz. In: C. Gorenstein, Y. Wang, & I. Hungerbüler (Orgs), *Instrumentos de avaliação em saúde mental* (cap. 5.3, pp. 163-166). Artmed.

Tolin, D. F., McKay, D., Forman, E. M., Klonksky, E. D., & Thombs, B. D. (2015). Empirically supported treatment: recommendations for a new model. *Clinical Psychology Science and Practice, 22*(4), 317-338.

Capítulo 8
Transtorno de pânico

MARCELE REGINE DE CARVALHO
ROBERTA BORGHETTI ALVES
MARIÂNGELA GENTIL SAVOIA

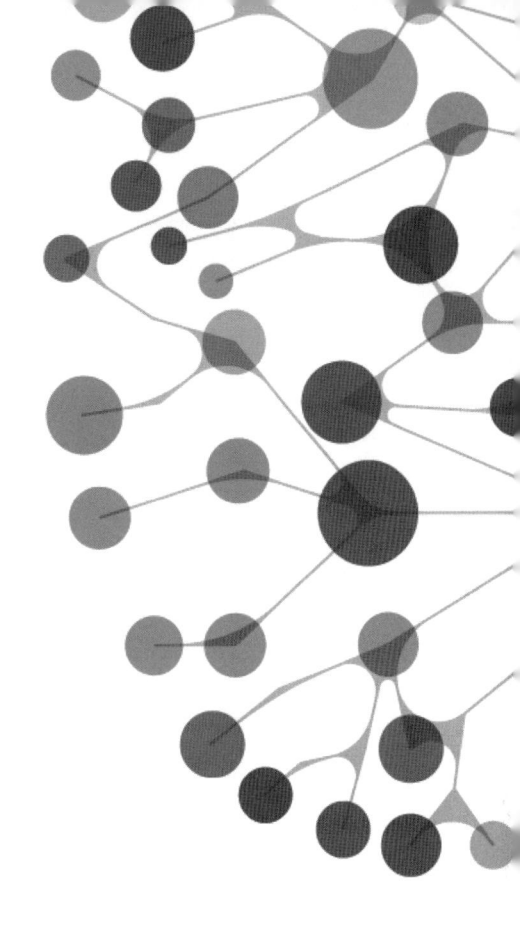

O transtorno de pânico (TP) é um sofrimento clinicamente significativo, no qual a pessoa vivencia ataques de medo ou desconforto intenso, que aumentam de intensidade em minutos, acompanhados de sintomas cognitivos, comportamentais e/ou físicos. Os ataques de pânico (AP) ocorrem de forma inesperada e recorrente, o que pode aumentar a apreensão com a possibilidade de ocorrer um novo AP e/ou comportamentos de esquiva a fim de evitar sua nova ocorrência (American Psychiatric Association [APA], 2014). Os eventos antecedentes podem ser locais e/ou situações condicionadas aos AP e/ou pensamentos ou respostas autonômicas.

Sua prevalência é estimada em 4 a 6% na população adulta (Bouchard et al., 2020; Kessler et al., 2006) e, tendo a duração de 12 meses, cai para 2,1 a 2,8%. Na cidade de São Paulo, foi estimada em 1,1%, quando o sofrimento ocorre durante 12 meses (Andrade et al., 2012).

O TP é frequentemente associado a consequências negativas de longo prazo, como queda da produtividade e deterioração do bem-estar e dos relacionamentos sociais, além de elevada utilização de serviços de saúde (Marciniak et al., 2004). É comum que os pacientes procurem especialistas de acordo com os sintomas que apresentam e realizem exames complementares antes do diagnóstico de TP. A presença de comorbidades psiquiátricas também é comum. Estudos indicam prevalências elevadas de transtornos por uso de substâncias, transtornos do humor e tentativas de suicídio (Kessler et al., 2010).

CASO CLÍNICO

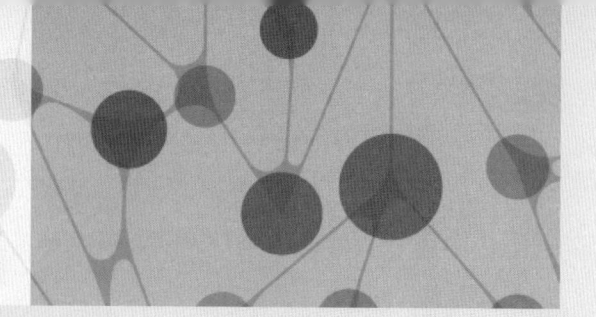

Carla, 25 anos, procurou o atendimento psicológico devido ao medo de ter um novo ataque de pânico (AP) e não ter alguém para socorrê-la. É solteira, filha única e mora com seus pais. É estudante do curso de Odontologia. Sua mãe se encontra em tratamento psicológico devido à demanda de transtorno da personalidade obsessivo-compulsiva, de modo que busca controlar sua vida, o que reforça sua crença de incapacidade de lidar com o sofrimento psicológico. Referiu ter medo de ter um novo AP em público: "Não sei se conseguirei lidar com essa crise novamente. Me sinto incapaz". A paciente passou a se sentir insegura, incapaz e preocupada em relação a apresentar outros ataques. Começou a ter medo, sentir-se apavorada quando os ataques de pânico ocorriam e ficar hipervigilante às suas sensações corporais.

A paciente relatou como queixa principal sentir suor, calafrios. Disse que sente seu coração acelerar, "como se fosse sair da boca". Salientou que quando fica muito ansiosa sente dificuldade de respirar, tem dores abdominais e tontura. Afirmou que sente como se não estivesse vivendo o presente, "como se estivesse fora do meu corpo". Relatou que essas sensações fazem-na ter medo de perder o controle de sua vida e venha a enlouquecer. O primeiro AP ocorreu há três anos, quando estava em um bar e um rapaz a puxou pelo cabelo. Sentiu-se impotente e acreditou que tinha tido um ataque cardíaco. O segundo AP ocorreu um ano depois, quando estava dirigindo, e em sua frente ocorreu um acidente de trânsito sem vítimas. Referiu que ficou paralisada e começou a perceber que seus batimentos cardíacos aumentaram. Entrou em contato com o Serviço de Atendimento Móvel de Urgência (Samu) para atendê-la, pois acreditava que estava tendo um novo ataque cardíaco. Carla foi levada à Unidade de Pronto Atendimento (UPA), onde foi explicado a ela que se tratava de um AP, e recebeu o encaminhamento para o Centro de Atenção Psicossocial (CAPS). Não procurou o local encaminhado.

Há um ano, os AP tornaram-se mais frequentes e inesperados. Recorda-se de ter tido um AP ao estar em um bar com música alta. Viu as pessoas ao redor do local e pensou: "E se eu passar mal, quem irá me ajudar?", "Terá alguém para me socorrer?". Após esse evento, passou a apresentar AP noturnos. A frequência passou a ser semanal, de modo que passou a evitar lugares onde há muito barulho e muitas pessoas, como bares, festas ou restaurantes movimentados, e não está mais dirigindo sozinha.

Salientou que diante dos AP não consegue sair de casa sozinha, pois acredita que não terá capacidade de lidar com um AP, caso ele venha a ocorrer. Teme que ao ter um AP irá bater o carro e/ou todo mundo irá olhar para ela ou irão perceber que ela está enlouquecendo. Em eventos sociais que tenham aglomerado de pessoas, acredita que poderá ser pisoteada se tiver tontura e desmaio. Sente-se segura somente se alguém a acompanhar, de modo a ter prejuízos significativos em suas atividades de vida diária, de lazer ou de estudo. Quando sai de casa com seus familiares ou seu namorado, fica hipervigilante às suas sensações corporais e utiliza um relógio digital para monitorar seus batimentos cardíacos. Olha constantemente suas mãos para identificar sinais de suor a fim de que possa reagir quando tiver um AP.

Relatou também que se sente apreensiva por não saber os motivos pelos quais os AP ocorrem e por achar que pode estar enlouquecendo. Salientou ter dificuldade de expressar como se sente com outras pessoas. Disse chorar em momentos em que seu atual namorado ou sua mãe debatem com ela algum assunto sobre o qual não consegue dar sua opinião. Por essa razão, sente necessidade de modificar também seus comportamentos perante suas relações sociais.

Após ser questionada, Carla afirmou que desde pequena sente ansiedade exacerbada, porém não recorda a idade. Tinha medo de dormir no escuro, e sua mãe a cobrava para ter excelentes notas. Destacou também ter sofrido violência sexual há cinco anos, em uma festa, quando um homem tentou forçar o ato sexual, mas ela conseguiu escapar do local. Contou ter vivenciado um relacionamento abusivo com um ex-namorado durante um ano. Salientou que seu atual relacionamento a faz sentir-se bem e que só sai de casa para atividades de lazer, quando ele ou seus familiares vão junto com ela. Sente-se impotente diante dos AP. Almeja diminuir seus sintomas para que futuramente possa atuar como cirurgiã-dentista e ter uma vida independente.

CRITÉRIOS DIAGNÓSTICOS E DIAGNÓSTICO DIFERENCIAL

Os prejuízos ocasionados na vida de Carla estão relacionados ao TP com agorafobia. O TP tem como característica essencial a ocorrência de ataques de medo intenso que podem ser esperados ou inesperados e recorrentes, seguidos por apreensão e preocupação persistente quanto a vir a ter novos AP. Os AP de Carla são frequentes, e nem sempre ela tem previsibilidade de sua ocorrência, tanto que busca estratégias compensatórias para evitá-los. São manifestados por taquicardia, sudorese, sensação de falta de ar, desconforto abdominal, tontura, vertigem, despersonalização e medo de perder o controle e enlouquecer (Critério A) (APA, 2014).

Houve mudanças desadaptativas no comportamento de Carla na tentativa de minimizar sua preocupação de não ter ajuda caso venha a ter um AP ou evitar que ele ocorra. Assim, houve a reorganização da sua vida diária para garantir que tivesse ajuda disponível no caso de um AP. Houve restrição das atividades diárias habituais e esquiva de situações agorafóbicas, como sair em atividades de lazer sem a presença de sua família ou seu namorado. Não frequenta mais bares ou festas, mesmo acompanhada (Critério B) (APA, 2014).

Carla não faz uso de substâncias psicoativas, como anfetaminas, álcool (Terra et al., 2003), cocaína, *crack* e *ecstasy*, as quais poderiam potencializar o medo intenso (Mattos, 2011). Foi avaliada por um médico clínico-geral da UPA, e não houve evidências de alguma condição médica (Critério C). Seus AP ocorrem de forma inesperada, quando está dirigindo, ao acordar ou em situações sociais, de modo a não haver um único evento associado aos AP. Estes não estão relacionados ao medo de como irão avaliá-la, para se caracterizarem como um transtorno de ansiedade social (TAS); ou a situações fóbicas, para voltarem-se a um transtorno de fobia específica; ou à resposta a um pensamento obsessivo, como em um transtorno obsessivo-compulsivo (TOC). Os AP também não estão relacionados a eventos traumáticos, pois, embora Carla tenha tido um episódio de violência sexual em um bar, refere que não tem lembranças intrusivas, recorrentes e involuntárias do evento, ou sonhos, ou reações e sensações, nas quais tenha ativação emocional, como se o evento estivesse ocorrendo novamente. Ela evita bares com medo de ter um novo AP, e não em virtude da violência vivenciada, de modo a não se caracterizar como um transtorno de estresse pós-traumático (TEPT) (APA, 2014).

Seus comportamentos de esquiva estão associados ao medo de ter um AP (Critério D), de modo a ser caracterizada como comorbidade a agorafobia, pois a paciente evita lugares nos quais há uma multidão, e não está mais saindo e dirigindo sozinha. Para diagnosticar a agorafobia, há a necessidade da esquiva de ao menos duas situações. No caso de Carla, estas estão relacionadas a dirigir; estar em ambientes fechados, como bares, festas, restaurantes e espaços com multidões; e sair de casa sozinha. No transtorno de agorafobia, a pessoa evita determinadas situações ou as suporta com medo intenso ou na presença de uma companhia, devido a pensamentos de ser difícil escapar ou não receber socorro no caso de um AP (APA, 2014).

Há duas características que auxiliam no diagnóstico diferencial desse sofrimento psíquico: ter AP recorrente e ser inesperado, de modo que o sujeito não tem previsibilidade de sua ocorrência (APA, 2014). Os AP podem ocorrer de forma esperada, sendo associados a situações temidas pelo paciente, como Carla ir a bares, festas e restaurantes com aglomeração de pessoas, os quais são gatilhos que podem desencadear um novo episódio. Nos AP esperados, é indicado realizar o diagnóstico diferencial de TAS, quando estes estão associados a eventos sociais, e de TEPT, se estão relacionados a algum evento potencialmente traumático, conforme verificado no parágrafo anterior.

Embora não seja a realidade de Carla, há também a possibilidade de TAS, TEPT, transtorno depressivo persistente, transtorno de ansiedade generalizada (TAG) e agorafobia serem comorbidades do TP (Finkler et al., 2016). O AP também pode ser um especificador de outros transtornos. Nesse caso, ele virá codificado "com ataques de pânico", sendo descrito em seguida do transtorno. Será necessário que o ataque seja inesperado e recorrente para ser considerado TP (APA, 2014).

Estilo parental, assim como fatores ambientais, podem contribuir para ocorrência ou aumento da frequência do transtorno. Há possível relação entre o estilo parental com o desenvolvimento do TP (Brandão, 2019), principalmente em relação ao estilo autoritário/superprotetor, o que pode ser observado no caso de Carla. Acerca dos fatores ambientais, salienta-se o cenário da pandemia ocasionada pela doença do coronavírus (covid-19). Pessoas com esse sofrimento psíquico podem estar mais atentas e apreensivas com a possibilidade de vir a ter uma doença prejudicial e morrer ou experimentar sintomas associados a alguma doença grave, como falta de ar. No caso, por exemplo, de restrições comportamentais (p. ex., as decorrentes da pandemia de covid-19), o uso da máscara facial, de uso obrigatório por causa de regras de confinamento e distanciamento físico, pode induzir a sensação de que respirar é difícil, e AP podem ocorrer em decorrência do aumento da excitação causada pela adaptação a essa situação (Bouchard et al., 2020).

INDICAÇÃO PRIMÁRIA DE TRATAMENTO

Atualmente, o tratamento com base em terapia cognitivo-comportamental (TCC) para o TP está estabelecido com um sólido suporte empírico (David et al., 2018). Os resultados dos estudos têm demonstrado efeitos em curto e longo prazos e manutenção de ganhos após o fim do tratamento (McHugh et al., 2009). Diversas diretrizes internacionais consideram a TCC uma psicoterapia eficaz e de escolha para o tratamento do TP. O National Institute for Health and Clinical Excellence (NICE, 2021), no NICE Pathways, aponta que TCC é a intervenção psicológica que deve ser utilizada no tratamento do TP, e a Divisão 12 da American Psychological Association (APA, 2021) caracteriza a TCC como "tratamento fortemente apoiado a partir de evidências de pesquisa" de acordo com parâmetros referenciados por Chambless e Holon (1998). O manual de práticas baseadas em evidências *Evidence-Based Psychotherapy*, recentemente publicado por David et al. (2018), classifica a TCC como de categoria 1: terapêutica e teoricamente bem fundamentada. Uma recente metanálise sobre psicoterapias para o tratamento de TP, com ou sem agorafobia, apontou que a TCC foi superior às outras psicoterapias, apesar do baixo tamanho de efeito dos desfechos (Pompoli et al., 2016).

Os modelos de tratamento cognitivo-comportamentais para o TP baseiam-se em três principais componentes relacionados às necessidades de mudança: o medo de sensações corporais, distorções cognitivas (catastrofização) e comportamento de esquiva (David et al., 2018). Tendo em vista os apontamentos da literatura científica, serão apresentadas as principais intervenções contidas nos protocolos de TCC para o TP, tendo como guia o protocolo elaborado por David Barlow (Craske & Barlow, 2016), já que a literatura também o identifica como um dos mais utilizados nas pesquisas (Pompoli et al., 2016).

O tratamento deve considerar o estabelecimento de uma sólida relação terapêutica e deve basear-se em uma completa avaliação para a elaboração de uma precisa conceitualização cognitivo-comportamental do caso. A automonitoria pode ajudar com valiosas informações para o psicoterapeuta e melhorar a autoconsciência do paciente. A psicoeducação precisa abordar informações sobre os mecanismos fisiológicos e psicológicos da ansiedade, a importância da aceitação dessas reações fisiológicas, esclarecimentos sobre o modelo cognitivo aplicado ao TP e a explicação sobre a lógica para as intervenções utilizadas. Tais explicações incluem o entendimento de como interpretações distorcidas de situações, sintomas e experiências podem causar a excitação física acentuada e comportamentos mal-adaptativos, como fuga e evitação de locais ou situações, aos quais a ansiedade está associada, e como essa esquiva pode proporcionar uma sensação de alívio temporário, porém reforçar o medo a longo prazo (Carvalho & Rangé, 2013; Craske & Barlow, 2016).

O treino respiratório é um possível componente do tratamento, já que o paciente com TP tende à hiperventilação, o que pode desencadear sintomas autonômicos característicos de um AP. Esse padrão respiratório estimula o controle parassimpático, alterando o ritmo de inspiração e expiração de cada ciclo respiratório (Guimarães, 2001). É importante alertar que os pacientes com TP podem utilizar o treino respiratório para evitar sintomas físicos, o que não é desejável, pois pode tornar-se um recurso para evitação ou busca de segurança (Craske & Barlow, 2016).

Um importante foco de ansiedade no TP está relacionado às interpretações distorcidas sobre as sensações corporais. A reestruturação cognitiva é então recomendada para a modificação desses pensamentos, de forma que a realidade sobre as sensações possa ser percebida de forma mais objetiva e funcional, e os sentimentos desconfortáveis e comportamentos contraproducentes possam ser modificados por consequência. Clark e Beck (2012) ressaltam que é preciso abordar os seguintes aspectos do pensamento ansioso: tendência de presumir alta probabilidade de ameaça, de gravidade exagerada, de segurança subestimada e suposições de impotência.

As exposições aos estímulos ansiogênicos internos (interoceptiva) ou externos (exteroceptiva) temidos são recomendações no tratamento do TP, de forma a extinguir respostas ansiosas e agorafóbicas. Os exercícios de exposição interoceptiva visam a provocar ativação autonômica, tendo em vista desfazer a associação entre as sensações autonômicas iniciais, típicas da ansiedade, e as finais, referentes a um AP. A finalidade é que o paciente consiga experimentar sintomas de ansiedade sem ter um AP. As interpretações distorcidas sobre as sensações podem ser refutadas, e as respostas ansiosas condicionadas, extintas. Já as exposições exteroceptivas podem fortalecer a autoeficácia dos pacientes por meio do enfrentamento de situações e atividades temidas ou evitadas, visando à extinção das respostas de medo e ansiedade e à percepção de que as consequências temidas e antecipadas em relação aos AP não se confirmam (Carvalho & Rangé, 2013; Craske & Barlow, 2016).

A teoria do processamento emocional é a mais influente acerca dos mecanismos da terapia de exposição e costuma nortear as recomendações para a aplicação das exposições. Propõe que a habituação ao medo levaria a uma aprendizagem corretiva. Assim, nesse paradigma, recomenda-se que as exposições sejam: graduais (inicia-se pela exposição às situações que evocam menor desconforto até chegar às mais desconfortáveis), prolongadas (permanecer na situação ansiogênica até que haja redução significativa da ansiedade) e sistemáticas (investir em exposições frequentes). Estudos recentes baseados em aprendizagem inibitória demonstraram que os efeitos da exposição podem ser alcançados sem que dependam da redução do medo. Essa teoria postula que a aprendizagem de condicionamento do medo permanece sem alterações e as exposições proporcionam uma nova aprendizagem, secundária, sobre a associação do estímulo condicionado ao incondicionado. Essa aprendizagem ocorreria pela violação da expectativa, então as estratégias utilizadas são independentes da redução do medo. (Craske & Barlow, 2016). O objetivo durante a exposição é manter níveis elevados de medo e ansiedade de forma a refutar a expectativa de consequências negativas. Nesse modelo, para potencializar as exposições, utilizam-se estratégias como superextinção (múltiplos estímulos condicionados do medo são inicialmente extintos separadamente e depois combinados durante a extinção), variação de estímulos (realizar exposições interoceptivas e ao vivo, por exemplo, em variadas situações), variação dos contextos e remoção de comportamentos de segurança. A realização de exposição pode ter durações variadas, em diferentes níveis de intensidade, em vez de ser gradual e prolongada (Craske & Barlow, 2016; Wenzel, 2017).

Abordagens que enfocam a aceitação e a desfusão cognitiva também são consideradas no tratamento de pacientes com TP (Craske & Barlow, 2016). Há evidências de que a evitação de experiências está correlacionada à psicopatologia ansiosa e de que a aceitação diminui o estresse emocional em relação a sintomas de ansiedade (Campbell-Sills et al., 2006; Eifert & Heffner, 2003). Assim, há indicações para exposição com foco em aceitação (sem utilização de estratégias de manejo da ansiedade), validação e normalização das emoções e dos pensamentos, prática de *mindfulness* (permanecer com atenção plena no momento presente e usar a autocompaixão diante do surgimento de medo ou ansiedade) e desfusão (compreender as experiências internas como temporárias e toleráveis) no momento do enfrentamento (Carvalho & Penido, 2020; Roemer & Orsillo, 2010).

A TCC tradicionalmente se baseou em protocolos de tratamento específicos para as diferentes psicopatologias, embora a utilização da conceitualização cognitiva como forma de individualizar o tratamento sempre tenha sido uma recomendação para a prática clínica. Atualmente, há abertura para utilização de outros conceitos e métodos, e considera-se a possibilidade de basear os tratamentos nos mecanismos de ação responsáveis pelas mudanças observadas a partir das intervenções. Dessa forma, o tratamento oferecido, diante das novas possibilidades estudadas, pode ser focado em módulos determinados para cada necessidade, intervenções transdiagnósticas ou em processos específicos que determinariam os procedimentos terapêuticos escolhidos para a intervenção. Ressalta-se, então, que essas alternativas devem ser consideradas no planejamento do tratamento, tendo em vista que têm potencial de alcançar desfechos favoráveis em TCC e oferecer tratamentos psicológicos mais específicos e personalizados (Hofmann & Hayes, 2018; Thompson-Hollands et al., 2019).

EFICÁCIA DAS INTERVENÇÕES ON-LINE PARA O TRANSTORNO DE PÂNICO

Em 2020, o cenário de atendimento psicoterápico mudou devido à pandemia de covid-19. A necessidade de se adaptar o modelo para TCC *on-line* para todas as patologias e a investigação em possibilidades *on-line* para TP que vinham sendo estudadas anteriormente se avolumaram na literatura. A possibilidade de atendimento *on-line* para TP apresenta resultados controversos em termos de eficácia em comparação ao atendimento presencial, necessitando de maiores investigações sobre a temática.

Pompoli et al. (2016), em uma revisão sistemática, avaliaram 60 estudos nos formatos em grupo e individual, nas modalidades face a face e *on-line*. A TCC foi frequentemente superior a outras terapias. As terapias psicofisiológicas pareceram ser o processo mais bem tolerado. A longo prazo, a TCC e a terapia psicodinâmica mostraram o nível mais alto de remissão/resposta, de modo a sugerir que os efeitos desses dois tratamentos podem ser mais estáveis em relação aos de outras terapias psicológicas. Os estudos relataram que o atendimento *on-line* tem menor eficácia que o atendimento presencial.

Já outros estudos indicam possibilidades de aplicar TCC *on-line* a pacientes com TP em três contextos: medo de doença, confinamento e distanciamento. Vale a pena considerar os tratamentos por telefone, pela *web* e outras opções, dados os contextos de cada paciente e terapeuta. Quando se trata de vídeo, a seleção da plataforma a ser usada deve ser considerada com cuidado, da mesma forma que as especificidades que esse atendimento requer, como a privacidade, que nem sempre é possível para alguns pacientes. A exposição e a reestruturação cognitiva podem ser readaptadas para esse formato *on-line*. As mudanças contextuais levam o terapeuta a se adaptar e utilizar intervenções que são viáveis, como TCC *on-line* para TP. Segundo Kiropoulos et al. (2008), os efeitos do programa de TCC por meio de internet são considerados comparáveis aos da TCC presencial. Ambas as intervenções produziram reduções significativas nas avaliações de gravidade clínica do TP e da agorafobia e exibiram melhora na qualidade de vida. Os participantes classificaram ambas as condições de tratamento como igualmente confiáveis e satisfatórias. Os participantes do grupo de tratamento de TCC face a face citaram maior prazer em se comunicar com seu terapeuta. Consistentemente com isso, as avaliações dos terapeutas quanto à adesão ao tratamento e à compreensão do material da TCC foram maiores no grupo de tratamento de TCC face a face. Bouchard et al. (2020), ao compararem videoconferência (VCP) a um tratamento psicoterápico padrão-ouro para TP com agorafobia (FF), encontraram melhoras significativas, e os ganhos foram mantidos no *follow-up*. Nenhuma diferença significativa foi encontrada entre VCP e FF. A aliança terapêutica foi muito forte em VCP e não diferiu estatisticamente da FF em comparação com os tratamentos psicológicos presenciais convencionais. A TCC baseada na internet (iTCC) apresenta uma alternativa inovadora que se mostrou eficaz no tratamento do TP (Polak et al., 2021).

INSTRUMENTOS DE AVALIAÇÃO VALIDADOS E DISPONÍVEIS NO BRASIL PARA O TRANSTORNO DE PÂNICO

As escalas disponíveis para o TP, segundo Bernik e Lotufo (2016), avaliam ansiedade ictal, sintomas físicos e sintomas da agorafobia ligados ao TP. Ainda segundo esses autores, não existem dados psicométricos para essas versões em português. As escalas podem ser utilizadas para rastreamento de sintomas, mas ainda carecem de estudos nacionais voltados a evidências de validade e precisão. Neste capítulo, focou-se somente nas escalas que apresentam informações sobre suas traduções e seus estudos psicométricos.

O Questionário de Sensações Corporais (Chambless et al., 1984) tem versão traduzida por Ligia Ito, e a Escala para Pânico e Agorafobia (Bandelow, 1995), uma versão traduzida por Francisco Lotufo Neto. O Inventário de Mobilidade para Agorafobia (Chambless et al., 1985) avalia a frequência e a gravidade dos sintomas agorafóbicos, tendo um item voltado ao AP. Em sua versão em português, Gouveia et al. (1999) realizaram um estudo para verificar a estrutura interna, o poder discriminatório entre as pessoas que têm o transtorno de agorafobia e aquelas sem o transtorno e indícios de precisão. O instrumento apresentou bons indícios psicométricos iniciais, porém necessita de outros estudos de validade com uma amostra probabilística não intencional. Já as propriedades psicométricas das Escalas Dimensionais de Pânico e Agorafobia do *Manual diagnóstico e estatístico de transtornos mentais* (DSM-5), em uma amostra brasileira conduzida por DeSousa et al. (2017), obtiveram bons indicadores no que se refere à sua estrutura fatorial, invariância da medida entre gêneros e locais de pesquisa, sua consistência interna e confiabilidade composta, seus indícios de precisão por meio do teste-reteste e suas evidências de relações externas.

Para serem utilizados no âmbito clínico, os instrumentos precisam de estudos de normatização e padronização para que os escores possam ser interpretados. Necessitam de estudos com comprovações científicas de evidências de validade a fim de demonstrarem que o instrumento de fato mensura o que pretende medir. Além disso, requerem indícios de precisão para que o escore apresentado no instrumento consiga captar a magnitude do *theta* do sujeito respondente, de modo a ter o menor erro possível nessa captação (Resolução nº 9, de 25 de abril de 2018). Desse modo, tais instrumentos citados podem ser utilizados somente no âmbito da pesquisa.

CONSIDERAÇÕES FINAIS

Passados 40 anos da publicação do DSM-III, que descreveu pela primeira vez TP (com e sem agorafobia), os critérios diagnósticos, bem como as intervenções, vêm se aprimorando de acordo com as evidências científicas. O caso de Carla, aqui relatado, demonstra essa evolução dos protocolos de tratamento para intervenções transdiagnósticas ou baseadas em processos. Da mesma forma, as intervenções *on-line* vêm se revelando uma possibilidade, assim como o uso de recursos tecnológicos, como aplicativos e TCC baseada na internet (iCBT).

Desde 1990, a TCC é considerada pela Organização Mundial da Saúde (OMS) como a intervenção psicoterápica de escolha para o TP, sendo hoje indicada por diversas diretrizes internacionais, o que reflete o empenho dos profissionais da TCC em aprimorar o atendimento e buscar evidências científicas para a prática clínica.

REFERÊNCIAS

American Psychiatric Association (APA). (2014). *Manual diagnóstico e estatístico de transtornos mentais: DSM-5* (5. ed.). Artmed.

American Psychological Association (APA). (2021). *Diagnosis: Panic disorder.* https://div12.org/treatment/cognitive-behavioral-therapy-for-panic-disorder/

Andrade L. H., Wang, Y. P., Andreoni, S., Silveira, C. M., Alexandrino-Silva. C., Siu, E. R., Viana, M. C. (2012). Mental disorders in megacities: Findings from the São Paulo megacity mental health survey, Brazil. *PLOS One, 7*(2), e31879.

Bandelow, B. (1995). Assessing the efficacy of treatments for panic disorder and agoraphobia: II. The panic and agoraphobia scale. *International Clinical Psychopharmacology, 10*(2), 73–82.

Bernik, M. A, & Lotufo, F. (2016). Instrumentos de avaliação de ansiedade. In C. Gotrestein, W. Yang-Pang, & I. Hungerbühler (Orgs.), *Instrumentos de avaliação em saúde mental.* (pp. 149-153). Artmed.

Bouchard, S., Allard, M., Robillard, G., Dumoulin S., Guitard T., Loranger C., ... Corno, G. (2020). Videoconferencing psychotherapy for panic disorder and agoraphobia: outcome and treatment processes from a non-randomized non-inferiority trial. *Frontiers in Psychology, 11*, 21-64.

Brandão, D. A. (2019). Transtorno de pânico e relações com a superproteção parental. *Pretextos – Revista da Graduação em Psicologia da PUC Minas, 4*(8), 321-334.

Campbell-Sills, L., Barlow, D. H., Brown, T. A., & Hofmann, S. G. (2006). Acceptability and suppression of negative emotion in anxiety and mood disorders. *Emotion, 6*(4), 587–595.

Carvalho, M. R., & Penido, M. A. (2020). Novas evidências sobre o uso de exposição em psicoterapia. In C. B. Neufeld, E. M. O Falcone, & B. Rangé (Orgs.), *PROCOGNITIVA: Programa de atualização em terapia cognitivo-comportamental: Ciclo 6* (Vol. 4, pp. 111-48). Artmed.

Carvalho, M. R., & Rangé, B. P. (2013). Psicoterapia Cognitivo-Comportamental. In A. E. Nardi, J. Quevedo, & A. G. Silva (Orgs.), *Transtorno de pânico: Teoria e clínica* (pp. 121-128). Artmed.

Chambless, D. L., Caputo, G. C., Bright, P., & Gallagher, R. (1984). Assessment of fear of fear in agoraphobics: The body sensations questionnaire and the agoraphobic cognitions questionnaire. *Journal of Consulting and Clinical Psychology, 52*(6), 1090–1097.

Chambless, D. L., Caputo, G. C., Jasin, S. E., Gracely, E. J,. & Willians, C. (1985). The mobility inventory for agoraphobia. *Behavior Research Therapy, 23*(1), 35-44.

Chambless, D. L., & Hollon, S. D. (1998). Defining empirically supported therapies. *Journal of Consulting and Clinical Psychology, 66*(1), 7-18.

Clark, D. A., & Beck, A. T. (2012). Terapia cognitiva para o transtorno de pânico. In D. A. Clark, & A. T. Beck. *Terapia cognitiva para os transtornos de ansiedade: Ciência e prática.* Artmed.

Craske, M. G., & Barlow, D. H. (2016). Transtorno do pânico e agorafobia. In D. H. Barlow (Org.), *Manual clínico dos transtornos psicológicos* (5. ed., pp. 1-61). Artmed.

David, D., Lynn, S. J., & Montgomery, G. H. (2018). *Evidence-based psychotherapy: The state of the science and practice.* Wiley.

DeSousa, D. A., Moreno, A. L., Osório, F. L., Crippa, J. A., LeBeau, R., Manfro, G. G., & Salum, G. A. (2017). Psychometric properties of the dimensional anxiety scales for DSM-5 in a brazilian community sample. *International Journal of Methods in Psychiatric Research, 26*(3), e1531.

Eifert, G. H., & Heffner, M. (2003). The effects of acceptance versus control contexts on avoidance of panic-related symptoms. *Journal of Behavior Therapy and Experimental Psychiatry, 34*(3–4), 293–312.

Finkler, D. C., Wesner, A. C., & Heldt, E. (2016). Temperamento e caráter na resposta à terapia cognitivo-comportamental para transtorno de pânico. *Psicologia: Teoria e Pesquisa, 32*(2), e322217.

Gouveia, V. V., Duarte, L. R. S., & Seminotti, R. P. (1999). Inventário de mobilidade para avaliar a agorafobia, IM: Adaptação brasileira. *Psico, 23*(1), 141-159.

Guimarães, S. S. (2001). Técnicas cognitivas e comportamentais. In B. Rangé (Org.). *Psicoterapias cognitivo-comportamentais: Um diálogo com a psiquiatria* (pp. 113-130). Artmed.

Hofmann, S. G., & Hayes, S. C. (2018). Modern CBT: Moving toward process-based therapies. *Revista Brasileira de Terapias Cognitivas, 14*(2), 77-84.

Kessler, R. C., Chiu, W. T., Jin, R., Ruscio, A. M., Shear, K., & Walters, E. E. (2006). The epidemiology of panic attacks, panic disorder, and agoraphobia in the national comorbidity survey replication. *Archives of General Psychiatry, 63*(4), 415-424.

Kessler, R. C, Ruscio, A. M., Shear, K., & Wittchen, H. U. (2012). Epidemiology of anxiety disorders. *Current Topics in Behavioral Neurosciences, 2*, 21-35.

Kiropoulos, L. A., Klein, B., Austin, D. W., Gilson, K., Pier, C., Mitchell, J., & Ciechomski, L. (2008). Is internet-based CBT for panic disorder and agoraphobia as effective as face-to--face CBT? *Journal of Anxiety Disorders, 22*(8), 1273-1284.

Marciniak, M., Lage, M. J., Landbloom, R. P., Dunayevich, E., & Bowman, L. (2004). Medical and productivity costs of anxiety disorders: Case control study. *Depression and Anxiety, 19*(2), 112-120.

Mattos, E. F. (2011). Ansiedade e pânico: Problemas da contemporaneidade? *Revista Brasileira de Odontologia, 68*(2), 150-151.

McHugh, R. K., Smits, J. A. J., & Otto, M. W. (2009). Empirically supported treatments for panic disorder. *Psychiatric Clinics of North America, 32*(3), 593-610.

National Institute of Health and Care Excellence (NICE). (2021). *Panic disorder overview.* https://pathways.nice.org.uk/pathways/panic-disorder#content=view-quality-statement%3Aquality-statements-psychological-interventions

Polak, M., Tanzer, N., Bauernhofer, K., & Andersson, G. (2021). Disorder-specific internet-based cognitive-behavioral therapy in treating panic disorder, comorbid symptoms and improving quality of life: A meta-analytic evaluation of randomized controlled trials. *Internet Interventions, 24*, 100364.

Pompoli, A., Furukawa, T. A., Imai, H., Tajika, A., Efthimiou, O., & Salanti, G. (2016). Psychological therapies for panic disorder with or without agoraphobia in adults: A network meta-analysis. *Cochrane Database of Systematic Reviews, 4*(4), CD011004.

Pompoli, A., Furukawa, T., Efthimiou, O., Imai, H., Tajika, A., & Salanti, G. (2018). Dismantling cognitive-behaviour therapy for panic disorder: A systematic review and component network meta-analysis. *Psychological Medicine, 48*(12), 1945–1953.

Resolução nº 9, de 25 de abril de 2018 (2018). Estabelece diretrizes para a realização de avaliação psicológica no exercício profissional da psicóloga e do psicólogo, regulamenta o sistema de avaliação de testes psicológicos – SATEPSI e revoga as Resoluções n° 002/2003, no 006/2004 e n° 005/2012 e Notas Técnicas n° 01/2017 e 02/2017. https://www.in.gov.br/web/dou/-/resolucao-n-9-de-25-de-abril--de-2018-12526419

Roemer, L., & Orsillo, S. M. (2010). *Mindfulness and acceptance-based behavioral therapies in practice.* Guilford.

Terra, M. B., Figueira, I., & Athayde, L. D. (2003). Fobia social e transtorno de pânico: Relação temporal com dependência de substâncias psicoativas. *Revista de Psiquiatria do Rio Grande do Sul, 25*(3), 436-443.

Thompson-Hollands, J., Sauer-Zavala, S., & Barlow, D. H. (2014). CBT and the future of personalized treatment: A proposal. *Depression and Anxiety, 31*(11), 909–911.

Wenzel, A. (2017). *Innovations in cognitive behavioral therapy: Strategic interventions for creative practice.* Routledge.

Capítulo 9

Transtorno obsessivo-compulsivo

REGINETE CAVALCANTI
SHIRLEY DE SOUZA SILVA SIMEÃO
RENATA DANIELLE MOREIRA SILVA
GLAUCE CERQUEIRA CORRÊA DA SILVA

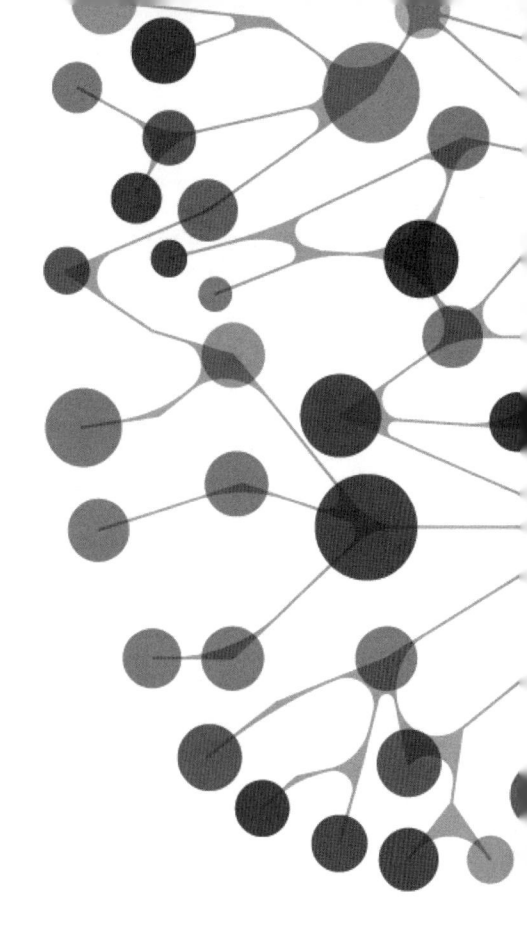

O transtorno obsessivo-compulsivo (TOC) tem sido considerado um desafio na prática clínica em virtude de sua caracterização e da diversidade de manifestações apresentadas – obsessões e/ou compulsões –, sendo um quadro psiquiátrico considerado grave, complexo e com particularidades importantes de serem observadas na avaliação e no tratamento. As obsessões se referem a pensamentos, impulsos ou imagens recorrentes e persistentes vivenciados como intrusivos e indesejados, enquanto as compulsões estão relacionadas a comportamentos repetitivos ou atos mentais que o indivíduo se sente compelido a executar em resposta a uma obsessão (American Psychiatric Association [APA], 2014).

Até a 4ª edição do *Manual diagnóstico e estatístico de transtornos mentais* (DSM-IV), o TOC era classificado como um transtorno de ansiedade. Com as mudanças taxonômicas do DSM-5, foi recategorizado em conjunto com outras condições no capítulo "Transtorno obsessivo-compulsivo e outros transtornos relacionados". Estes últimos são: transtorno dismórfico corporal (TDC), tricotilomania, transtorno de acumulação e transtorno de escoriação (*skin picking*) (APA, 2014). A decisão de colocar o TOC como uma categoria independente foi baseada em um corpo significativo de literatura que avaliou a etiologia compartilhada e os padrões de comorbidade com outras psicopatologias, concluindo que o TOC e transtornos relacionados são fenomenologicamente distintos dos transtornos de ansiedade (Stein et al., 2010) em domínios como sintomas, curso, circuitos neurais de processamento cognitivo e emocional, temperamento e personalidades correlatas, e resposta ao tratamento (Abramowitz & Jacoby, 2015).

CASO CLÍNICO

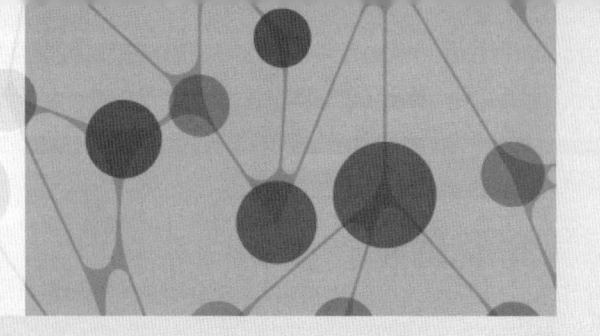

Rosa, 27 anos, solteira, filha mais nova entre três irmãs, é a única que mora só com a mãe, com quem mantém um relacionamento conflituoso desde a adolescência. Foi encaminhada para psicoterapia pela neurologista, em virtude da queixa de não sair/ficar sozinha em casa há três anos. A queixa se iniciou após ser noticiada a ocorrência da morte de um casal conhecido, que foi brutalmente assassinado após uma festa que ocorrera na cidade onde reside. Ao ouvir a notícia do crime, Rosa relata ter tido pensamentos de que ela o teria cometido. Foi tomada pela incerteza se teria feito o que imaginou e, a partir daquele momento, diz não ter conseguido mais ficar sozinha para não ocorrer mais essa dúvida a lhe perturbar. Na consulta inicial, veio acompanhada de uma amiga, a quem solicitou que entrasse no *setting* terapêutico, pois não conseguiria ficar em um ambiente com uma pessoa estranha sem a certeza de que, ao sair, não teria lhe feito nenhum mal. Esse comportamento era justificado por Rosa ter repetidamente pensamentos de que iria agredir/ferir as pessoas, fato que a angustiava. Os pensamentos eram frequentes em locais públicos ao ver pessoas desconhecidas, assim como em relação a pessoas próximas. Tinha pensamentos de que acabaria envenenando a sobrinha ou a sufocando e, por isso, evitava sair/ficar sozinha com a menina, visto que, quando saísse, seria perturbada pela dúvida e angústia. Em situações em que está perto de outras crianças, Rosa se pega com pensamentos como "Me vejo afogando essas crianças e, ao pensar nisso, me sinto angustiada", e o comportamento de não sair sozinha era a estratégia utilizada para se assegurar de que não cometeria tais violências.

CRITÉRIOS DIAGNÓSTICOS E DIAGNÓSTICO DIFERENCIAL

O TOC pode se apresentar por meio de diferentes manifestações clínicas, demarcando, assim, a existência de dimensões distintas relacionadas ao quadro, o que indica a complexidade desse diagnóstico, que é considerado um transtorno mental grave e que apresenta elevado impacto na vida dos indivíduos acometidos. Os sintomas apresentados podem ser classificados em seis dimensões: 1) preocupação com germes, contaminação e doenças; 2) responsabilidade por causar ou falhar para evitar danos, desastres; 3) erros ou azar; 4) sexo e moralidade; 5) agressão e violência; moralidade/religião; e 6) simetria, ordem e exatidão (Abramowitz et al., 2010; Rosário-Campos et al., 2016).

Apesar de os sintomas obsessivo-compulsivos serem agrupados em seis dimensões, o conteúdo específico e suas manifestações são muito heterogêneos e, normalmente, relacionados às histórias de vida dos indivíduos: valores, interesses, vulnerabilidades e incertezas que consideram como muito importantes (Abramowitz & Jacoby, 2015). As dimensões associadas do TOC estão relacionadas com padrões distintos de comorbidade, hereditariedade, circuitos neurais, curso de desenvolvimento do transtorno e resposta ao tratamento e com os tipos específicos de obsessões e compulsões que tendem a ocorrer simultaneamente (Abramowitz et al., 2010; Rosário-Campos et al., 2016). Elas apresentam estabilidade considerável ao longo do tempo, com a maioria dos sintomas aumentando e diminuindo dentro de dimensões em vez de alternar entre elas (Vellozo et al., 2021).

Entre os pacientes com TOC, também é comum identificar a presença de crenças disfuncionais, como senso aumentado de responsabilidade e tendência a superestimar a ameaça; perfeccionismo e intolerância à incerteza; e importância excessiva dos pensamentos (p. ex., acreditar que ter um pensamento proibido é tão ruim quanto executá-lo) e necessidade de controlá-los. Em relação aos sintomas apresentados, identifica-se que estes podem ser desencadeados ou agravados a partir de experiências traumáticas, e, quando não tratado, em geral o TOC apresenta um curso crônico, com oscilações frequentes no aumento e na intensidade dos sintomas (Cordioli et al., 2017; Nissen et al., 2020).

Sabe-se que, além dos fatores psicológicos e neurobiológicos associados ao surgimento da sintomatologia do TOC (Cordioli et al., 2017), a pandemia do novo coronavírus (covid-19), em virtude da caracterização do vírus, pode ser considerada um fator de risco para o início/agravamento do quadro desse transtorno, por estar relacionada ao aumento da presença de obsessões e compulsões de contaminação e limpeza, devido ao medo da infecção por covid-19 (Fontenelle & Miguel, 2020).

Nesse sentido, especificamente para o diagnóstico de TOC e transtornos relacionados, identificam-se importantes implicações da covid-19 no que se refere ao diagnóstico de novos casos, a reflexões acerca dos critérios para classificação de um comportamento considerado excessivo e a mudanças relacionadas às características dos casos existentes, que podem sofrer alterações em relação ao conteúdo das preocupações e ao agravo de comportamentos relacionados, além de facilitar a recorrência dos sintomas em quadros que estavam em remissão

(Fontenelle & Miguel, 2020; Pakpour & Griffiths, 2020; Schimmenti et al., 2020).

Além do exposto, vale destacar que as implicações do cenário pandêmico se relacionam também às condutas terapêuticas utilizadas no tratamento do TOC, pois as diretrizes que fundamentavam intervenções relacionadas ao medo de contaminação e que embasavam o modelo de exposição e prevenção de resposta podem se opor às recomendações vigentes das agências de saúde para lidar com a propagação da covid-19, como fazer a limpeza frequente de objetos e superfícies e realizar a lavagem frequente das mãos, sinalizando, assim, o desafio de lidar com esses dados de realidade, que se constituem como medidas necessárias, mas que afetam diretamente o manejo clínico proposto para o tratamento do TOC (Fontenelle & Miguel, 2020).

Em virtude da complexidade do quadro, bem como da diversidade de características clínicas que podem estar associadas, a presença de comorbidades comumente sinaliza a presença precoce dos sintomas e se constitui como mais um desafio para o profissional, visto que pode dificultar o diagnóstico (Nissem et al., 2020). As comorbidades também influenciam o planejamento terapêutico, bem como a condução das intervenções terapêuticas a serem consideradas para o adequado manejo do caso. Nesse sentido, é importante destacar que a presença de comorbidades com outros transtornos mentais está entre os fatores que podem interferir no curso e no prognóstico do TOC, estando muitas vezes associada a maior gravidade da sintomatologia apresentada e, consequentemente, indicando maior prejuízo no funcionamento adaptativo do paciente (Miranda & Bordin, 2001).

Entre as principais patologias associadas ao TOC, estão os transtornos de ansiedade e os transtornos do humor, além de transtornos relacionados ao uso de substâncias, síndrome de Tourette, transtornos alimentares e transtornos do controle de impulsos (Pallanti & Grassi, 2014). As taxas de comorbidades durante a vida de um paciente com TOC variam de 78 a 91%, sendo os transtornos de ansiedade e do humor os mais frequentes. Em amostra brasileira de 858 adultos com TOC, Torresan et al. (2013) identificaram que 90,8% dos participantes apresentavam algum tipo de comorbidade, sendo os mais prevalentes transtornos do humor (71,7%), transtornos de ansiedade (70%) e transtornos alimentares (12%). Em revisão sistemática que incluiu 34 estudos, Pozza et al. (2021) encontraram que 25% dos pacientes com TOC também apresentavam transtorno da personalidade obsessivo-compulsiva, especialmente homens adultos, com diagnóstico tardio e sintomas menos graves de TOC.

As condições comórbidas mais comuns de TOC em crianças e adolescentes incluem transtornos de ansiedade, depressão, tiques e síndrome de Tourette, transtorno de déficit de atenção/hiperatividade (TDAH), transtornos disruptivos de regulação do humor e transtornos do espectro autista (TEA) (Jacobsen & Smith, 2017). Outra consideração diagnóstica é a sobreposição na apresentação clínica dos TEA e do TOC (Ruta et al., 2009). Em estudo prospectivo, Meier et al. (2015) encontraram que indivíduos diagnosticados pela primeira vez com TEA tiveram risco duas vezes maior de um diagnóstico posterior de TOC.

Apesar de haver extensa literatura científica sobre aspectos clínicos do TOC, ainda existem desafios na obtenção de dados epidemiológicos, visto que a maior parte dos estudos sobre a prevalência do TOC utiliza amostras clínicas ou ambulatoriais, o que enviesa a compreensão de como esse transtorno se apresenta na população em geral.

Estimativas (Osland et al., 2018; Ruscio et al., 2010) indicam que o TOC é um transtorno frequente, que afeta entre 1,2 e 3% da população em geral ao longo do curso de vida. O último levantamento realizado pelo National Health Service (NHS) sobre as condições de saúde mental da população da Inglaterra, publicado em 2016, apontou prevalência de 1,3% em adultos, sendo uma das condições de saúde mental mais comuns encontradas nessa população (McManus et al., 2016).

Estudos anteriores (Coelho et al., 2014; Nauta et al., 2012; Ruscio et al., 2010) também mencionaram alta prevalência do TOC, indicando que este é o quarto transtorno mental mais frequente no mundo. As taxas de TOC na infância e na adolescência se assemelham às dos adultos, variando de 1,9 a 4% (Couto et al., 2010).

Apesar de não existir um censo epidemiológico recente sobre a incidência de transtornos mentais na população brasileira, Scholl et al. (2017), em estudo com usuários da atenção primária à saúde, identificaram prevalência de 3,9% de TOC na amostra investigada, associado a prejuízos na qualidade de vida. No Brasil, calcula-se que em torno de 2,5% da população, ou seja, cerca de 1 em cada 40 pessoas, tenha TOC, e, destas, 10% ficam gravemente incapacitadas pela doença, pois ela tende a ser crônica (Oliveira et al., 2012).

O gênero pode ser um fator relevante para determinar a apresentação clínica e o curso do TOC. Durante a infância, o TOC afeta mais crianças do sexo masculino. Contudo, no início da idade adulta, a distribuição de gênero é mais igual, com pesquisadores sugerindo predominância feminina. De acordo com Oliveira et al. (2012), o número de homens acometidos pelo TOC é menor por se observar que, na prática clínica, a busca por ajuda ou a negação do adoecimento, associadas a fragilidade, fraqueza e vergonha, resulta em menor procura por atendimento à saúde.

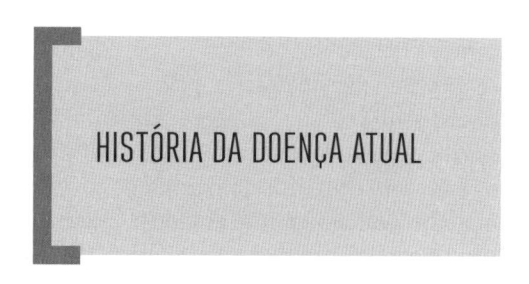

HISTÓRIA DA DOENÇA ATUAL

Rosa refere que seus sintomas se iniciaram por volta dos 12 anos de idade, quando se sentia incomodada com seus pensamentos. Menciona um episódio em que, após a morte do cachorro da família, que morreu envenenado, passou a acreditar que ela tinha cometido o envenenamento. Este fora o primeiro episódio que a paciente menciona ter apresentado obsessões sobre violência. Sobre a infância, Rosa diz que lembra de episódios com a mãe a maltratando, principalmente após a separação conjugal, e dizendo que ela era suja, desorganizada, desajeitada e nojenta. A mãe apresentava sintomas obsessivos e obsessivo-compulsivos relacionados a contaminação.

Na escola, sempre teve seu desempenho prejudicado por se sentir ansiosa e por não conseguir realizar as atividades, fato que se agravou ao ingressar no ensino médio, quando ficou totalmente dependente de uma amiga para ir à escola e não saía sozinha, período este no qual desistiu de frequentar as aulas.

Ao longo da adolescência, Rosa relata que por volta dos 16 ou 17 anos esses sintomas desapareceram, mas passou a ter outros sintomas, como preocupação excessiva com limpeza/contaminação. Nessa época, Rosa teve um relacionamento afetivo com um rapaz que durou poucos meses, porque seus sintomas interferiam na relação. Segundo ela, o rapaz tentou ter relações sexuais, e o contato que ela teve com o esperma a fez sentir-se suja e acreditar que, se sentasse no local onde ele havia sentado, poderia se contaminar ou engravidar, o que resultou no fim do relacionamento, pelo desconforto que sentia. Esse mesmo pensamento lhe surgia caso ela usasse o transporte público e encontrasse alguém da família do ex-namorado – ao chegar em casa, teria que trocar as roupas imediatamente e colocá-las na máquina, para não as usar novamente sem lavar; acreditava estar contaminada/suja. A partir dessa época, passou a olhar com mais atenção para os hábitos de higiene das pessoas com quem convivia e alega não conseguir cumprimentar o cunhado pegando em suas mãos ou tocar em objetos que ele havia tocado por considerá-lo sujo e sem boas práticas de higiene.

Em razão desses medos, passou a tomar banhos muito demorados, assim como sua mãe fazia e que Rosa acompanhava no período da infância, chegando a passar de uma a duas horas no banho. Ao longo da história de tratamento, Rosa passou por tratamento psicoterápico e vários tratamentos psiquiátricos, tendo feito uso de sertralina, clonazepam e risperidona, segundo ela aparentemente sem maiores benefícios ou respostas significativas em relação à medicação.

Na avaliação, foram utilizados como instrumentos/estratégias a entrevista clínica com a paciente e com familiares (a mãe e a irmã), o questionário de sintomas do TOC e a Escala de Sintomas Obsessivo-compulsivos de Yale-Brown (em inglês, *Yale-Brown Obsessive Compulsive Scale* [YBOCS]), por meio dos quais foi possível identificar sintomatologia relacionada às obsessões de conteúdo agressivo, dúvidas e preocupação com sujeira/contaminação, além de compulsões relacionadas a verificação, lavagem/limpeza e repetição. Também foi avaliada a gravidade dos sintomas. Na YBOCS, foi possível identificar uma pontuação que sinalizou gravidade dos sintomas evidenciada pelo comprometimento//interferência destes na vida da paciente. Em decorrência da gravidade do quadro e das limitações vivenciadas, a paciente relatou apresentar episódios de humor deprimido e desânimo frequentes, que se agravaram em alguns períodos, em que ela percebia mais claramente os prejuízos em sua vida, a exemplo de quando deixou de frequentar a escola e já não conseguia viver situações típicas de sua fase, como ir a festas, estabelecer relacionamento afetivo e social ou se inserir no mercado de trabalho. A realidade vivida provocou reações emocionais significativas que interferiam no funcionamento global da paciente, chegando a intensificar os prejuízos em várias áreas da vida e prejudicando a adesão ao tratamento.

CRITÉRIOS DIAGNÓSTICOS E DIAGNÓSTICO DIFERENCIAL

Rosa informa que os pensamentos intrusivos e indesejados que se iniciaram após ser noticiada a morte de um casal conhecido lhe trouxeram muito sofrimento e provocaram a necessidade de adotar um padrão de comportamento que favorecesse o alívio do desconforto/angústia decorrente de seus pensamentos, como forma de "anular" o desconforto, diminuir o sofrimento e/ou evitar a ocorrência da situação temida, sinalizando a presença de sintomas que caracterizam obsessões e compulsões (Critério A). Um ponto importante a ser destacado para compreensão diagnóstica do caso é o conteúdo e o impacto dos pensamentos experimentados por Rosa, que geram acentuado sofrimento e repercussões por se tratar de conteúdo indesejado e que causam acentuado sofrimento ou ansiedade na maioria das pessoas. Além disso, os comportamentos que a paciente era impelida a executar em virtude da angústia sentida caracterizam as compulsões e a função assumida por estas de responder ao conteúdo dos pensamentos e, assim, reduzir o sofrimento desencadeado pelas obsessões ou evitar um evento temido (APA, 2014).

Ficam evidentes a gravidade e os prejuízos vivenciados pela paciente, à medida que não consegue sair de casa sozinha e interrompe a vida acadêmica em virtude das incertezas relacionadas à possível execução de seus pensamentos, fato que era muito frequente, ocupando a maior parte de seu tempo/dia, denotando, assim, o prejuízo clinicamente significativo, existente devido à presença da sintomatologia e que justifica um diagnóstico de TOC (Critério B).

O caso demonstra um movimento muito presente entre os indivíduos com TOC e que precisa ser visto com atenção pelo terapeuta, que são as estratégias utilizadas para reasseguramento/verificações diante de dúvida/incerteza. Rosa apresentava uma forma muito sutil de confirmação para aliviar a angústia decorrente das obsessões de conteúdo agressivo, visto que só o fato de estar acompanhada já constitui por si só a certeza de que não teria praticado o ato, nas situações em que era tomada pela incerteza se teria feito o que imaginou.

O desconforto experimentado por Rosa, em decorrência da dúvida existente, favoreceu uma busca por reasseguramento, visando a confirmar que assume uma função de neutralizar o desconforto emocional oriundo das obsessões e interpretações negativas atribuídas à situação, gerando alívio, porém contribuindo para a manutenção dos sintomas/quadro. No estudo de Gomes et al. (2014), foi identificado que prover reasseguramento ocorreu em 65% da amostra de pacientes com TOC com o objetivo de tranquilizar ou dar confiança ao paciente. No caso de Rosa, por exemplo, era preciso alguém lhe dizer que ela não tinha realizado os pensamentos que frequentemente lhe ocorriam em relação a pessoas próximas, como sua sobrinha, em relação à qual tinha pensamentos de a estar envenenando ou sufocando. Também por esse motivo Rosa evitava sair/ficar sozinha com a menina, visto que quando saísse seria perturbada pela dúvida e pela angústia. Esses pensamentos também ocorriam em locais públicos ao ver pessoas desconhecidas, e por isso ela só saía de casa acompanhada.

Segundo Cordioli (2014), obsessões e compulsões podem fazer parte do quadro clínico de diversos transtornos psiquiátricos, doenças médicas, em especial transtornos neurológicos, e podem, ainda, ser efeito fisiológico direto de várias substâncias, inclusive medicamentos. No caso de Rosa, os sintomas obsessivo-compulsivos não foram decorrentes dos efeitos fisiológicos de uma substância ou de outra condição médica (Critério C), fato extremamente importante a ser considerado para melhor compreensão e direcionamento terapêutico.

Ao longo da história terapêutica, diferentes hipóteses diagnósticas foram lançadas como possível compreensão para os sintomas apresentados, sendo um dos primeiros diagnósticos recebidos, ainda na adolescência, o de transtorno psicótico, por se acreditar que o tipo de pensamento relacionado a ferir/agredir pessoas representava um conteúdo delirante. Em diferentes momentos, em virtude da natureza e da sobreposição de sintomas, houve a dificuldade para distinção diagnóstica de transtorno delirante e TOC, justificada pelas características da cognição apresentada pela paciente, o que, segundo Santos e Bassit (2008), é apontado como dúvida/confusão possível quando consideramos as referidas classificações diagnósticas.

Ao longo da avaliação, foi possível ir encontrando elementos que clarificam a hipótese de que seus pensamentos não se referem a preocupações delirantes, como nos transtornos do espectro da esquizofrenia e outros transtornos psicóticos, porque, além da crítica, "os [pensamentos] obsessivos lutariam contra a ideia, os [pensamentos] delirantes lutariam pela ideia" (Torres, 2001, p. 23). Além disso, a paciente reconhecia que se trata de seus próprios pensamentos, mas estranhos à sua vontade, e, apesar da dificuldade diagnóstica inicial, foi possível identificar que o conteúdo das obsessões de Rosa não pode ser atribuído a sintomas de outro transtorno mental (Critério D).

Os sintomas de Rosa iniciaram-se em torno dos 12 anos de idade e sofreram oscilações ao longo do tempo, tendo iniciado com o desconforto decorrente de seus pensamentos em relação a um episódio em que o cachorro da família morrera envenenado, a partir do qual Rosa passou a acreditar que tinha cometido o envenenamento. Este foi o primeiro episódio em que a paciente lembra ter sentido angústia e que lhe trouxe prejuízos significativos em várias áreas da vida. Apesar dos sintomas presentes nesse período, a paciente não recebeu tratamento, sendo levada para avaliação psiquiátrica e psicológica apenas cinco anos depois de ter apresentado os primeiros sintomas.

Quando o TOC não é tratado, seu curso tende a ser crônico, frequentemente com os sintomas tendo aumentos e diminuições de intensidade. As taxas de remissão são baixas, e o transtorno traz sofrimento e prejuízo à vida dos pacientes (APA, 2014). No caso de Rosa, é importante considerar que os prejuízos evidenciados a partir da gravidade da sintomatologia, chegando a afetar várias áreas de sua vida de maneira significativa, provocaram consequências e repercussões em seu bem-estar e afetaram diretamente sua maneira de visualizar possibilidades para o enfrentamento das situações. Em virtude do *insight* pobre, favorecendo que ela considerasse as crenças como possivelmente verdadeiras, sendo incapaz de reconhecer a irracionalidade da sintomatologia apresentada, observa-se um possível indicativo de piora dos sintomas e, consequentemente, maior prejuízo (APA, 2014; Fontenelle et al., 2010).

Segundo Fontenelle et al. (2010), pacientes com TOC que têm pouco *insight* apresentam os sintomas mais precocemente, além de terem maior número de sintomas, maior gravidade do quadro e, consequentemente, maior comprometimento funcional. Tais aspectos representam a realidade vivida por Rosa, visto que relata a manifestação dos primeiros sintomas no início da adolescência e descreve uma série de situações que demonstram claramente a interferência dos sintomas em diferentes áreas de sua vida e em sua rotina diária.

Entre as consequências mais comuns decorrentes do TOC, estão a diminuição da autoestima e do bem-estar subjetivo (Toledano et al., 2020) e a interferência negativa na vida estudantil, profissional, familiar, afetiva e social. Em casos mais graves, pode haver completa dificuldade ou incapacidade para atividades rotineiras, e alguns indivíduos podem ficar totalmente presos em casa, em virtude de comportamentos de esquiva dos estímulos temidos (Torresan et al., 2008).

Em razão das limitações e do comprometimento na vida, Rosa foi tomada pelo desânimo. Há dias passa a maior parte do tempo na cama, tem apresentado labilidade afetiva, sentimentos de inutilidade, desesperança, e já começava a questionar a possível ausência de sentido na vida ao afirmar: "De que adianta viver dessa forma... qual o sentido disso?". Tais características apresentadas indicam a necessidade de avaliar a presença de transtorno depressivo associado ao quadro primário de TOC.

INDICAÇÃO PRIMÁRIA DE TRATAMENTO

Quando o TOC não é tratado, seu curso tende a ser crônico, com baixas taxas de remissão e, frequentemente, com os sintomas tendo oscilações de intensidade, trazendo sofrimento e prejuízo à vida dos pacientes (APA, 2014). A American Psychological Association (APA), por meio da força-tarefa da Divisão 12 da Society of Clinical Psychology (APA, 2016), ao apresentar os tratamentos disponíveis para o TOC a partir de evidências de efetividade, indicou a terapia cognitivo-comportamental (TCC) e a terapia de exposição e prevenção de resposta (EPR) como principais indicações para o tratamento do TOC.

Segundo as recomendações da Divisão 12, a TCC para o TOC deve concentrar-se em técnicas de ensino para ajudar os pacientes a explorar, compreender e implementar formas alternativas de pensar e se comportar (reestruturação cognitiva). Por sua vez, a EPR consiste em expor o paciente a estímulos para provocar as obsessões, a ansiedade e a angústia que os acompanham e instruí-lo a inibir as compulsões associadas ou os comportamentos de evasão/prevenção de resposta (Hirschtritt et al., 2017).

Em um artigo que revisou 27 estudos entre ensaios clínicos randomizados, metanálises e revisões sistemáticas que abordavam rastreio, diagnóstico e intervenção em TOC, publicados entre 2011 e 2016, Hirschtritt et al. (2017) encontraram evidências de eficácia das abordagens cognitivo-comportamentais no tratamento do TOC (combinação de reestruturação cognitiva e EPR) nas modalidades individual e em grupo. Intervenções em TCC realizadas remotamente por tecnologias da informação e comunicação (videoconferências, atendimentos telefônicos, uso de aplicativos e programas) também são eficazes, conforme metanálise realizada por Wooton (2016).

Evidências (Goodman et al., 2021; Hirschtritt et al., 2017) apoiam o uso de abordagens cognitivo-comportamentais e de inibidores seletivos da recaptação da serotonina (ISRSs), em monoterapia ou combinados com outras medicações, no tratamento do TOC. Segundo esses autores, a maioria dos pacientes experimentará, no mínimo, alívio de sintomas com essas intervenções. Essa combinação também é o tratamento de primeira linha para o TOC pediátrico (Bloch & Storch, 2015).

Apesar de as referidas modalidades de intervenção evidenciarem melhora na sintomatologia apresentada, é importante destacar que um subconjunto de pacientes pode não apresentar remissão completa dos sintomas ou resposta expressiva a nenhuma modalidade terapêutica, não obtendo diminuição considerada significativa na pontuação das escalas de avaliação clínica dos sintomas. Nessas situações de resistência aos tratamentos de primeira linha, Goodman et al. (2021) sustentam o uso combinado de antipsicóticos com os ISRSs, e a eficácia de tratamentos de neuromodulação vem sendo investigada com resultados promissores em pacientes com sintomas refratários.

Em relação à EPR, mesmo diante de comprovada eficácia no manejo do TOC, essa modalidade terapêutica não é usada com tanta frequência quanto as diretrizes atualizadas de tratamento sugerem, além de ser de difícil acesso na maioria dos países. Um estudo multicêntrico (Brakoullias et al., 2019), que envolveu 19 centros de referência de tratamento do TOC de 15 países, incluindo o Brasil, identificou que apenas 31,5% dos pacientes diagnosticados com o transtorno haviam recebido intervenções em EPR. Apenas 53,3% da amostra fazia uso de pelo menos um ISRS. Esses resultados parecem indicar dificuldades dos pacientes com TOC em receber cuidados de primeira linha.

INSTRUMENTOS DE AVALIAÇÃO VALIDADOS E DISPONÍVEIS NO BRASIL PARA O TRANSTORNO OBSESSIVO-COMPULSIVO

Uma avaliação eficaz é requisito para um tratamento de qualidade em todas as áreas da psicologia clínica, mas o TOC apresenta desafios específicos, relacionados à alta taxa de comorbidades do transtorno e à heterogeneidade de manifestação de sintomas. A realização de um diagnóstico diferencial e da identificação de quais comorbidades estão presentes permitem planejar uma abordagem terapêutica mais acurada, tanto psicoterápica quanto farmacológica.

Segundo Cordioli (2014), os objetivos iniciais de uma avaliação de TOC são: 1) confirmar ou excluir o diagnóstico; 2) identificar possíveis comorbidades; 3) avaliar possíveis prejuízos em diversas áreas da vida vivenciados pelo paciente; e 4) identificar fatores associados a uma resposta/não resposta ao tratamento, como *insight* e motivação.

Além da utilização dos critérios diagnósticos presentes no DSM-5 ou na *Classificação internacional de doenças e problemas relacionados à saúde* (CID-10),* existem entrevistas, escalas e questionários que poderão ser utilizados tanto no rastreio quanto no diagnóstico do TOC. Esses instrumentos podem ser utilizados para auxílio do diagnóstico, planejamento da intervenção e ao longo do processo terapêutico para avaliar como os pacientes respondem ao tratamento. A Tabela 9.1 apresenta os instrumentos validados no Brasil ou traduzidos para o português comumente utilizados no diagnóstico e na intervenção em pacientes com TOC.

---

* Em 2018, a Organização Mundial da Saúde divulgou a 11ª versão da CID (CID-11), prevista para entrar em vigor a partir de 2022 e que apresenta uma mudança nosológica na classificação do TOC. Esse transtorno, anteriormente incluído no capítulo "Transtornos neuróticos, relacionados ao estresse e somatoformes", passará a vigorar em um novo capítulo, denominado "Transtorno obsessivo-compulsivo e distúrbios relacionados (OCDR)". Essa seção incluirá, além do TOC, os seguintes transtornos: transtorno dismórfico corporal, síndrome de referência olfatória, hipocondria, transtorno de acumulação, tricotilomania e transtorno de escoriação de pele. Esses transtornos foram agrupados com base em considerações de validade diagnóstica e utilidade clínica (Stein et al., 2016).

Tabela 9.1 INSTRUMENTOS DE AVALIAÇÃO PARA TOC VALIDADOS PARA A POPULAÇÃO BRASILEIRA OU TRADUZIDOS PARA O PORTUGUÊS

INSTRUMENTO	DURAÇÃO/EXTENSÃO INSTRUMENTO	APLICAÇÃO	UTILIZAÇÃO CLÍNICA	PÚBLICO-ALVO	REFERÊNCIA PARA CONSULTA
Entrevista Clínica Estruturada para os Transtornos do DSM-5 (SCID)	90 minutos	Entrevista	Diagnóstico TOC.	Adultos	First et al., 2017
Escala de Acomodação Familiar para o Transtorno Obsessivo-compulsivo pontuada pelo entrevistador (FAS IR)	30 minutos	Entrevista	Identificação de sintomas de TOC apresentados por pacientes e os níveis de participação familiar nos rituais e acomodação familiar aos SOCs.	Familiares adultos de pessoas com TOC	Gomes et al., 2010
Escala de Obsessões e Compulsões para adolescentes	67 itens	Autoaplicável	Frequência de fenômenos cognitivos e sensoriais e práticas relacionadas a obsessões e compulsões.	Adolescentes	Reppold et al., 2015
Escala Dimensional de Sintomas Obsessivo-compulsivos (DY BOCS)	40 minutos	Entrevista	Presença e severidade dos sintomas de TOC a partir das seguintes dimensões: agressão, sexual/religioso, simetria, contaminação, colecionismo e diversos.	Crianças, adolescentes e adultos	Rosario-Campos et al., 2006
Escala de Sintomas Obsessivo-compulsivos de Yale-Brown (YBOCS)	40 minutos	Entrevista	Presença e severidade dos sintomas de TOC.	Adultos	Asbahr, 1998; Goodman et al., 1989;

[Continua]

Tabela 9.1 INSTRUMENTOS DE AVALIAÇÃO PARA TOC VALIDADOS PARA A POPULAÇÃO BRASILEIRA OU TRADUZIDOS PARA O PORTUGUÊS

INSTRUMENTO	DURAÇÃO/ EXTENSÃO INSTRUMENTO	APLICAÇÃO	UTILIZAÇÃO CLÍNICA	PÚBLICO-ALVO	REFERÊNCIA PARA CONSULTA
Escala de Sintomas Obsessivo-compulsivos de Yale-Brown – versão para crianças (CYBOCS)	15-45 minutos	Entrevista	Presença e severidade dos sintomas de TOC.	Crianças e adolescentes	Scahill et al., 1997
Inventário de Obsessões e Compulsões Revisado (OCI-R)	18 itens	Autoaplicável	Rastreio do TOC; frequência e o nível de desconforto causado por obsessões e/ou compulsões.	Adultos	Souza et al., 2008
Questionário de Crenças Obsessivas (OBQ-44)	44 itens	Autoaplicável	Identificação de crenças disfuncionais em três domínios: responsabilidade/estimação de riscos; importância/controle de pensamentos; perfeccionismo/ intolerância à incerteza.	Adultos	Bortoncello et al., 2012

Nota. A Entrevista Clínica Estruturada para os Transtornos do DSM-5 (SCID) foi traduzida para o português e não foi validada. As versões brasileiras da YBOCS e da CYBOCS passaram pelo processo de tradução e retradução para o idioma original, mas não foram validadas para o contexto brasileiro em termos de consistência de conteúdo, confiabilidade entre avaliadores e confiabilidade teste-reteste.

CONSIDERAÇÕES FINAIS

O TOC é uma condição psiquiátrica em que o indivíduo se envolve em comportamentos repetitivos ou atos mentais (compulsões) em resposta a pensamentos, impulsos ou desejos (obsessões) intrusivos e angustiantes. O TOC já foi considerado um transtorno de rara incidência e difícil manejo clínico. No entanto, nas últimas décadas, a forma como ele é definido e compreendido se modificou, o que levou a avanços feitos nas estimativas de prevalência, diagnóstico, apresentação, fenomenologia e tratamento. Atualmente, entende-se que o TOC é uma condição muito comum, cuja prevalência ao longo da vida é estimada entre 1 e 3%. Essas taxas foram demonstradas de forma consistente em vários países e culturas.

É amplamente conhecido que as condições comórbidas são frequentes no TOC, as quais desempenham papel importante na compreensão da natureza da apresentação única e provável heterogeneidade da resposta ao tratamento. Os estudos apresentados destacaram o impacto negativo da comorbidade do TOC com outros transtornos psiquiátricos tanto na saúde quanto no funcionamento psicossocial.

Dada a frequência do TOC na população em geral, foi imperativo desenvolver protocolos claros de intervenções baseados em evidências. As diretrizes para o tratamento psicoterápico mencionadas neste capítulo enfatizaram a TCC, em especial a EPR, combinadas a intervenções cognitivas destinadas à reestruturação de crenças obsessivas específicas. Como primeira linha de tratamento farmacoterápico, recomendam-se medicamentos ISRSs. Antipsicóticos e neuromodulação são opções de intervenções em pacientes resistentes aos tratamentos de primeira linha. No entanto, evidências da literatura apresentada apontam que subconjuntos de pacientes não respondem a nenhuma das modalidades de tratamento e que poucos experimentam remissão completa dos sintomas.

O TOC é uma condição heterogênea que é mais bem conceituada quando se consideram cuidadosamente as dimensões de sintomas e os fatores demográficos/culturais do paciente e se identificam possíveis transtornos comórbidos. Dada a natureza idiossincrática do TOC, é necessário cuidado com relação ao planejamento da avaliação, do diagnóstico e do tratamento.

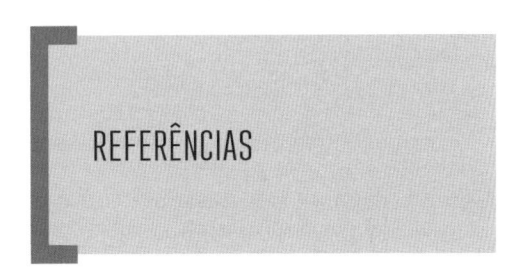

REFERÊNCIAS

Abramowitz, J. S., & Jacoby, R. J. (2015). Obsessive-compulsive and related disorders: A critical review of the new diagnostic class. *Annual Review of Clinical Psychology, 11*(1), 165–186.

Abramowitz, J. S., Deacon, B. J., Olatunji, B. O., Wheaton, M. G., Berman, N. C., Losardo, D., ... Hale, L. R. (2010). Assessment of obsessive-compulsive symptom dimensions: Development and evaluation of the dimensional obsessive-compulsive scale. *Psychological Assessment, 22*(1), 180–198.

American Psychiatric Association (APA). (2014). *Manual diagnóstico e estatístico de transtornos mentais: DSM-5* (5. ed.). Artmed.

American Psychological Association (APA). (2016). *Cognitive behavioral therapy for obsessi-*

ve compulsive disorder. https://div12.org/treatment/cognitive-behavioral-therapy-for-obsessive-compulsive-disorder

Asbahr, F. R. (1998). Escalas de avaliação de transtorno obsessivo-compulsivo na infância e adolescência. *Revista de Psiquiatria Clínica, 25*(6), 310-319.

Bloch, M. H., & Storch, E. A. (2015). Assessment and management of treatment-refractory obsessive-compulsive disorder in children. *Journal of the American Academy of Child and Adolescent Psychiatry, 54*(4), 251–262.

Bortoncello, C. F., Braga, D. T., Gomes, J. B., Souza, F. P., & Cordioli, A. V. (2012). Psychometric properties of the Brazilian version of the obsessive beliefs questionnaire (OBQ-44). *Journal of anxiety disorders, 26*(3), 430-434.

Brakoulias, V., Starcevic, V., Albert, U., Arumugham, S. S., Bailey, B. E., Belloch, A., ... Fineberg, N. A. (2019). Treatments used for obsessive–compulsive disorder—An international perspective. *Human Psychopharmacology: Clinical and Experimental, 34*(1), e2686.

Coelho, F. M., Silva, R. A. D., Quevedo, L. D. A., Souza, L. D., Pinheiro, K. A., & Pinheiro, R. T. (2014). Obsessive-compulsive disorder in fathers during pregnancy and postpartum. *Brazilian Journal of Psychiatry, 36*(3), 272-272.

Cordioli, A. V. (2014). *TOC - Manual de terapia cognitivo-comportamental para o transtorno obsessivo-compulsivo* (2. ed). Artmed.

Cordioli A. V., Vivian, A. S., & Braga, D. T. (2017). *Vencendo o transtorno obsessivo compulsivo: Manual de terapia cognitivo-comportamental para pacientes e terapeutas* (3. ed). Artmed.

Couto, L. D. S. R. B., Rodrigues, L., Vivian, A. S., & Kristensen, C. H. (2010). A heterogeneidade do transtorno obsessivo-compulsivo (TOC): Uma revisão seletiva da literatura. *Contextos Clínicos, 3*(2), 132-140.

First, M. B., Williams, J. B., Karg, R. S., & Spitzer, R. L. (2017). *Entrevista clínica estruturada para os transtornos do DSM-5: SCID-5-CV - Versão clínica.* Artmed.

Fontenelle, L. F., & Miguel, E. C. (2020). The impact of coronavirus (COVID-19) in the diagnosis and treatment of obsessive-compulsive disorder. *Depression and anxiety, 37*(6), 510-511.

Fontenelle, J. M., Santana, L. D. S., Lessa, L. D. R., Victoria, M. S. D., Mendlowicz, M. V., & Fontenelle, L. F. (2010). O conceito do insight em pacientes com transtorno obsessivo-compulsivo. *Brazilian Journal of Psychiatry, 32*(1), 77-82.

Gomes, J. B., Calvocoressi, L., Van Noppen, B., Pato, M., Meyer, E., Braga, D. T., ... Cordioli, A. V. (2010). Translation and adaptation into brazilian portuguese of the family accommodation scale for obsessive-compulsive disorder-interviewer-rated (FAS-IR). *Revista de Psiquiatria do Rio Grande do Sul, 32*(3), 102-112.

Gomes, J. B., Van Noppen, B., Pato, M., Braga, D. T., Meyer, E., Bortoncello, C. F., & Cordioli, A. V. (2014). Patient and family factors associated with family accommodation in obsessive–compulsive disorder. *Psychiatry and clinical neurosciences, 68*(8), 621-630.

Goodman, W. K., Price, L. H., Rasmussen, S. A., Mazure, C., Fleischmann, R. L., Hill, C. L., Heninger, G. R., & Charney, D. S. (1989). The Yale-Brown obsessive compulsive scale. I. Development, use, and reliability. *Archives of General Psychiatry, 46*(11), 1006.

Goodman, W. K., Storch, E. A., & Sheth, S. A. (2021). Harmonizing the neurobiology and treatment of obsessive-compulsive disorder. *The American Journal of Psychiatry, 178*(1), 17-29.

Hirschtritt, M. E., Bloch, M. H., & Mathews, C. A. (2017). Obsessive-compulsive disorder: Advances in diagnosis and treatment. *JAMA, 317*(13), 1358-1367.

Jacobsen, A. M., & Smith, A. J. (2017). Symmetry and Ordering in Youth with Obsessive Compulsive Disorder. In J. S. Abramowitz, D. McKay, & E. A. Storch (Eds.), *The Wiley handbook of obsessive-compulsive disorders* (Vol. 1, pp. 405-420). Willey.

McManus, S., Bebbington, P. E., Jenkins, R., & Brugha, T. (2016). *Mental health and wellbeing in England: The adult psychiatric morbidity survey 2014.* NHS digital. https://files.digital.nhs.uk/pdf/q/3/mental_health_and_wellbeing_in_england_full_report.pdf

Meier, S. M., Petersen, L., Schendel, D. E., Mattheisen, M., Mortensen, P. B., & Mors, O. (2015). Obsessive-compulsive disorder and autism spectrum disorders: Longitudinal and offspring risk. *PLoS ONE, 10*(11), e0141703.

Miranda, M. A., & Bordin, I. A. (2001). Curso clínico e prognóstico do transtorno obsessivo-compulsivo. *Brazilian Journal of Psychiatry, 23*(suppl 2), 10-12.

Nauta K. J., Batelaan N. M., & Van Balkom A. J. L. M. (2012). Obsessive-compulsive disorder from a family perspective; Implications for treatment and research. *Tijdschrift voor Psychiatrie, 54*(5), 439–448.

Nissen, J. B., Højgaard, D. R. M. A., & Thomsen, P. H. (2020). The immediate effect of COVID-19 pandemic on children and adolescents with obsessive compulsive disorder. *BMC Psychiatry, 20*(1), 511.

Oliveira, A. G., Silva, J. F., Teles, L. C., & Machado, R. M. (2012). Caracterização dos pacientes com transtorno obsessivo compulsivo: um estudo epidemiológico. *Cogitare Enfermagem, 17*(4), 676-682.

Osland, S., Arnold, P. D., & Pringsheim, T. (2018). The prevalence of diagnosed obsessive compulsive disorder and associated comorbidities: A population-based Canadian study. *Psychiatry Research, 268*, 137-142.

Pakpour, A. H., & Griffiths, M. D. (2020). The fear of COVID-19 and its role in preventive behaviors. *Journal of Concurrent Disorders, 2*(1), 58-63.

Pallanti, S., & Grassi, G. (2014). Pharmacologic treatment of obsessive-compulsive disorder comorbidity. *Expert Opinion on Pharmacotherapy, 15*(17), 2543–2552.

Pozza, A., Starcevic, V., Ferretti, F., Pedani, C., Crispino, R., Governi, G., ... Coluccia, A. (2021). Obsessive-compulsive personality disorder co-occurring in individuals with obsessive-compulsive disorder: A systematic review and meta-analysis. *Harvard Review of Psychiatry, 29*(2), 95-107.

Reppold, C. T., Gurgel L. G., & Hutz, C. S. (2015). Construção e validação da escala de obsessões e compulsões para adolescentes. *Avaliação Psicológica, 14*(1), 89-96.

Rosário-Campos, M. C., Velloso, P., Piccinato C. A., & Hounie, A. G. (2016). Escala dimensional de sintomas obsessivos-compulsivos (DY-BOCS). In C. Gorenstein, Y. Wang, & I. Hungerbuhler (Orgs.), *Instrumentos de avaliação em saúde mental* (pp. 175-180). Artmed.

Rosario-Campos, M. C., Miguel, E. C., Quatrano, S., Chacon, P., Ferrao, Y., Findley, D., ... Leckman, J. F. (2006). The dimensional Yale–Brown obsessive–compulsive scale (DY-BOCS): An instrument for assessing obsessive-compulsive symptom dimensions. *Molecular Psychiatry, 11*(5), 495–504.

Ruscio, A. M., Stein, D. J., Chiu, W. T., & Kessler, R. C. (2010). The epidemiology of obsessive-compulsive disorder in the national comorbidity survey replication. *Molecular Psychiatry, 15*(1), 53–63.

Ruta, L., Mugno, D., D'Arrigo, V. G., Vitiello, B., & Mazzone, L. (2009). Obsessive–compulsive traits in children and adolescents with Asperger syndrome. *European Child & Adolescent Psychiatry, 19*(1), 17–24.

Santos, A., & Bassitt, D. P. (2008). Interface entre pensamento obsessivo e delírio: Relato de dois casos. *Revista de Psiquiatria do Rio Grande do Sul, 30*(1), 69-76.

Scahill, L., Riddle, M. A., McSwiggin-Hardin, M., Ort, S. I., King, R. A., Goodman, W. K., ... Leckman, J. F. (1997). Children's Yale-Brown obsessive compulsive scale: reliability and validity. *Journal of the American Academy of Child & Adolescent Psychiatry, 36*(6), 844-852.

Scholl, C. C., Tabeleão, V. P., Stigger, R. S., Trettim, J. P., Mattos, M. B. D., Pires, A. J., ... Quevedo, L. D. A. (2017). Qualidade de vida no transtorno obsessivo-compulsivo: Um estudo com usuários da atenção básica. *Ciência & Saúde Coletiva, 22*(4), 1353-1360.

Schimmenti, A., Billieux, J., & Starcevic, V. (2020). The four horsemen of fear: An integrated model of understanding fear experiences during the COVID-19 pandemic. *Clinical Neuropsychiatry, 2*(17), 41-45.

Souza, F. P. D., Foa, E. B., Meyer, E., Niederauer, K. G., Raffin, A. L., & Cordioli, A. V. (2008). Obsessive-compulsive inventory and obsessive-compulsive inventory-revised scales: translation into brazilian portuguese and cross-cultural adaptation. *Brazilian Journal of Psychiatry, 30*(1), 42-46.

Stein, D. J., Fineberg, N. A., Bienvenu, O. J., Denys, D., Lochner, C., Nestadt, G., ... Phillips, K. A. (2010). Should OCD be classified as an anxiety disorder in DSM-V? *Depression and Anxiety, 27*(6), 495–506.

Stein, D. J., Kogan, C. S., Atmaca, M., Fineberg, N. A., Fontenelle, L. F., Grant, J. E., ... Reed, G. M. (2016). The classification of obsessive-compulsive and related disorders in the ICD-11. *Journal of affective disorders, 190*, 663–674.

Toledano, S., Guzick, A. G., McCarty, R. J., Browning, M. E., Downing, S. T., Geffken, G. R., & McNamara, J. P. (2020). An investigation of self-esteem in the treatment of OCD. *Journal of Obsessive-Compulsive and Related Disorders, 27*, 100563.

Torres, A. R. (2001). Diagnóstico diferencial do transtorno obsessivo compulsivo. *Brazilian Journal of Psychiatry, 23*(suppl 2), 21-23.

Torresan, R. C., Ramos-Cerqueira, A. T. A., Shavitt, R. G., Rosário, M. C., Mathis, M. A., Miguel, E. C., & Torres, A. R. (2013). Symptom dimensions, clinical course and comorbidity in men and women with obsessive-compulsive disorder. *Psychiatry Research, 209*(2), 186-195.

Torresan, R. C., Smaira, S. I., Ramos-Cerqueira, A. T. D. A., & Torres, A. R. (2008). Qualidade de vida no transtorno obsessivo-compulsivo: Uma revisão. *Archives of Clinical Psychiatry (São Paulo), 35*(1), 13-19.

Vellozo, A. P., Fontenelle, L. F., Torresan, R. C., Shavitt, R. G., Ferrão, Y. A., Rosário, M. C., ... & Torres, A. R. (2021). Symmetry dimension in obsessive–compulsive disorder: Prevalence, severity and clinical correlates. *Journal of Clinical Medicine, 10*(2), 274.

Wootton, B. M. (2016). Remote cognitive–behavior therapy for obsessive–compulsive symptoms: A meta-analysis. *Clinical psychology review, 43*, 103-113.

LEITURA RECOMENDADA

Seçer, İ., & Ulaş, S. (2020). An investigation of the effect of COVID-19 on OCD in youth in the context of emotional reactivity, experiential avoidance, depression and anxiety. *International Journal of Mental Health and Addiction*, 1-14.

Capítulo 10
Transtorno de estresse pós-traumático

MÁRCIA MARIA BIGNOTTO
VALQUIRIA APARECIDA CINTRA TRICOLI

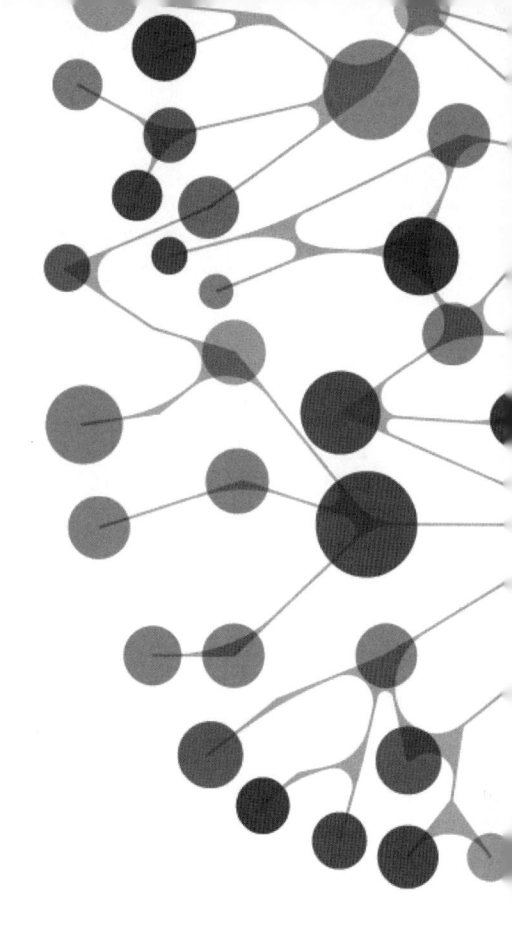

O transtorno de estresse pós-traumático (TEPT) é caracterizado pela presença de um conjunto de sinais e sintomas físicos, psíquicos e emocionais em decorrência de o paciente ter vivenciado o evento traumático ou testemunhado atos violentos ou situações traumáticas que, em geral, representam ameaça à sua vida e/ou à de terceiros (American Psychiatric Association [APA], 2014). Trata-se de um transtorno com prevalência variável. No Brasil, 80% da população, de maneira geral, já foi exposta a um evento traumático ao longo da vida, e a prevalência de TEPT está estimada em torno de 10% (Ribeiro et al., 2013). No que se refere a gênero, o predomínio é maior no sexo feminino do que no masculino ao longo da vida (APA, 2014). Convém ressaltar que o TEPT pode ocorrer em qualquer idade, inclusive em crianças a partir de 1 ano (APA, 2014). Monteverde et al. (2017) mencionam que a prevalência de comorbidades varia entre 60 e 88,3%.

As comorbidades psíquicas mais comuns são: transtornos de ansiedade, depressão, abuso de substâncias e transtorno da conduta (Monteverde et al., 2017). No que se refere às doenças clínicas, as mais frequentes são: doenças respiratórias, úlcera péptica e hipertensão (Câmara & Sougey, 2001), que podem gerar graves consequências à qualidade de vida do indivíduo. É importante salientar que os pacientes diagnosticados com TEPT respondem bem aos tratamentos, mas o êxito destes está relacionado ao suporte familiar, às práticas de psicoeducação sobre a doença e à mudança de estilo de vida (Bernik et al., 2011 e Stein et al., 2004 apud Monteverde et al., 2017).

CASO CLÍNICO

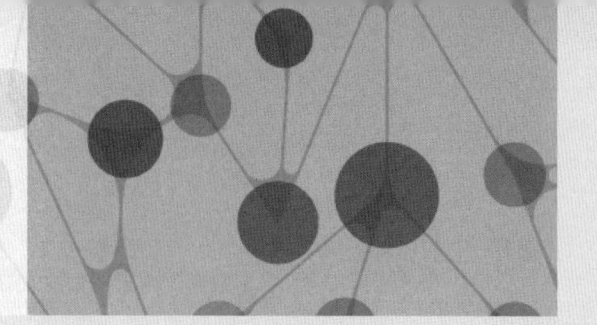

Patrícia tem 45 anos, é casada, mãe de três filhos (17, 15 e 13 anos) e professora de uma escola de educação infantil. Ela procurou, primeiramente, atendimento psiquiátrico em uma clínica médica de sua cidade ao perceber que, mesmo após cinco meses da data em que sofreu um assalto, encontrava-se insegura, hipervigilante, irritada e não conseguia dormir adequadamente, problemas dos quais não sofria anteriormente ao assalto. Tanto o marido quanto os filhos e os pais vinham-na alertando de que suas reações estavam excessivas e prejudiciais à saúde e à rotina. Após a consulta psiquiátrica, a paciente foi medicada e encaminhada para avaliação e tratamento psicológico de um quadro de TEPT.

Ao comparecer à primeira consulta, Patrícia relatou ter sido vítima de um assalto, no qual teve o carro roubado. O assalto ocorreu quando estava saindo da casa dos pais, em um dia de semana ao entardecer. Nesse assalto, ela foi ameaçada com revólveres por três homens encapuzados e empurrada por um deles. Como consequência do empurrão que levou, ela caiu e ficou com o braço e o rosto machucados.

Nesse período, desenvolveu insônia e pesadelos. Ficou muito irritada, nervosa e assustada. No momento da consulta, percebe-se sempre alerta e preocupada com a situação de um novo assalto ocorrer toda vez que está chegando ou saindo de algum lugar. Outra situação verbalizada por Patrícia que a atormenta muito é a sensação de estar revivendo o assalto sofrido e, com isso, ter todas as sensações de horror que teve naquele momento. Segundo ela, são *flashbacks* que invadem sua mente e fazem-na ter palpitações, sudorese, calafrios e tremores. Tais sensações de reviver esse momento tão terrível em sua vida tornaram-na desmotivada, sem apetite, pessimista e desesperançosa.

Além de todas essas sensações de desconforto físico e comportamental que Patrícia tem experimentado, ela relata que a situação que mais a faz sofrer são os pensamentos que atormentam sua cabeça sobre o perigo que ela vivenciou. Ela pensa que poderia ter morrido e que sua morte faria seus filhos, que ainda são adolescentes e dependentes dela, ficarem abandonados e desprotegidos, pois o marido, que é o pai dos filhos, precisa trabalhar o dia todo e não é capaz de dar a atenção que ela lhes direciona.

Patrícia sentia que sua vida tinha ficado intensamente limitada. Ela evitava sair de casa, temia a aproximação de pessoas estranhas, temia que os assaltantes pudessem voltar e reconhecê-la e tinha pesadelos com cenas de assaltos e agressões. Ela percebia que um grande sentimento de desconfiança havia dominado sua vida. Assim, encontrava-se em um estado de muito sofrimento e exaustão.

Após a realização das primeiras entrevistas com a paciente nas consultas, observou-se que no momento Patrícia apresentava os seguintes agrupamentos de sintomas:

- reexperiência traumática (revivescência) – pesadelos e lembranças involuntárias recorrentes, como *flashbacks* do assalto sofrido;
- comportamento de fuga e esquiva – evitar ou afastar-se de qualquer estímulo que possa desencadear as lembranças traumáticas, como situações que possam se relacionar ao acontecimento vivenciado;
- hiperexcitabilidade psíquica – reações de fuga exageradas, episódios de pânico (taquicardia, transpiração, calor), irritabilidade e hipervigilância;
- pensamentos e sentimentos negativos, sentimentos de impotência e incapacidade de se proteger do perigo.

Como dado para complementar a entrevista para a avaliação do diagnóstico de um quadro de TEPT utilizaram-se os critérios de avaliação para TEPT descritos no *Manual diagnóstico e estatístico de transtornos mentais* (DSM-5) (APA, 2014).

CRITÉRIOS DIAGNÓSTICOS E DIAGNÓSTICO DIFERENCIAL

Patrícia inicialmente procurou atendimento com um psiquiatra, após cinco meses da data que sofreu um assalto, por encontrar-se insegura, hipervigilante, irritada e com dificuldades para dormir. O marido, os pais e os filhos já a haviam alertado de que tais reações estavam excessivas e prejudiciais à sua saúde. Assim, foi medicada e encaminhada para atendimento psicológico com diagnóstico de TEPT. Segundo o DSM-5 (APA, 2014), a característica do trauma deve ser intensa; no entanto, considera-se que esse aspecto é individual e subjetivo, portanto estará relacionado ao significado pessoal atribuído à situação traumática, que, pela paciente, recebeu uma atribuição significativa, sendo observado tal aspecto inclusive pelos membros familiares.

Em atendimento psicológico, realizou-se uma entrevista clínica e o *checklist* dos sintomas dos critérios diagnósticos do DSM-5 (APA, 2014), verificando o fato de ter sido exposta a um episódio concreto, no qual sua vida ficou exposta (Critério A1). A paciente apresenta *flashbacks*, reações fisiológicas intensas (palpitações, sudorese, calafrios e tremores), pesadelos e sofrimento psicológico intenso ou prolongado ante a exposição a sinais que simbolizem ou se assemelhem a algum aspecto do evento traumático (Critério B). Patrícia sentia que sua vida havia ficado imensamente limitada, passando a evitar sair de casa (Critério C2). Pensamentos e sentimentos negativos e de impotência, incapacidade de se proteger do perigo, medo da aproximação de pessoas estranhas e desconfiança passaram a fazer parte de sua vida (Critério D2, 3). Apresentava-se com insônia, respostas de sobressalto, irritabilidade e hipervigilância (Critério E1, 3, 4, 6). A perturbação durou mais do que um mês (Critério F) e causava sofrimento clinicamente significativo, com prejuízo social e no convívio familiar (Critério G).

A paciente apresentou dificuldade para elaborar o evento traumático vivenciado, uma vez que o medo a faz reviver constantemente a situação do assalto com a ameaça de revólveres (APA, 2014), trazendo pensamentos sobre o perigo que vivenciou, que poderia ter morrido e que seu falecimento implicaria o abandono dos filhos adolescentes, que não receberiam os cuidados necessários, porque o marido não teria tempo para lhes dedicar atenção. Mello-Silva et al. (2012) mencionam que a violência pode prejudicar a qualidade de vida do indivíduo, o que pode ser verificado no caso de Patrícia, que apresenta sintomas claros que favorecem o diagnóstico de TEPT.

Como diagnóstico diferencial, convém ressaltar que após cinco meses a paciente continuava com os sintomas, o que difere do estresse agudo, porque os sintomas não se restringiram a três dias a um mês após a exposição à situação traumática (APA, 2014). Não seria um transtorno de adaptação, porque o estressor poderia ser de qualquer gravidade ou tipo em vez daqueles exigidos pelo Critério A do TEPT (APA, 2014).

Como a avaliação foi realizada com a entrevista clínica e os critérios do DSM-5 (APA, 2014), apresentou dados suficientes para o diagnóstico, considerando-se que a avaliação e o diagnóstico correto do TEPT para uma intervenção adequada são fundamentais, pois o transtorno está associado a alterações na estrutura e no funcionamento do sistema nervoso central, podendo afetar o processamento cognitivo e a regulação emocional, ocasionando incapacidades físicas, sociais e profissionais (Monteverde et al., 2017). Todavia, outros instrumentos poderiam ter sido utilizados para dados complementares, como a Escala de Avaliação Diagnóstica do Transtorno de Estresse Pós-Traumático pelo DSM-5 (CAPS-5) (Videira, 2018), que é uma entrevista clínica estruturada.

A violência urbana é um dos grandes problemas em países em desenvolvimento, como a problemática que foi descrita pelo caso apresentado neste capítulo. A característica essencial do TEPT é o desenvolvimento de sintomas característicos após a exposição a um ou mais eventos estressantes (APA, 2014). Segundo Monteverde et al. (2017), há o risco de o indivíduo manifestar comorbidades físicas e psiquiátricas. No caso em questão, há a necessidade de atenção maior ao desenvolvimento de comorbidades como a depressão, considerando-se que a paciente vem se tornando desmotivada, sem apetite e desesperançosa. É um caso que carece de uma efetiva intervenção para eliminar os sintomas presentes, bem como evitar os futuros.

INDICAÇÃO PRIMÁRIA DE TRATAMENTO

Há diferentes recomendações internacionais sobre o tratamento do TEPT. Existem recomendações que orientam iniciar o tratamento combinado do TEPT com uma integração de psicoterapia e farmacoterapia (Foa et al., 2009). A International Society for Traumatic Stress Studies orienta como primeira escolha a farmacoterapia quando a terapia cognitivo-comportamental (TCC) não estiver disponível (Watts et al., 2013).

A eficácia da TCC no tratamento do TEPT é bem documentada (Foa, 2006). A TCC tem sido considerada um dos tratamentos de primeira escolha para esse transtorno (Bisson, 2007). O tratamento pode contar com técnicas como psicoeducação, reestruturação cognitiva, relaxamento e exposição *in vivo* e imaginária (Barbosa et al., 2018). A utilização dessas técnicas objetiva identificar, avaliar e modificar crenças disfuncionais e expor o paciente a situações e lembranças que ele evita por considerá-las perigosas, mas que em realidade não são. A TCC pressupõe que a maneira como interpretamos as situações influencia nossos sentimentos e comportamentos. Portanto, crenças disfuncionais desenvolvidas após o evento traumático ou já existentes anteriormente colaboram para o surgimento de sentimentos disfóricos e comportamentos desadaptativos, o que pode propiciar o desenvolvimento de patologias. O objetivo da TCC é modificar as representações mentais que se mostrem distorcidas, favorecendo uma adequada adaptação ao ambiente. As representações mentais são capazes de determinar mudanças no organismo, o que justifica a importância do fator cognitivo como um elemento determinante na gênese dos transtornos mentais. A TCC para o TEPT é baseada em duas principais etapas: a cognitiva, cujo objetivo é reestruturar cognições distorcidas, e a comportamental, que busca o enfrentamento dos sintomas de evitação que contribuem para a manutenção desse transtorno. Essas intervenções visam a elaborar e contextualizar a memória traumática na experiência individual, corrigir interpretações distorcidas sobre o trauma e suas consequências e modificar as estratégias comportamentais e cognitivas que estejam produzindo ou mantendo a sintomatologia e as interpretações distorcidas (Ehler et al, 2005).

Teche e Ramos-Lima (2016), em um estudo de revisão, encontraram que as principais abordagens psicoterápicas individuais recomendadas pelas principais diretrizes para o atendimento a pacientes adultos com TEPT são: TCC focada no trauma, terapia de exposição, terapia cognitiva, treinamento de inoculação do estresse, terapia do processamento cognitivo e *eye movement desensitization reprocessing* (EMDR). A TCC focada no trauma confronta diretamente as distorções de pensamento relacionadas ao TEPT e procura abordar as respostas condicionadas e os pensamentos errôneos com diferentes técnicas. As psicoterapias focadas no trauma vêm apresentando elevado suporte teórico (Schnurr, 2017).

A terapia de exposição refere-se a uma série de procedimentos designados para auxiliar indivíduos a confrontar pensamentos, crenças ou estímulos de baixo risco que são temidos ou evitados. Na exposição *in vivo*, o indivíduo enfrenta os estímulos provocadores de ansiedade, enquanto na exposição imaginária há o enfrentamento das lembranças do evento em si, em que o paciente ouve repetidamente o relato do trauma até que não sinta mais ansiedade (Teche & Ramos-Lima, 2016).

A terapia cognitiva é baseada na ideia de que as reações emocionais são determinadas pela interpretação do evento traumático ocorrido envolvendo identificações errôneas ou cognições distorcidas e inúteis (Teche & Ramos-Lima, 2016).

O treinamento de inoculação do estresse é um programa de tratamento com manejo dos múltiplos componentes da ansiedade, que inclui psicoeducação, treinamento de relaxamento muscular, treinamento da respiração, bloqueio do pensamento, técnicas de reestruturação cognitiva para pensamento positivo, estratégias de resolução de problemas com assertividade e treino de autoinstrução (Teche & Ramos-Lima, 2016).

A terapia do processamento cognitivo é um programa de TCC que combina componentes de diferentes técnicas do tratamento de exposição e cognição. O EMDR é um tratamento que envolve oito etapas: coleta da história, planejamento do tratamento, preparação do paciente, avaliação sistemática do foco do trauma, dessensibilização e reprocessamento (estimulação bilateral: movimento ocular guiado pelo movimento horizontal do braço do terapeuta), instalação de cognições positivas alternativas, mapeamento do desconforto corporal e fechamento (Teche & Ramos-Lima, 2016).

Torna-se essencial uma indicação adequada de psicoterapia que leve em consideração as características de cada paciente, pois o indivíduo com TEPT pode perder a sensação de segurança e passar a se perceber de maneira negativa. Assim, o tratamento deve consistir em fornecer ferramentas que auxiliarão o indivíduo a identificar e avaliar a realidade de suas cognições e a modificá-las caso não sejam realistas. Paralelamente, deve-se expor a pessoa a estímulos provocadores de ansiedade, que em realidade não são perigosos, de maneira que ocorra habituação da ansiedade, com o objetivo de a pessoa retomar a sensação de segurança.

INSTRUMENTOS DE AVALIAÇÃO VALIDADOS E DISPONÍVEIS NO BRASIL PARA TRANSTORNO DE ESTRESSE PÓS-TRAUMÁTICO

A avaliação é um aspecto importantíssimo no diagnóstico psiquiátrico e psicológico, apresentando diversas funções relevantes, como estabelecimento de critérios diagnósticos e mensuração da gravidade dos sintomas, além de possibilitar ao profissional verificar o progresso obtido com o tratamento (Monteverde et al., 2017).

Há um considerável número de instrumentos diagnósticos e de rastreio da sintomatologia pós-traumática em todo o mundo (Sbardelloto et al., 2013), e alguns deles foram traduzidos e validados para o Brasil, mas durante a 4ª edição do DSM (1994), como: Inventário de Cognições Pós-Traumáticas (PTCI), que objetiva investigar as crenças preditoras relacionadas ao TEPT, e que pode ser utilizado em adultos como instrumento de pesquisa, além de auxiliar como mais um elemento na avaliação clínica (Sbardelloto et al., 2013), e o Posttraumatic Stress Disorder Checklist – versão em português (PCL-C), que visa a rastrear sinais sugestivos de TEPT (Mello-Silva et al, 2012). Convém ressaltar que na 4ª versão do DSM (1994) o TEPT estava incluído na categoria dos transtornos de ansiedade e, na versão atual (5ª), está inserido na classificação dos transtornos relacionados a trauma e a estressores. Assim, os instrumentos, apesar de validados, não atenderiam aos critérios atuais de diagnóstico. Desse modo, podemos mencionar a Escala de Impacto do Evento – Revisada (IES-R), na qual o indivíduo responde as questões baseando-se nos sete dias anteriores à aplicação da escala, que contempla os critérios de avaliação do TEPT publicados no DSM-5 (Caiuby et al., 2012), e o CAPS-5 (Videira, 2018), que se apresenta em um formato de entrevista clínica e estruturada baseada nos critérios do DSM-5, mas foi somente traduzido para o português. É importante salientar que, diante dessa situação, a entrevista clínica e o *checklist* do DSM-5 (APA, 2014) podem favorecer um diagnóstico preciso. Para crianças, encontramos o Questionário de Traumas em Crianças (CTQ) (Grassi-Oliveira et al., 2006), mas convém ressaltar que o DSM-5 (APA, 2014) apresenta especificidades diagnósticas que contemplam a infância e a adolescência.

CONSIDERAÇÕES FINAIS

Este capítulo apresentou as principais características de avaliação e tratamento relacionadas ao TEPT, ilustradas por um caso clínico, decorrente de violência urbana. O tratamento primário seguiu-se na TCC. A TCC para TEPT foi baseada em duas principais etapas: a cognitiva, cujo objetivo foi reestruturar as cognições distorcidas, e a comportamental, que buscou o enfrentamento dos sintomas de evitação que contribuíam para a manutenção do transtorno.

Como verificado, o TEPT pode ocorrer já a partir de 1 ano de idade, devendo ser identificado e tratado corretamente, pois há o risco de desencadear comorbidades psíquicas e doenças clínicas, vindo a interferir na qualidade de vida do indivíduo.

REFERÊNCIAS

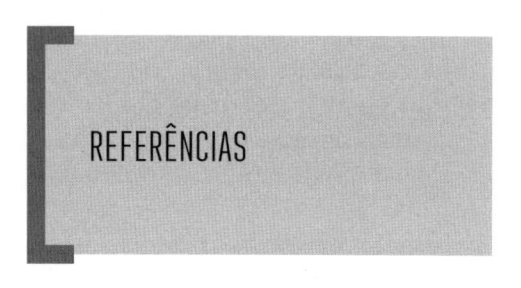

American Psychiatric Association (APA). (2014). *Manual diagnóstico e estatístico dos transtornos mentais: DSM-5* (5. ed.). Artmed.

Barbosa, M., Valle, L. P., Moura, T. C., & Kristensen, C. H. (2018). Vantagens e desvantagens da terapia de exposição virtual para o transtorno de estresse pós-traumático. *Revista Brasileira de Psicoterapia, 20*(1), 81–94.

Bisson, J. (2007). Post-traumatic stress disorder. *Occupational Medicine, 57*(6), 399–403.

Caiuby, A. V. S., Lacerda, S. S., Quintana, M. I., & Andreoli, S. B. (2012). Adaptação transcultural da versão brasileira da escala do impacto do evento – Revisada (IES-R). *Cadernos de Saúde Pública, 28*(3), 597-603.

Câmara, J. W. S. F., & Sougey, E. B. (2001). Transtorno de estresse pós-traumático: Formulação diagnóstica e questões sobre comorbidades. *Revista Brasileira de Psiquiatria, 23*(4), 221-228.

Foa, E. B. (2006). Psychosocial therapy for posttraumatic stress disorder. *The Journal of Clinical Psychiatry, 67*(Suppl 2), 40–45.

Foa, E. B., Keane, T., Friedman, M., & Cohen, J. (Eds.). (2009). *Effective treatments for PTSD: Practice guidelines from the international society for traumatic stress studies* (2nd ed). Guilford.

Grassi-Oliveira, R., Stein, L. M., & Pezzi, J. C. (2006). Tradução e validação de conteúdo da versão em português do childhood trauma questionnaire. *Revista de Saúde Pública, 40*(2).

Mello-Silva, A. C. C., Brasil, V. V., Minamisava, R., Oliveira, L. M. A. C., Cordeiro, J. A. B. L., & Barbosa, M. A. (2012). Qualidade de vida e trauma psíquico em vítimas da violência por arma de fogo. *Texto & Contexto – Enfermagem, 21*(3).

Monteverde, C. M. S., Padovan, T., & Juruena, M. F. (2017). Transtornos relacionados a traumas e a estressores. *Medicina (Ribeirão Preto), 50*(1), 37-50.

Ribeiro, W. S., Mari, J. J., Quintana, M. I., Dewey, M. E., Evans-Lacko, S., Vilete, L. M. P., ... Andreoli, S. B. (2013). The impact of epidemic violence on the prevalence of psychiatric disorders in Sao Paulo and Rio de Janeiro, Brazil. *PLoS One, 8*(5), e63545.

Sbardelloto, G., Schaefer, L. S., Justo, A. R., Lobo, B. O. M., & Kristensen, C. H. (2013). Adaptação e validação de conteúdo da versão brasileira do posttraumatic cognitions inventory. *Revista da Saúde Pública, 47*(2), 1-11.

Schnurr, P. P. (2017). Focusing on trauma-focused psychotherapy for posttraumatic stress disorder. *Current Opinion in Psychology, 14*, 56 – 60.

Teche, S. P., & Ramos-Lima, L. F. (2016). Indicações de tratamento psicoterápico individual no transtorno de estresse pós-traumático. *Revista Brasileira de Psicoterapia (online), 18*(2), 134–144.

Videira, L. S. M. (2018). *Eficácia da terapia focada na compaixão em grupo no transtorno do estresse pós-traumático*. [Dissertação de mestrado], Universidade de São Paulo.

Watts, B. V., Schnurr, P. P., Mayo, L., Young-Xu, Y., Weeks, W. B., & Friedman, M. J. (2013). Meta-analysis of the efficacy of treatments for posttraumatic stress disorder. *The Journal of Clinical Psychiatry, 74*(6), e541-550.

LEITURAS RECOMENDADAS

Ehlers, A., Clark, D. M., Hackmann, A., McManus, F., & Fennell, M. (2005). Cognitive therapy for post-traumatic stress disorder: Development and evaluation. *Behaviour Research and Therapy, 43*(4), 413-431.

Mello, M. F., Schoedl, A. F., Pupo, M. C., Souza, A. A. L., Andreoli, S. B., Bressan, R. A., & Mari, J. J. (2010). Adaptação transcultural e consistência interna do early trauma inventory (ETI). *Cadernos de Saúde Pública, 26*(4).

Capítulo 11

Transtorno de déficit de atenção/hiperatividade

DÉBORA C. FAVA
ANNA CAROLINA CASSIANO BARBOSA
JOÃO RODRIGO MACIEL PORTES
ANA CLAUDIA ORNELAS

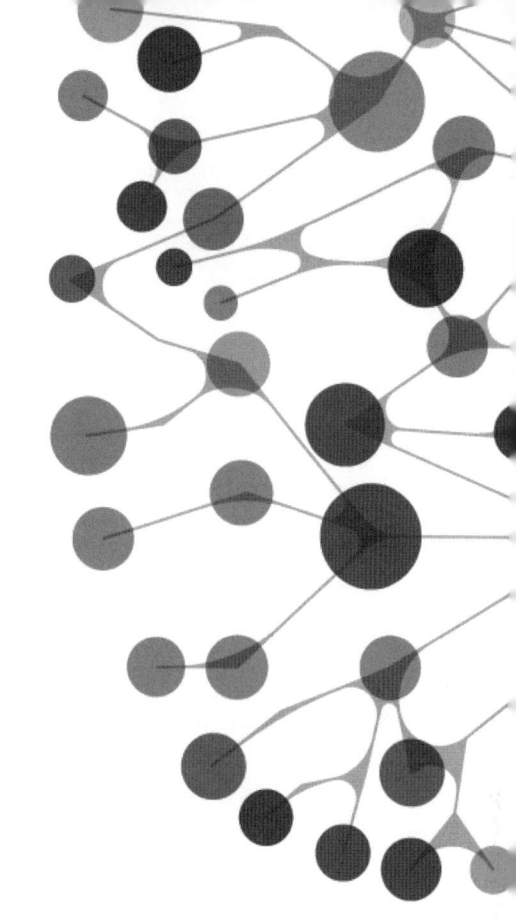

O transtorno de déficit de atenção/hiperatividade (TDAH) é classificado como um transtorno do neurodesenvolvimento, caracterizado por sintomas que se manifestam no início da infância e influenciam o funcionamento pessoal e social do indivíduo. Em alguns casos, estão presentes tanto a desatenção quanto a hiperatividade/impulsividade, e em outros predomina apenas a desatenção ou a hiperatividade (American Psychiatric Association [APA], 2014).

Antes e depois do diagnóstico, o comportamento de um indivíduo com TDAH pode impactar negativamente na sua atenção e no seu comportamento. Dessa forma, esse impacto pode interferir nas atividades diárias e sociais, como na escola, no trabalho, em casa e com os amigos, influenciando, assim, as crenças do indivíduo ao longo da vida, podendo ocorrer o surgimento de outras comorbidades, como a depressão e a ansiedade. Muitas pessoas com esse diagnóstico sofrem *bullying,* por serem lentas ou aceleradas demais, ou levam o estigma da desobediência constante. Ao longo dos anos, esses estigmas podem interferir na autoestima ou na habilidade da pessoa de concluir as atividades ou os estudos, ou até mesmo de desempenhá-los de maneira funcional e esperada (Barbaresi et al., 2013).

O TDAH é um dos transtornos mais comuns de base cerebral e afeta cerca de uma em cada 10 crianças em idade escolar. Estima-se que, em mais da metade dos indivíduos que têm TDAH quando criança, os sintomas continuam até a idade adulta. Pesquisas até o momento mostraram que o TDAH é uma condição cerebral cujos sintomas também dependem de uma série de fatores, dentre eles a genética familiar (Kessler et al., 2006; Kessler et al., 2005). Os mesmos estudos apontam que, em 41 a 55% das famílias com uma criança diagnosticada com TDAH, pelo menos um dos pais também é afetado. Da mesma forma, se um dos pais tem TDAH, a criança tem até 57% de chance de também ter o transtorno. A prevalência global de TDAH na idade adulta atual é de 4,4%. A prevalência foi maior para o sexo masculino (5,4%) em comparação ao feminino (3,2%). A prevalência estimada de TDAH em adultos de 18 a 44 anos foi de 8,1%.

Uma das características que mais diferenciam o quadro diagnóstico de TDAH entre crianças e adultos é o declínio de comportamentos relacionados a hiperatividade com o aumento da idade. Apesar disso, muitos indivíduos nessa etapa do desenvolvimento demonstram incapacidade de relaxar e sensação de que devem continuar em movimento. Os sintomas de déficit de atenção e impulsividade tendem a permanecer mais estáveis na adultez. Essas características são identificadas pelas dificuldades para as atividades que envolvem a organização e a execução das atividades laborais, distração frequente em afazeres diários, incapacidade de manter a concentração em tarefas que exigem atenção de modo contínuo e comportamentos impulsivos observados por tomadas de decisão sem medir as consequências, inclusive com maior probabilidade de envolvimento em comportamentos sexuais de risco, infrações de trânsito e uso abusivo de substâncias psicoativas (Costa et al., 2014; Rohde et al., 2019).

Adultos com TDAH têm apresentado prejuízos graves nos domínios social, ocupacional e interpessoal, grande parte das vezes decorrentes das experiências aversivas vivenciadas ao longo da infância e da adolescência, prolongando-se ao longo da vida adulta com consequências também sobre a saúde mental e importante sofrimento psicológico, com níveis importantes de ansiedade e depressão (Costa et al., 2014; Rohde et al., 2019; Silva et al., 2006).

A avaliação das comorbidades é necessária para um diagnóstico diferencial e principalmente para distinguir quando os casos de TDAH são a causa primária. Nesses casos, os sintomas de TDAH são considerados como crônicos devido ao início na infância e à continuidade na adultez com prejuízos significativos no funcionamento do indivíduo (Asherson et al., 2016).

A indicação de tratamento não medicamentoso para os casos de TDAH é a terapia cognitivo-comportamental (TCC), segundo a Divisão 12 da American Psychological Association (APA), que indica os tratamentos baseados em evidências científicas. Essa indicação é reforçada por estudos de metanálise conduzidos nos últimos anos, como o de Young et al. (2016) e o de Knouse et al. (2017), que apontam a eficácia do uso da TCC para a melhora de sintomas do TDAH em adultos com efeitos de moderados a grandes quando comparados em pré e pós-intervenção.

Este capítulo tem como objetivo apresentar um caso clínico de um adulto com TDAH e as possibilidades de avaliações diagnósticas e intervenções mais atuais na visão TCC, apresentando brevemente as possibilidades de intervenção.

CASO CLÍNICO

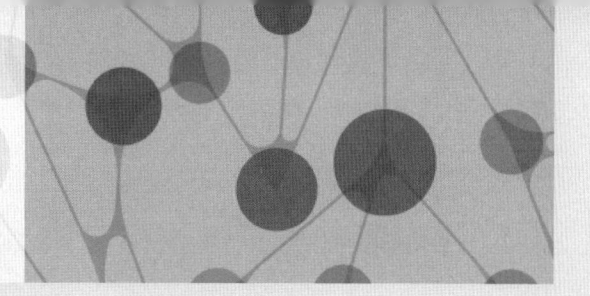

Motivo da busca do atendimento

Marcelo está com 35 anos e busca atendimento porque recebe muitas críticas de sua esposa, Martha. Ele se sente confuso, pois, de certa forma, entende as críticas da esposa, mas não consegue interagir de forma a não criar uma grande briga em torno da reclamação dela. Na tentativa de melhorar seu bem-estar na relação, ele busca psicoterapia espontaneamente. Desde que se casaram, Martha reclama de algumas de suas características, como deixar as coisas espalhadas pela casa, iniciar tarefas e não as finalizar, não lembrar do que ela fala poucas horas depois de terem conversado, etc. Mais recentemente, sua esposa tem-lhe referido profundo desagrado e sentimento de rejeição quando ele a interrompe nas conversas a dois. Com frequência Martha pergunta se ele está prestando atenção, e, quando pede para ele repetir o que ela falava, ele assume estar com a cabeça em outro lugar. Além disso, Marcelo refere que não sabe por que faz isso, mas às vezes se sente inquieto e acaba levantando da mesa se estão conversando e se envolve em outra atividade, como olhar seu celular ou mexer em alguma coisa da casa. Diz que não faz por mal e é repreendido por ela, mesmo que ele explique que só precisou se mexer, mas estaria a ouvindo. Esse padrão inquieto se repete em reuniões familiares ou com amigos íntimos do casal, ou em situações que exijam do seu tempo, como esperar em fila de supermercado ou em filas para pagar contas em restaurantes. No início do casamento, ambos estavam mais tolerantes e animados com a união, portanto, o foco não estava nessas características.

A infância

Marcelo foi uma criança muito ativa; costumava brincar bastante na rua em frente à sua casa com os amigos. Era o líder da turma, e todos queriam ser corajosos como ele. Escalava muros e árvores, seus pais constantemente chamavam sua atenção, e costumava voltar sempre com machucados no final da tarde. Quando os pais lhe dirigiam a palavra, Marcelo parecia já saber o que eles falariam e os interrompia com frequência. Às vezes, parecia não ter paciência para ouvir, e outras vezes parecia não ouvir quando lhe dirigiam a atenção. Na escola, os professores o enviavam para a coordenação, pois ele, apesar de obediente, era inquieto e perturbava os colegas com barulhos e conversas paralelas. Marcelo passou por média em todas as disciplinas da escola e nunca repetiu de ano. Os pais referem que ele era muito inteligente e por isso não precisava estudar para as provas. O próprio Marcelo admite que não estudava e que de última hora lia os resumos de seus colegas e fazia as provas com facilidade.

A adolescência

Aos 16 anos, os amigos de Marcelo estavam muito focados em estudar para o vestibular, enquanto ele não havia nem pensado no que queria cursar. Aos 17 anos, no seu primeiro vestibular, optou por Administração de Empresas, pois seguiu o conselho de seu pai, que era administrador e acreditava ser uma faculdade que abria portas para diversas atuações profissionais. Marcelo, que não sabia o que queria, mas no último ano havia trocado de opção inúmeras vezes, passou no vestibular e ingressou na faculdade.

No período da faculdade, Marcelo sentiu muita dificuldade em estudar as matérias que envolviam cálculos complexos e longos textos. Não tinha os amigos do colégio para ajudá-lo com resumos, e a exigência na faculdade era muito maior. Refere que naquela época, quando lia os textos enviados pelos professores, quando virava as páginas, percebia que não lembrava nada do que havia lido. Retomava a leitura do início, lia em voz alta, mas o mesmo acabava ocorrendo novamente. Começou a ir mal nas provas semestrais e, por isso, repetiu muitas vezes as disciplinas da faculdade. Além disso, deixava para a última hora os trabalhos, pois relutava em envolver-se no que exigiria mais esforço cognitivo. Marcelo terminou a faculdade após 10 anos, devido a tantas repetências.

Ao longo desse tempo na universidade, Marcelo foi perdendo seus amigos pela diferença nas rotinas quando estes entravam no mercado de trabalho e ele seguia estudando. Esse histórico, somado ao cansaço de estar tanto tempo preso à faculdade, o fez cair em um episódio de humor deprimido ao final do ano quando ainda tinha 25 anos. Durante as férias de verão, ele foi levado a um psiquiatra pelos pais. O psiquiatra o diagnosticou com depressão, prescreveu um antidepressivo e fez algumas orientações sobre como lidar com essa fase. Marcelo conseguiu se recuperar e, ainda desmotivado, conseguiu finalizar a faculdade, aos 27 anos.

Na festa de formatura, estava aliviado e feliz pela conclusão do curso, ocasião em que conheceu a prima mais velha de uma formanda, Martha. Na ocasião, Martha refere que se apaixonou pelo jeito brincalhão e piadista de Marcelo e achava que ele tinha uma energia contagiante.

A vida adulta

Depois de graduado, Marcelo conseguiu um emprego na empresa de seu pai e tio e desempenhava a função muito bem. Seu tio foi um grande mentor no início da carreira, ajudando-o a cumprir protocolos de atividades que garantiriam qualidade e cumprimento das tarefas. Marcelo se pressionava para seguir de forma rígida as recomendações e conferências, pois sabia que, se ficasse mais "solto", iria se distrair e acabar perdendo o ritmo. Por isso, dedicou-se ao máximo para garantir seu emprego e poder ter autonomia e independência para poder se casar com Martha e construírem uma vida juntos.

Aos 30 anos de idade, eles se casaram, e Martha sempre o admirou pela dedicação ao trabalho e o considerava até rígido com horários e conferências antes de sair de casa, para não esquecer nada. Com o passar do tempo, Martha começou a observar as outras características que ela não admirava, e, por isso, as discussões tornaram-se mais frequentes.

CRITÉRIOS DIAGNÓSTICOS E DIAGNÓSTICO DIFERENCIAL

O TDAH é caracterizado, segundo a 5ª edição do *Manual diagnóstico e estatístico de transtornos mentais* (DSM-5) (APA, 2014), por um padrão persistente de desatenção e/ou hiperatividade-impulsividade que interfere no funcionamento ou no desenvolvimento. Em ambos os domínios, seis ou mais dos nove sintomas devem persistir por pelo menos seis meses, em um grau que é inconsistente com o nível de desenvolvimento, e devem ter um impacto negativo diretamente sobre as atividades sociais e/ou acadêmicas/profissionais (Critério A).

No domínio da desatenção, Marcelo apresenta dificuldade de manter a atenção em tarefas (item B), parece não escutar quando lhe dirigem a palavra (item C), não segue instruções e não termina tarefas domésticas (item D), tem dificuldade de manter os materiais e os pertences em ordem (item E), é relutante em envolver-se em tarefas que exijam esforço mental constante (item F), é facilmente distraído por estímulos externos, como barulhos e até mesmo as próprias lembranças durante uma conversa (item H), e é muitas vezes esquecido em atividades diárias, não lembrando de combinações com sua esposa, por exemplo (item I).

O item A (deixa de prestar atenção em detalhes ou comete erros por descuido no trabalho ou durante outras atividades) não aparece com significância na vida atual, pois, desde que entrou na empresa em que trabalha, segue regras e protocolos bem definidos e é constantemente cobrado e supervisionado pelo seu diretor. O item G (perder coisas necessárias para tarefas ou atividades) também não é observável na vida adulta, mas já foi comum durante o período escolar.

No domínio da hiperatividade/impulsividade, Marcelo muitas vezes se levanta ou sai do lugar em situações que se espera que fique sentado (item B), fica desconfortável em situações de tempo prolongado, como nas conversas cotidianas com sua esposa e familiares (item E), deixa escapar a resposta antes que a pergunta tenha sido finalizada (item G), tem dificuldade em esperar sua vez (item H) e, muitas vezes, interrompe os outros em conversas (item I).

Os itens A (agitar as mãos ou os pés ou se remexer na cadeira), C (correr e escalar em demasia), D (incapacidade de brincar calmamente) e F (falar em excesso) eram observáveis durante sua infância.

Vários desses sintomas de desatenção e/ou hiperatividade/impulsividade estiveram presentes antes dos 12 anos de idade (critério B) e estão presentes em dois ou mais contextos, no caso de Marcelo na casa, com os amigos ou familiares e em outras atividades cotidianas (critério C). Ainda, há clara evidência de que os sintomas interferem ou reduzem a qualidade do funcionamento social, acadêmico ou ocupacional (critério D), e, no caso de Marcelo, o prejuízo acadêmico foi tão intenso a ponto de levá-lo a apresentar um episódio depressivo, que atualmente prejudica seu funcionamento social. Ademais, para o TDAH ser diagnosticado, deve-se entender que os sintomas não ocorrem exclusivamente durante o curso da esquizofrenia ou de outro transtorno psicótico e não são mais bem explicados por outro transtorno mental (critério E).

Outro aspecto a ser considerado no manejo de pacientes com TDAH é a ocorrência de comorbidades, que, segundo o DSM-5, são comuns em indivíduos que preenchem critérios para esse diagnóstico (APA, 2014). No caso do paciente Marcelo, identifica-se um episódio de humor deprimido aos 25 anos, quando recebeu diagnóstico de um psiquiatra e tratamento medicamentoso.

No processo de avaliação, muitas vezes é um desafio para o profissional diferenciar possíveis diagnósticos e suas comorbidades. No caso descrito neste capítulo, é importante ressaltar que episódios depressivos podem ocasionar dificuldade de concentração, porém esse prejuízo está localizado na duração do episódio, diferentemente do que acontece no TDAH, em que fica evidente que os prejuízos atencionais são mais amplos do que os explicados por um possível quadro depressivo, afetando o funcionamento global do paciente ao longo dos anos.

No caso apresentado, ressalta-se o fato de Marcelo ter recebido tratamento para a comorbidade, e não para o TDAH, o que gera alto custo para o paciente tanto no aspecto ocupacional quanto no aspecto interpessoal, acarretando sinais como labilidade afetiva, irritabilidade e baixa autoestima (Kooij et al., 2010). Além disso, o profissional deve considerar, também, que altos níveis de estresse, ansiedade e depressão podem se manifestar como consequência do TDAH não diagnosticado ou não tratado em adultos (Alexander & Harrison, 2013).

INDICAÇÃO PRIMÁRIA DE TRATAMENTO

A Divisão 12 da APA define que a TCC exibe fortes evidências na literatura científica para o tratamento do TDAH, isto é, o tratamento proposto pela TCC é bem estabelecido com base em ensaios clínicos randomizados e tem-se mostrado eficaz para os sintomas de desatenção, de hiperatividade e impulsividade. Recentemente, o estudo de metanálise de Young et al. (2016) reforçou os benefícios na redução dos sintomas do tratamento para adultos com TDAH baseado no modelo da TCC.

Além da TCC, pesquisadores indicam que o tratamento de primeira linha para o TDAH é a farmacoterapia (National Institute for Health and Care Excellence [NICE], 2019), com a maioria das pesquisas em adultos focando na eficácia da medicação (Faraone & Glatt, 2010). Uma pesquisa de metanálise sugere que os medicamentos são seguros, mostram eficácia alta e devem ser a primeira escolha para o tratamento dos sintomas no TDAH, de acordo com ensaios clínicos randomizados controlados (Faraone et al., 2021).

No caso das psicoterapias, os estudos têm indicado redução de sintomas nas abordagens comportamentais e cognitivo-comportamentais, e a TCC tem-se mostrado útil para o tratamento de pacientes adultos com eficácia de moderada a alta, quando comparados com grupo-controle, em sintomas de desatenção, habilidades organizacionais e habilidades sociais (Faraone et al., 2021), e também tem sido recomendada nos casos em que os pacientes não aderem ao tratamento medicamentoso (Jensen et al., 2016).

Os componentes da TCC incluem a psicoeducação sobre o transtorno, o treino em organização, planejamento e gerenciamento do tempo, o treino em solução de problemas e técnicas para redução da distratibilidade e aumento da atenção. A reestruturação cognitiva é indicada para o tratamento se houver padrões cognitivos e emocionais disfuncionais decorrentes do quadro psicopatológico do paciente. Barkley (2008) aponta para um prejuízo importante no aspecto da autorregulação em pacientes com TDAH; assim, os recursos utilizados na TCC para o autoconhecimento e o desenvolvimento da capacidade de resolução de problemas podem ser úteis para uma vida mais adaptativa.

Com base no pressuposto de que o TDAH se origina de uma base neurobiológica, Safren et al. (2004) propuseram um modelo de TCC de TDAH que destaca a importância do prejuízo de funções executivas (FE) no transtorno (como memória de trabalho, controle inibitório e atenção sustentada) sustentando os principais sintomas de desatenção, hiperatividade e impulsividade. Os autores defendem a ideia de que esses prejuízos nas FE dificultam a aprendizagem ou a adaptação de estratégias de enfrentamento, resultando em dificuldades que perduram ao longo da vida. Muitos adultos podem ter convivido com o transtorno sem tratamento e vivenciaram uma história de vida com muitas experiências negativas que podem afetar seu sistema de crenças. Além disso, os recursos de organização e planejamento, como calendários e lista de tarefas, e treinamento em resolução de problemas (p. ex., geração de alternativas e escolha das melhores soluções), foram utilizados como alternativa para gerenciar adequadamente as tarefas cotidianas. A reestruturação cognitiva mostrou-se relevante para auxiliar os pacientes com cognições distorcidas, deprimidas e ansiogênicas, permitindo uma autorregulação eficaz (Safren, et al., 2010; Solanto et al., 2010).

O tratamento proposto na TCC tem sido realizado em uma média de 12 sessões, mostrando melhores resultados no tratamento combinado, ou seja, TCC associada ao tratamento farmacológico (Weiss et al., 2012). A psicoeducação tem fornecido os recursos necessários para o conhecimento sobre o transtorno, seu impacto sobre o funcionamento do indivíduo e o manejo dos recursos terapêuticos disponíveis para as mudanças cognitivas e comportamentais necessárias (Safren, et al., 2010).

INSTRUMENTOS DE AVALIAÇÃO VALIDADOS E DISPONÍVEIS NO BRASIL PARA O TDAH

A pesquisa realizada para este capítulo indica que existe carência de instrumentos validados disponíveis no Brasil para avaliação de adultos com suspeita de TDAH, principalmente contemplando os critérios do DSM-5 (APA, 2014). Muitos instrumentos são corriqueiramente utilizados em pesquisa, mas não têm dados de validação para a população brasileira e podem dificultar uma compreensão mais aprofundada sobre o paciente (Mattos et al., 2006).

O uso de escalas e inventários é um recurso comumente utilizado na avaliação do TDAH em crianças e adolescentes. No caso de pacientes adultos, encontramos alguns recursos, como a Adult Self-Report Scale (ASRS-18) (Mattos et al., 2006), uma escala autoaplicável que permite o rastreio dos sintomas do TDAH no adulto, porém essa versão foi validada no Brasil com base nos critérios do DSM-IV, embora já exista a nova versão desse instrumento baseada nos critérios do DSM-5 validada em outros países (Ustun et al., 2017). Um dos instrumentos que tem apresentado boa confiabilidade para o diagnóstico de TDAH em adultos é o DIVA 2.0 (Pettersson et al., 2015). Trata-se de uma entrevista semiestruturada, baseada nos critérios do DSM-IV e disponível em vários idiomas, inclusive em português (DIVA Foundation, 2021). Esse instrumento é oriundo da Fundação DIVA, em Haia, Holanda. A adaptação para o português do Brasil foi realizada pela Dra. Anny Karinna P. M. Menezes, a psicóloga Maria Ângela Gobbo e o Prof. Dr. Mário Rodrigues Louzã, do Programa de Déficit de Atenção e Hiperatividade do Adulto (Prodath) do Instituto de Psiquiatria do Hospital das Clínicas da Faculdade de Medicina da Universidade de São Paulo (USP). Apesar da adaptação transcultural do instrumento, ainda se desconhecem as evidências de validade para a utilização no diagnóstico clínico no Brasil. Recentemente, foi publicado o DIVA 5, baseado nos critérios do DSM-5 (DIVA Foundation, 2021), mas ainda não há estudos sobre a adaptação e a validação do instrumento no contexto brasileiro. A Barratt Impulsiveness Scale (BIS-11) (Malloy-Diniz et al., 2015) é uma escala também autoaplicável que verifica diferentes dimensões da impulsividade e, apesar de não investigar diretamente o TDAH, pode oferecer uma medida importante das características de controle inibitório, atenção e imediatismo presentes nesse transtorno.

O diagnóstico do TDAH no adulto ainda é feito de modo eminentemente clínico, por meio de entrevistas com o paciente, pessoas próximas e observação de comportamentos estruturados com base nos critérios do DSM-5, sendo que a entrevista clínica é considerada "padrão ouro" para a avaliação do transtorno (Pettersson et al., 2015). Recomenda-se a avaliação de alguns indicadores por meio da entrevista clínica para o estabelecimento do diagnóstico, como a revisão das preocupações atuais, a avaliação do nível de funcionamento desde a infância, a história de vida do indivíduo e da família, o diagnóstico diferencial e a avaliação intelectual das funções executivas e de comorbidades com outros transtornos mentais (Rohde et al., 2019).

Nesse sentido, um recurso que pode auxiliar terapeuta e paciente a compreenderem o funcionamento cognitivo e comportamental é a avaliação neuropsicológica, que pode ampliar a compreensão do quadro e favorecer um processo terapêutico mais voltado à necessidade específica de cada paciente.

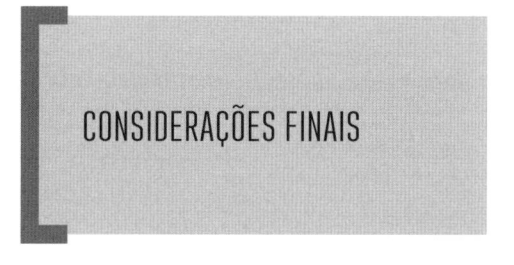

CONSIDERAÇÕES FINAIS

O diagnóstico de TDAH é complexo e exige uma avaliação clínica cuidadosa mesmo com o uso de escalas, uma vez que diversos sintomas correspondem a critérios de outras psicopatologias, quando vistos de forma isolada. Nesse sentido, o cuidado com o diagnóstico diferencial torna-se crucial para o sucesso do tratamento, pois esse procedimento pode mudar o curso das intervenções mais indicadas para cada quadro apresentado.

A TCC, incluindo suas principais técnicas e estratégias, como o treino em organização, planejamento e gerenciamento do tempo e em solução de problemas, e as de redução da distratibilidade e de aumento da atenção, são componentes com sustentada evidência cientifica. Além disso, ressaltam-se dois pontos: a reestruturação cognitiva, que tem a função de auxiliar no tratamento dos padrões cognitivos disfuncionais associados, e o julgamento clínico eficiente para proceder com encaminhamento para tratamento medicamentoso caso o paciente não responda ao tratamento psicoterápico unicamente.

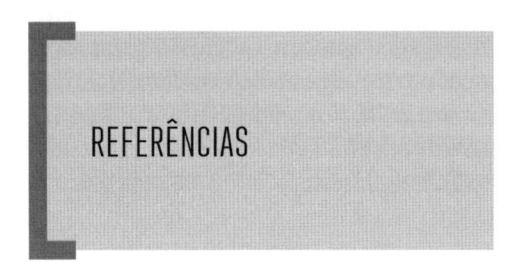

REFERÊNCIAS

Alexander, S. J., & Harrison, A. G. (2013). Cognitive responses to stress, depression, and anxiety and their relationship to ADHD symptoms in first year psychology students. *Journal of Attention Disorders, 17*(1), 29–37.

American Psychiatric Association (APA). (2014). *Manual diagnóstico e estatístico dos transtornos mentais: DSM-5* (5. ed.). Artmed.

Asherson, P., Buitelaar, J., Faraone, S. V., & Rohde, L. A. (2016). Adult attention-deficit hyperactivity disorder: Key conceptual issues. *The Lancet Psychiatry, 3*(6), 568–578.

Barbaresi, W. J., Colligan, R. C., Weaver, A. L., Voigt, R. G., Killian, J. M., & Katusic, S. K. (2013). Mortality, ADHD, and psychosocial adversity in adults with childhood ADHD: A prospective study. *Pediatrics,131*(4), 637-644.

Barkley, R. A. (2008). *Transtorno de déficit de atenção/hiperatividade: Manual para diagnóstico e tratamento* (3. ed.). Artmed.

Costa, D. S., Medeiros, D. G. M. S., Alvim-Soares, A., Géo, L. A. L., & Miranda, D. M. (2014). Neuropsicologia do transtorno de déficit de atenção/hiperatividade e outros transtornos externalizantes. In D. Fuentes, L. F. Malloy-Diniz, C. H. P. Camargo, & R. M. Cosenza (Orgs.), *Neuropsicologia: teoria e prática* (2. ed., pp. 165-182). Artmed.

DIVA Foundation (2021). *Diagnostic interview for ADHD in adults*. https://www.divacenter.eu/DIVA.aspx?id=461.

Faraone, S. V., Banaschewski, T., Coghill, D., Zheng, Y., Biederman, J., Bellgrove, M. A.,... Wang, Y. (2021). The World Federation of ADHD International Consensus Statement: 208 Evidence-based conclusions about the disorder. *Neuroscience and Biobehavioral Reviews, 128*, 789–818.

Faraone, S. V., & Glatt, S. J. (2010). A comparison of the efficacy of medications for adult attention-deficit/hyperactivity disorder using meta-analysis of effect sizes. *The Journal of Clinical Psychiatry, 71*(6), 754-763.

Jensen, C. M., Amdisen, B. L., Jørgensen, K. J., & Arnfred, S. M. H. (2016). Cognitive behavioural therapy for ADHD in adults: Systematic review and meta-analyses. *Attention Deficit and Hyperactivity Disorders, 8(1)*, 3–11.

Katzman, M. A., Bilkey, T. S., Chokka, P. R., Fallu, A., & Klassen, L. J. (2017). Adult ADHD and comorbid disorders: Clinical implications of a dimensional approach. *BMC psychiatry, 17*(1), 302.

Kessler, R. C., Adler, L., Barkley, R., Biederman, J., Conners, C. K., Demler, O., ... Zaslavsky, A. M. (2006). The prevalence and correlates of adult ADHD in the United States: Results from the national comorbidity survey replication. *The American Journal of Psychiatry, 163*(4), 716-723.

Kessler, R. C., Berglund, P., Demler, O., Jin, R., Merikangas, K. R., & Walters, E. E. (2005). Lifetime prevalence and age-of-onset distributions of DSM-IV disorders in the national comorbidity survey replication. *Archives of General Psychiatry, 62*(6), 593-602.

Knouse, L. E., Teller, J., & Brooks, M. A. (2017). Meta-analysis of cognitive–behavioral treatments for adult ADHD. *Journal of Consulting and Clinical Psychology, 85*(7), 737–750.

Kooij, S. J., Bejerot, S., Blackwell, A., Caci, H., Casas-Brugué, M., Carpentier, P. J., ... Asherson, P. (2010). European consensus statement on diagnosis and treatment of adult ADHD: The European Network Adult ADHD. *BMC psychiatry, 10*, 67.

Mattos, P., Segenreich, D., Saboya, E., Louzã, M., Dias, G., & Romano, M. (2006). Adaptação transcultural para o português da escala adult self-report scale para avaliação do transtorno de déficit de atenção/hiperatividade (TDAH) em adultos. *Archives of Clinical Psychiatry (São Paulo), 33*(4), 188-194.

Malloy-Diniz, L. F., Paula, J. J., Vasconcelos, A. G., Almondes, K. M., Pessoa, R., Faria, L., ... Mattos, P. (2015). Normative data of the Barratt Impulsiveness Scale 11 (BIS-11) for Brazilian adults. *Brazilian Journal of Psychiatry, 37*(3), 245-248.

National Institute for Health and Care Excellence (NICE). (2019). *NICE guidelines [NG87] – Attention deficit hyperactivity dis- order: Diagnosis and management.* https://www.nice.org.uk/guidance/NG87

Nascimento, E. (2004). *WAIS-III: Escala de inteligência Wechsler para adultos: Manual técnico.* Casa do Psicólogo.

Pettersson, R., Söderström, S., & Nilsson, K. W. (2015). Diagnosing ADHD in adults: An examination of the discriminative validity of neuropsychological tests and diagnostic assessment instruments. *Journal of Attention Disorders, 22(11),* 1019–1031.

Rohde, L. A., Coghill, D., Asherson, P., & Banaschewski, T. (2019). Avaliando o TDAH ao longo da vida. In L. A. Rohde, J. K. Bultelaar, M. Gerlach, & S. V. Faraone (Orgs.), *Guia para compreensão e manejo do TDAH da World Federation of ADHD* (pp. 44-66). Artmed.

Safren, S. A., Sprich, S., Chulvick, S., & Otto, M. W. (2004). Psychosocial treatments for adults with attention-deficit/hyperactivity disorder. *The Psychiatric Clinics of North America, 27*(2), 349–360.

Safren, S. A., Sprich, S., Mimiaga, M. J., Surman, C., Knouse, L., Groves, M., & Otto M. W. (2010). Cognitive behavioral therapy vs relaxation with educational support for medication-treated adults with ADHD and persistent symptom. *Journal of the American Medical Association, 304*(8), 875–880.

Silva, M. A., Louzã, M. R., & Vallada, H. P. (2006). Attention deficit hyperactivity disorder (ADHD) in adults: Social-demographic profile from a university hospital ADHD outpatient unit in São Paulo, Brazil. *Arquivos de Neuro-Psiquiatria, 64*(3a), 563-567.

Solanto, M. V., Marks, D. J., Wasserstein, J., Mitchell, K., Abikoff, H., Alvir, J. M. J., & Kofman, M. D. (2010). Efficacy of meta-cognitive therapy for adult ADHD. *The American Journal of Psychiatry, 167*(8), 958-968.

Ustun, B., Adler, L. A., Rudin, C., Faraone, S. V., Spencer, T. J., Berglund, P., Gruber, M. J., & Kessler, R. C. (2017). The World Health Organization adult attention-deficit/hyperactivity disorder self-report screening scale for DSM-5. *JAMA psychiatry, 74*(5), 520–527.

Weiss, M., Murray, C., Wasdell, M., Greenfield, B., Giles, L., & Hechtman, L. (2012). A randomized controlled trial of CBT therapy for adults with ADHD with and without medication. *BMC Psychiatry, 12,* 30.

Young, Z., Moghaddam, N., & Tickle, A. (2016). The efficacy of cognitive behavioral therapy for adults with ADHD: A systematic review and meta-analysis of randomized controlled trials. *Journal of Attention Disorders, 24*(6), 875-888.

Capítulo 12

Transtorno da personalidade *borderline*

RAMIRO FIGUEIREDO CATELAN
AUGUSTO DUARTE FARIA

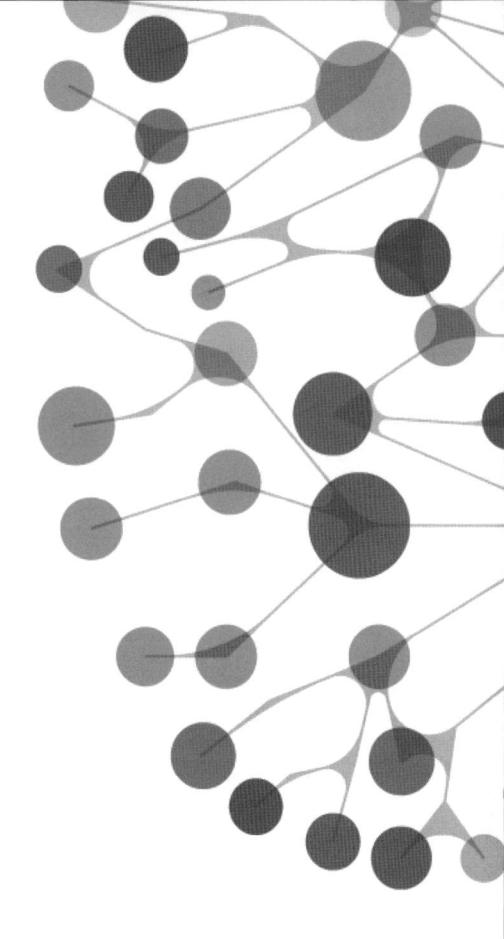

O transtorno da personalidade *borderline* (TPB) é caracterizado por uma constelação de sintomas psicológicos graves e persistentes. Características comuns incluem alta labilidade emocional, instabilidade nas relações interpessoais, ideação suicida pervasiva, impulsividade e sensação crônica de vazio (Lieb et al., 2004). A prevalência na população em geral gira em torno de 1 a 3%; já em contextos clínicos ambulatoriais e hospitais psiquiátricos, as taxas chegam a 12 e 22%, respectivamente (Ellison et al., 2018). Altos índices de comportamentos autolesivos e tentativas de suicídio são encontrados entre indivíduos diagnosticados com TPB, que consumam mais suicídio quando comparados à população em geral (Pompili et al., 2005).

A etiologia do transtorno não se encontra estabelecida, embora haja indicativos de que uma forte influência genética, associada a maus-tratos e experiências adversas na infância, possa estar presente em seu desenvolvimento (Chapman, 2019). Por ter sido por muito tempo considerado intratável, o TPB ainda é alvo de estigma e discriminação entre profissionais da saúde mental. A atribuição de rótulos e julgamentos como "manipuladores", "resistentes" e "difíceis" a esses indivíduos não é incomum e pode ter efeitos deletérios sobre o tratamento, contribuindo para abandonos prematuros e evitação de novas procuras por auxílio psicológico e psiquiátrico (Aviram et al., 2006). A miríade de comorbidades, demandas e comportamentos de risco associados ao diagnóstico torna o tratamento desafiador para profissionais sem treinamento especializado prévio em abordagens de psicoterapia com sustentação empírica, o que pode contribuir para levá-los a fadiga e *burnout* (Putrino et al., 2020).

CASO CLÍNICO

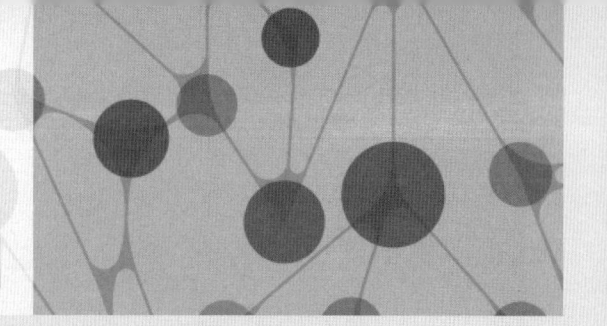

Denise é uma mulher de 32 anos, negra, casada, heterossexual, profissional da saúde, filha adotiva em uma prole de quatro irmãos, mãe de um filho. Ela procura tratamento após um episódio de estresse no ambiente laboral, no qual um superior hierárquico proferiu comentários de cunho racista e a remanejou para outra unidade de saúde do município em que trabalha. No mesmo dia dessa ocorrência, chegou em casa, procurou uma lâmina e tentou se cortar com o objetivo de se matar, tendo de ser contida pelo marido. Em um primeiro contato com o terapeuta, diz sentir-se totalmente desnorteada por conta da situação: "Eu não quero mais viver; ninguém gosta de mim e vão tentar me destruir".

Relata como principal queixa uma sensação profunda de vazio associada a uma ideia constante de morte, que descreve como "dor na alma". Segundo ela, sua vida não faz nenhum sentido e, na maioria das vezes, é insuportável. Esse pensamento a acompanha desde o começo da adolescência. Ela atribui isso, entre outros motivos, ao fato de ter sido adotada, pois "uma criança ser largada no mundo quando bebê é algo indescritivelmente horrível". Refere ter recebido afeto por parte do pai ao longo do seu desenvolvimento, mas que a mãe constantemente cometia agressões físicas e verbais contra ela. Essas ocorrências se deram desde os 2 anos, começando com beliscões e evoluindo para tapas e empurrões à medida que ficava mais velha. Em um episódio específico, a mãe esfregou uma esponja de aço contra todo o corpo da menina porque "ela estava encardida demais".

Explosões de raiva, manifestadas constantemente por meio de gritos e quebra de objetos, são habituais. Ela não consegue achar uma explicação para isso, pois, conforme refere, "qualquer coisa me irrita e tira do sério". Relata que essas explosões se intensificaram quando estava no ensino médio. Teve dificuldade de inclusão no ambiente escolar, no qual era alvo de xingamentos racistas e excluída das rodas de amizade, o que eliciava crises de raiva. Na sua concepção, isso contribuiu para elevar sua ideação suicida, que oscila conforme o dia, mas está sempre presente.

Aos 15 anos, iniciou comportamento autolesivo com tesouras e facas, cortando-se na região das coxas para que ninguém percebesse os ferimentos. Isso a fazia sentir alívio, pois "nada mais adiantava". Em geral, os gatilhos para as autolesões eram os ataques verbais e/ou agressões físicas que a mãe cometia. Em uma situação específica, após ser chamada de "vagabunda", Denise sacou uma faca da cozinha e tentou esfaquear a mãe, sendo na sequência internada em um hospital psiquiátrico, onde permaneceu por 10 dias. O pai não impedia os comportamentos violentos da mãe, o que, conforme Denise, a fez sentir muito desamparo: "Não tem ninguém por mim nesse mundo".

Durante a faculdade, desenvolveu algumas amizades, com as quais se sentia constantemente instável, tendo a sensação recorrente de que estava sendo rejeitada e abandonada. Teve algumas experiências sexuais com rapazes, mas nunca levou nenhuma relação adiante. Aos 22 anos, começou a fazer uso recorrente de maconha e álcool, pelo menos três vezes na semana, comportamento que se mantém no momento, embora com redução na frequência e na quantidade. Segundo ela, faz isso para se anestesiar e "ficar de boa", sendo uma das poucas formas por meio das quais consegue ter tranquilidade, já que passa boa parte do seu tempo ruminando pensamentos autodepreciativos, como "eu sou um lixo de pessoa", "não presto para nada" e "não sirvo para esse mundo". Eventualmente, quando comparecia a festas, envolvia-se em brigas, nas quais apanhava e era retirada dos ambientes. Nos momentos nos quais não consumia substâncias, tentava dedicar-se aos estudos, pois tinha a pretensão de desenvolver autonomia financeira.

Aos 25 anos, engravidou ao se relacionar com um rapaz que havia conhecido em uma festa. O fruto dessa relação é um menino, atualmente com 7 anos de idade, que não tem contato com a paciente, pois mora com o pai. Entretanto, a mãe de Denise, avó do menino, mantém contato semanal com a criança, dando presentes, levando para passear e ajudando financeiramente, o que constantemente ocasiona crises de raiva na paciente, que considera aquilo um absurdo e se sente trocada. O menino se queixa por sentir falta da mãe e pede que ela o visite. Apesar de ter ciência dessas solicitações, ela não busca se aproximar por dizer que não gosta de criança, não tem afinidade com ela e não tem interesse pelas mesmas coisas. Toda vez que alguém menciona o assunto, ela grita e quebra coisas.

O atual marido, que ela conheceu há três anos, queixa-se constantemente do comportamento instável de Denise. Ele a acusa de louca toda vez que ela entra em crise diante de algum episódio familiar ou no trabalho. Muitas vezes após esses ocorridos, ela acaba entrando na internet e fazendo compras de valor expressivo no cartão de crédito do marido, já tendo contraído dívidas elevadas no passado. Quando esse impulso de gastar passa, avalia que se sente esvaziada e não reconhece a si mesma, recorrendo à bebida para aliviar esse mal-estar. Quando o marido se queixa de seu uso de bebida, ela grita e quebra coisas em casa. Quando ele ameaça terminar o relacionamento e sair de casa, ela costuma se desesperar, chorar compulsivamente e pedir para que não a deixe sozinha, prometendo mudanças que não consegue sustentar por muito tempo. Eventualmente, após discussões por telefone com a mãe ou outras situações estressoras, acredita que está sendo perseguida pelas outras pessoas e que estão "armando contra ela", afastando-se das suas amizades atuais e isolando-se do marido, que torna a chamá-la de louca.

CRITÉRIOS DIAGNÓSTICOS E DIAGNÓSTICO DIFERENCIAL

Para receber o diagnóstico de TPB, um indivíduo deve apresentar características pervasivas e duradouras, presentes em diversos contextos de vida, referentes a instabilidade interpessoal, dificuldades com autoimagem, oscilação afetiva e impulsividade aguçada, devendo atender a pelo menos cinco entre novos critérios (American Psychiatric Association [APA], 2014). Em suas relações, de maneira geral, Denise constantemente age de forma a tentar evitar rejeição, com receio de ser abandonada (Critério 1), conforme pode-se observar nas promessas que faz quando o marido ameaça abandoná-la ao vê-la beber em excesso.

O estilo interpessoal de Denise é caracterizado por uma dicotomia cognitiva do tipo "8 ou 80", flutuando entre a idealização e o apego exagerado a alguém e a desvalorização (ou oposição) desse mesmo indivíduo (Critério 2). Ela com frequência perde a noção de quem é e apresenta problemas de autoimagem, identidade e percepção de si (Critério 3). Isso se explicita na dificuldade de definir quais são seus valores e prioridades de vida, que parecem constantemente flutuar, além da interpretação de si como alguém má, ruim e digna de sofrimento. Outro aspecto que chama a atenção é sua recorrente impulsividade quando está sob crises, fazendo uso de álcool e comprando em demasia, além de apresentar episódios esporádicos de compulsão sexual (Critério 4, que deve abarcar impulsividade em pelo menos duas áreas distintas da vida, excluindo comportamento suicida ou autolesivo).

A "dor na alma" relatada pela paciente, expressão que ela usa para se referir à ideação suicida e à falta de vontade de viver, é muito comum entre pessoas com TPB, o que muitas vezes se encontra associado a recorrentes gestos, ameaças e comunicações suicidas, além de comportamento autolesivo (Critério 5), que não necessariamente tem intenção suicida. No caso de Denise, as autolesões eram usadas com o objetivo de trazer alívio, argumento constantemente evocado por indivíduos com TPB.

Denise refere acentuada alternância e flutuação nos estados afetivos, o que a faz sentir-se em uma "gangorra emocional", que muitas vezes a leva da ansiedade à euforia e, então, à irritabilidade, dificultando a identificação de um estado de humor padrão (Critério 6). Suas queixas constantes de tédio, vazio e falta de sentido de vida, que contribuem para muitas das suas crises, são frequentes em pessoas com TPB (Critério 7). Muitas pessoas ao seu redor a rotulam como "barraqueira", "pavio curto", "temperamental" e "cabeça quente" por conta de suas constantes explosões de raiva, que ocorrem subitamente e são percebidas por meio de xingamentos, ofensas e quebra de móveis e objetos, decorrentes de sua dificuldade de manejar e controlar essa emoção (Critério 8).

Por fim, quando sob forte estresse ou pressão, Denise apresenta ideação paranoide transitória, que fica explícita quando acredita que as pessoas estão intencionalmente agindo para lhe causar mal (Critério 9). Embora não seja o caso da paciente aqui discutida, é importante salientar que sintomas dissociativos fortes podem acompanhar ou se apresentar no lugar desse tipo de pensamento quando a pessoa se encontra sob controle de situações estressoras, fazendo com que temporariamente tenha desrealização (sentimento de estar distanciado, como se fosse um observador externo, do ambiente ao seu redor) e/ou despersonalização (sentimento de estar distanciado, como se fosse um observador externo, dos próprios processos mentais, do corpo ou das ações).

Como se pode perceber, Denise fecha todos os nove critérios diagnósticos que indicam que ela tenha TPB. Porém, é salutar destacar que o TPB é um transtorno com manifestações heterogêneas que não necessariamente se encaixarão nos estereótipos comumente descritos por profissionais de saúde mental (p. ex., nem todos os indivíduos apresentam comportamento autolesivo).

Uma das características mais salientes no diagnóstico de TPB, que pode ser observada no caso aqui descrito, é a desregulação emocional pervasiva, definida como um padrão pervasivo de maior suscetibilidade para sentir intensamente as emoções, com consequente dificuldade de regulá-las. Esse padrão é marcado por quatro dificuldades básicas: frear os impulsos derivados da experiência emocional extrema; reduzir a ativação fisiológica durante crises emocionais; comportar-se conforme seus valores pessoais e prioridades; redirecionar o foco atencional do sofrimento e o evento que o ativou (Lieb et al., 2004).

De todos os transtornos da personalidade, o TPB é aquele com maior probabilidade de desenvolvimento de irregularidades nos ritmos circadianos, com ênfase no ciclo sono-vigília (insônia crônica é uma queixa comum). Também por essa razão, é comum que, no lugar de TPB, pessoas recebam de forma equivocada o diagnóstico de transtorno do humor bipolar (THB), especialmente por conta do registro de intensas oscilações no estado afetivo. Embora possa ocorrer comorbidade, tanto com THB quanto com transtorno depressivo maior, o que ajuda a diferenciar o diagnóstico de TPB de um transtorno de humor é que neste último está presente uma base eutímica à qual a pessoa retorna quando esbatido o episódio depressivo, hipomaníaco ou maníaco. Já no TPB, a instabilidade costuma se manifestar como padrão de funcionamento, sendo as oscilações afetivas frequentemente ativadas por gatilhos externos ou por interpretações, enquanto as oscilações presentes no THB são orgânicas, mais duradouras e indicam modificação no estado basal de humor. Os circuitos emocionais presentes no TPB são comumente menos suscetíveis a medicamentos em comparação a transtornos de humor ou de ansiedade, e isso pode explicar a permanência da volatilidade emocional e das crises quando um indivíduo tem um longo histórico de uso de anticonvulsivantes/estabilizadores do humor, o que pode dar mais indicativos da presença de um transtorno de desregulação emocional (caso do TPB) do que de transtorno de humor (caso do THB) (Cattarinussi et al., 2021).

Embora possa se manifestar concomitantemente, o TPB se distingue de outros transtornos da personalidade, como o histriônico, por conta do padrão de autoagressão, sensação crônica de vazio e rompantes de raiva direcionados às outras pessoas, mesmo que a constante evocação de atenção alheia e oscilação afetiva esteja presente em ambos. Embora compartilhe com o transtorno da personalidade esquizotípica a presença de ideação paranoide, no TPB esse sintoma apresenta caráter transitório em reatividade a circunstâncias específicas, enquanto no primeiro essa característica é mais pervasiva. Raiva acentuada diante de estímulos mínimos também caracteriza os transtornos da personalidade paranoide e narcisista, mas eles se diferenciam do TPB por não apresentarem nível elevado de autodepreciação, autoagressão, preocupações recorrentes com abandono e dificuldades com autoimagem. O TPB e o transtorno da personalidade antissocial guardam semelhança em aspectos relacionados à agressividade e a comportamentos que podem ser interpretados como "manipuladores", mas, enquanto no primeiro isso muitas vezes ocorre como forma indireta e não intencional de manter contato com o ambiente, no transtorno da personalidade antissocial esse tipo de conduta visa explicitamente a tirar vantagem ou prejudicar outras pessoas. O medo do abandono está presente tanto no TPB quanto no transtorno da personalidade dependente. O que os distingue é que a reação padrão do primeiro é instabilidade comportamental (ataques de fúria e desespero), enquanto no segundo o mais comum é a adoção de postura submissa, passiva ou branda diante da possibilidade de abandono.

INDICAÇÃO PRIMÁRIA DE TRATAMENTO

Apesar de durante muito tempo o TPB ter sido considerado intratável, mito que infelizmente perdura contemporaneamente e faz profissionais negarem atendimento a esses pacientes, existem tratamentos empiricamente sustentados desenvolvidos para mitigar os efeitos deletérios do TPB. A Divisão 12 da American Psychological Association (APA) tem uma seção em seu *site* dedicada a elencar o que existe de apoio empírico para o TPB, que se encontrava desatualizada para esse diagnóstico específico até o momento desta publicação.

A literatura disponível até o momento indica que o tratamento mais pesquisado para o TPB é a terapia comportamental dialética (DBT, do inglês *dialectical behavior therapy*), considerada com forte sustentação empírica pelos critérios antigos da Divisão 12 (Linehan, 2010; Choi-Kain et al., 2017; Stoffers-Winterling et al., 2012). Uma recente metanálise mostrou que a DBT é mais efetiva do que o tratamento-padrão para reduzir a gravidade do TPB, reduzir o comportamento autolesivo e aumentar o funcionamento psicossocial (Storebø et al., 2020).

A DBT não é um protocolo, como a maior parte dos tratamentos de base cognitivo-comportamental. Embora tenha caráter manualizado, ou seja, com procedimentos replicáveis sistematizados em manuais, ela é um tratamento maleável e flexível baseado em princípios. O primeiro é o da mudança, cujo alicerce é o behaviorismo radical, de onde derivam as estratégias para promover mudanças em comportamentos disfuncionais e construir aprendizagens mais alinhadas aos valores pessoais de cada paciente. O segundo é o da aceitação, proveniente das práticas contemplativas do zen-budismo oriental, cuja principal estratégia é a validação do sofrimento emocional e das dificuldades enfrentadas pela pessoa, de modo a cultivar terreno para a mudança. O terceiro é o da dialética, com base na filosofia dialética, que preconiza, a partir da compreensão da complexidade da realidade e da interconexão entre as pessoas, a busca por meios termos e equilíbrio diante dos percalços da vida (Linehan, 2010; Swenson, 2016).

A DBT é estruturada em quatro modos de intervenção: psicoterapia individual, treinamento de habilidades, *coaching*/assessoria telefônica para pacientes e time de consultoria para terapeutas, bem como um modo adicional para tratamentos auxiliares, como avaliação psiquiátrica, de acordo com cada caso (Swales & Heard, 2016). A complexidade envolvida no tratamento, bem como seu custo de implementação e tempo de dedicação exigido para pacientes e terapeutas, tornam seu custo-benefício mais baixo (Murphy et al., 2020).

O bom manejo clínico (GPM, do inglês *good psychiatric management*) é uma abordagem generalista de psicoterapia de apoio que utiliza princípios psicodinâmicos e técnicas cognitivo-comportamentais e que enfatiza psicoeducação e adaptação social (Gunderson et al., 2018). O GPM tem sido utilizado como comparação a tratamentos especializados (como a DBT) em pesquisas de eficácia para o tratamento do TPB. Comparações entre DBT e GPM não encontraram diferença significativa entre ambos nos resultados de tratamento para TPB, embora os estudos sobre GPM ainda se encontrem em número insuficiente para indicá-lo como um tratamento efetivo para TPB quando comparado a tratamentos especializados (Storebø et al., 2020).

Outros modelos de psicoterapia que apresentam apoio empírico moderado são a terapia do esquema (ST, do inglês *schema therapy*; Young et al., 2003) e a terapia baseada na mentalização (MBT, do inglês *mentalization-based treatment*; Bateman & Fonagy, 2010). A ST é uma abordagem de psicoterapia integrativa derivada da terapia cognitiva tradicional de Beck que ajuda pacientes a desafiarem padrões cognitivos e emocionais pervasivos e enraizados. A evidência em ST é limitada tanto pela baixa quantidade de estudos quanto pelas limitações da qualidade metodológica dos estudos (Taylor et al., 2016). Já MBT é um tratamento de tempo limitado que estrutura intervenções que promovem o desenvolvimento da mentalização, processo pelo qual uma pessoa entende a si e aos outros em termos de estados subjetivos e processos mentais. A pesquisa em MBT, embora mostre resultados positivos, também apresenta limitações em relação aos métodos utilizados (Vogt & Norman, 2019).

Não há evidência que apoie o uso isolado da terapia cognitiva tradicional de Beck no tratamento de pessoas com TPB, a qual não apresenta significância estatística quando comparada a grupos-controles nas pesquisas (Cristea et al., 2017). De maneira geral, os ensaios clínicos randomizados conduzidos com tratamentos especializados para TPB têm tamanhos de efeito de pequenos a moderados, apresentando um desafio para futuras iniciativas de investigação no sentido de aprimorar a qualidade dos estudos, de modo a garantir maior fidedignidade dos resultados (Oud et al., 2018).

INSTRUMENTOS DE AVALIAÇÃO VALIDADOS E DISPONÍVEIS NO BRASIL PARA O TPB

Como acontece com outros transtornos da personalidade no Brasil, há escassez de instrumentos de avaliação do TPB com propriedades psicométricas válidas para uso tanto no contexto de pesquisa quanto clínico. Uma tradução livre da Entrevista para Diagnóstico de Transtorno da Personalidade *Borderline* Revisada (DIB-R; Zanarini et al., 1989) foi realizada por Schestatsky (2005). A DIB-R é uma entrevista semiestruturada cujo objetivo é mensurar quatro áreas importantes no TPB: afetividade, cognição, impulsividade e relacionamentos interpessoais, com 97 itens que abrangem o funcionamento dos pacientes em relação a pensamentos, emoções e comportamentos nos últimos dois anos. A avaliação de confiabilidade da DIB-R foi realizada por Schestatsky (2005), mas não foi publicada em periódicos revisados por pares nem descrita em detalhes na tese de doutorado do autor, o que limita o uso do instrumento no contexto brasileiro pela indisponibilidade pública dos resultados, embora pesquisas sobre TPB no contexto brasileiro tenham feito uso do instrumento (Mesquita & Arteche, 2020; Saldanha-Silva et al., 2019; Vivian & Arteche, 2020).

A versão taiwanesa do Borderline Personality Inventory (BPI; Lee et al., 2009) foi traduzida e adaptada para o contexto brasileiro (BPI-P; Coronato-Nunes et al., 2018). O BPI-P é um instrumento de autorrelato composto por 20 itens que avaliam problemas de autopercepção, conflitos interpessoais, sintomas afetivos e impulsividade, tendo sido reportadas boas propriedades psicométricas. Entretanto, quando analisado o instrumento original de 53 itens (Leichsenring, 1999), é possível observar que o modelo subjacente à escala é a teoria estrutural da organização da personalidade, de base psicanalítica, que distingue os funcionamentos caracteriológicos em três tipos: neurótico, psicótico e *borderline*. Este último seria caracterizado pelo uso de "mecanismos de defesa primitivos", como cisão e identificação projetiva (Kernberg, 1984). Esse modelo teórico não é apoiado por evidências empíricas em termos de psicopatologia fenomenológica e não está consonante com estudos recentes que buscam investigar aspectos etiológicos e fisiopatológicos do TPB (Anderson, 2020; Chapman, 2019; Gunderson, 2009; Herpertz & Bertsch, 2015; Martín-Blanco et al., 2016).

Esse ponto nevrálgico do BPI-P fica explícito na falta de clareza de alguns itens, como "Às vezes eu sinto que estou desintegrando", "Algumas vezes eu acredito que tenho uma doença grave", "Se um relacionamento fica próximo, eu me sinto preso como em uma armadilha" e "Algumas vezes eu sinto que tenho um dom sobrenatural especial que me permite perceber o que está para acontecer (por exemplo, como um profeta)". O último item mencionado aponta para uma fragilidade no processo de adaptação transcultural da escala, pois é um tipo de pensamento mais provavelmente comum no contexto taiwanês.

O BPI-P se afasta da perspectiva de psicopatologia fenomenológica proposta pelo DSM-5, apresentando caráter especulativo, pouco condizente com a apresentação heterogênea do TPB e baseado em estereótipos, o que contribui para a perpetuação do estigma sobre o transtorno, não sendo, em nossa avaliação, adequado para rastreio de sintomas do TPB.

A Borderline Symptom List 23 (BSL-23; Bohus et al., 2009) foi desenvolvida especificamente para rastrear sintomas compatíveis com o diagnóstico de TPB. O instrumento é composto de 23 itens em uma escala Likert que vai de 0 (nada) a 4 (muito fortemente), cujo propósito é avaliar sintomas gerais associados a labilidade afetiva, impulsividade, dissociação, vazio existencial, sofrimento e estresse interpessoal. Exemplos incluem "Eu me senti abandonada(o)", "Eu quis me punir" e "Eu me senti vulnerável/frágil". Há também uma parte complementar com 11 itens que avaliam comportamentos típicos de pessoas com TPB em uma escala Likert que vai de 0 (nada) a 4 (diariamente ou com mais frequência), incluindo frases como "Falei para outras pessoas que eu iria me matar", "Usei drogas ilícitas" e "Tive explosões/surtos de raiva ou acabei brigando fisicamente com alguém". A BSL-23 foi validada para o contexto brasileiro em uma amostra de adolescentes em situação de abrigamento, mas o estudo não apresenta detalhes importantes sobre o processo de tradução e adaptação, o que sugere que seu uso no contexto brasileiro deve ser feito com cautela e preferencialmente associado a outra medida (Schäfer et al., 2016).

Recentemente, um novo processo de tradução e adaptação da BSL-23 foi realizado com uma amostra não clínica de mais de cinco mil pessoas, seguindo de maneira estrita as recomendações internacionais de adaptação transcultural de instrumentos psicométricos. O instrumento foi submetido a um processo formal de análises fatoriais e outras medidas estatísticas de validade e encontra-se publicamente disponível com seu respectivo método de pontuação e interpretação (Catelan & Nardi, 2021).

Outro instrumento disponível no contexto brasileiro para auxiliar na avaliação do TPB, embora não seja específico para rastrear sintomas do diagnóstico, é tipicamente utilizado em pesquisas de efetividade e eficácia de psicoterapia para TPB no contexto internacional, sendo útil para mensurar aspectos gerais de desregulação emocional comumente presentes em indivíduos com TPB. A Difficulties in Emotion Regulation Scale (DERS; Gratz & Roemer, 2004) é um questionário autoaplicável destinado à população adulta que avalia aspectos presentes nas dificuldades de regulação emocional e foi validado para o contexto brasileiro por Cancian et al. (2019). O instrumento apresenta 36 itens avaliados em sua frequência de ocorrência a partir de cinco faixas temporais, que vão de 0 a 10% (quase nunca) a 91 a 100% (quase sempre). Exemplos incluem "Experiencio minhas emoções como intensas e fora de controle", "Não faço ideia de como me sinto" e "Quando estou chateado, sinto-me culpado por me sentir assim". Os seis fatores presentes na escala são: não aceitação da resposta emocional; falta de clareza emocional; acesso limitado a estratégias de regulação emocional; dificuldade em controlar impulsos; dificuldade em manter comportamento dirigido a objetivos; e falta de consciência emocional.

Consideramos elementar que outros instrumentos de rastreio de sintomas do TPB sejam adaptados ou desenvolvidos no Brasil e que o respectivo processo de tradução e adaptação e/ou construção seja detalhado rigorosamente nos estudos disponibilizados publicamente. É importante que os instrumentos estejam à disposição de terapeutas de forma fácil e acessível em repositórios de pesquisas como ResearchGate, por exemplo. O escrutínio da comunidade científica e o uso disseminado por terapeutas dependem da fácil disponibilidade pública dos instrumentos. Sem isso, o lamentável descaso que terapeutas fazem sobre o uso de medidas psicométricas validadas – elemento salutar da prática baseada em evidências – continuará grassando no contexto brasileiro. Por fim, considerando as limitações presentes, recomendamos o uso da DERS associado à BSL-23 para a identificação de sintomas compatíveis com TPB. Juntamente com uma entrevista clínica bem conduzida, terapeutas poderão fazer uma hipótese diagnóstica mais precisa e, a partir daí, oferecer um tratamento de qualidade que ajude pessoas com TPB a se aproximarem de uma vida mais valiosa, vivida conforme seus propósitos, interesses e prioridades.

CONSIDERAÇÕES FINAIS

Consideramos elementar que outros instrumentos de rastreio de sintomas do TPB sejam adaptados ou desenvolvidos no Brasil, e que o respectivo processo de tradução, adaptação e/ou construção seja detalhado rigorosamente nos estudos. É importante que esses instrumentos estejam à disposição pública de terapeutas de forma fácil e acessível em repositórios de pesquisas como, por exemplo, ResearchGate. O escrutínio da comunidade científica e o uso disseminado por terapeutas depende da fácil disponibilidade pública dos instrumentos. Sem isso, o lamentável descaso de terapeutas em relação ao uso de medidas psicométricas validadas, elemento salutar da prática baseada em evidências, continuará grassando no contexto brasileiro.

Por fim, considerando as limitações presentes nos instrumentos, recomendamos o uso da BSL-23 (nova versão brasileira; Catelan & Nardi, 2021) associado à DERS (Cancian et al., 2019) para identificação de sintomas compatíveis com TPB. Aliando o uso desses questionários a uma entrevista clínica bem conduzida, terapeutas poderão rastrear e aferir de forma objetiva os sintomas, fazer uma hipótese diagnóstica mais precisa e, a partir daí, oferecer um tratamento baseado em evidências que ajude pessoas com TPB a se aproximarem de uma vida mais valiosa, vivida conforme seus propósitos, interesses e prioridades.

REFERÊNCIAS

American Psychiatric Association (APA). (2014). *Manual diagnóstico e estatístico dos transtornos mentais: DSM-5* (5. ed.). Artmed.

Anderson, G. (2020). Pathoetiology and pathophysiology of borderline personality: Role of prenatal factors, gut microbiome, mu- and kappa--opioid receptors in amygdala-PFC interactions. *Progress in Neuropsychopharmacology & Biological Psychiatry, 98*, 109782.

Aviram, R. B., Brodsky, B. S., & Stanley, B. (2006). Borderline personality disorder, stigma, and treatment implications. *Harvard Review of Psychiatry, 14*(5), 249-256.

Bateman, A., & Fonagy, P. (2010). Mentalization based treatment for borderline personality disorder. *World Psychiatry, 9*(1), 11–15.

Bohus, M., Kleindienst, N., Limberger, M. F., Stieglitz, R. D., Domsalla, M., Chapman, A. L., ... Wolf, M. (2009). The short version of the Borderline Symptom List (BSL-23): Development and initial data on psychometric properties. *Psychopathology, 42*(1), 32-39.

Cancian, A. C. M., Souza, L. A. S. D., Silva, V. H. P., Machado, W. D. L., & Oliveira, M. D. S. (2019). Psychometric properties of the brazilian version of the difficulties in emotion regulation scale (DERS). *Trends in Psychiatry and Psychotherapy, 41*(1), 18-26.

Catelan, R. F., & Nardi, A. E. *Lista de sintomas borderline – BSL-23 – Nova versão brasileira.* Universidade Federal do Rio de Janeiro. http://dx.doi.org/10.13140/RG.2.2.29619.76321.

Cattarinussi, G., Delvecchio, G., Prunas, C., Moltrasio, C., & Brambilla, P. (2021). Effects of pharmacological treatments on emotional tasks in borderline personality disorder: A review of functional magnetic resonance imaging studies. *Journal of Affective Disorders, 288*, 50-57.

Chapman, A. L. (2019). Borderline personality disorder and emotion dysregulation. *Development and Psychopathology, 31*(3), 1143-1156.

Choi-Kain, L. W., Finch, E. F., Masland, S. R., Jenkins, J. A., & Unruh, B. T. (2017). What works in the treatment of borderline personality disorder. *Current Behavioral Neuroscience Reports, 4*(1), 21–30.

Coronato-Nunes, T., Silva-Fonseca, V. A. D., Ball, S., Seixas, A., Jean-Louis, G., Hirano, R. S., & Parrot, T. M. (2018). Borderline personality disorder: An adaptation of the Taiwan short version of the screening inventory into brazilian portuguese. *Trends in psychiatry and psychotherapy, 40*(1), 16-20.

Cristea, I. A., Gentili, C., Cotet, C. D., Palomba, D., Barbui, C., & Cuijpers, P. (2017). Efficacy of psychotherapies for borderline personality disorder: A systematic review and meta-analysis. *Jama psychiatry, 74*(4), 319-328.

Ellison, W. D., Rosenstein, L. K., Morgan, T. A., & Zimmerman, M. (2018). Community and clinical epidemiology of borderline personality disorder. *Psychiatric Clinics of North America, 41*(4), 561-573.

Gratz, K. L., & Roemer, L. (2004). Multidimensional assessment of emotion regulation and dysregulation: Development, factor structure, and initial validation of the difficulties in emotion regulation scale. *Journal of Psychopathology and Behavioral Assessment, 26*(1), 41-54.

Gunderson, J. G. (2009). Borderline personality disorder: Ontogeny of a diagnosis. *American Journal of Psychiatry, 166*(5), 530-539.

Gunderson, J. G., Masland, S., & Choi-Kain, L. (2018). Good psychiatric management: A review. *Current Opinion in Psychology, 21*, 127-131.

Herpertz, S. C., & Bertsch, K. (2015). A new perspective on the pathophysiology of borderline personality disorder: A model of the role of oxytocin. *American Journal of Psychiatry, 172*(9), 840-851.

Kernberg, O. F. (1984). *Severe personality disorders: Psychotherapeutic strategies*. Yale University.

Lee, C. Y., Wen, J. K., Yeh, W. C., Lee, Y., & Chong, M. Y. (2009). Reliability and validity of the 20-item Taiwan version of the borderline personality inventory. *Chang Gung Medical Journal, 32*(2), 165-71.

Leichsenring, F. (1999). Development and first results of the borderline personality inventory: A self-report instrument for assessing borderline personality organization. *Journal of Personality Assessment, 73*(1), 45-63.

Lieb, K., Zanarini, M. C., Schmahl, C., Linehan, M. M., & Bohus, M. (2004). Borderline personality disorder. *The Lancet, 364*(9432), 453–461.

Linehan, M. M. (2010). *Terapia cognitivo-comportamental para o transtorno da personalidade borderline*. Artmed.

Martín-Blanco, A., Ferrer, M., Soler, J., Arranz, M. J., Vega, D., Calvo, N., ... Pascual, J. C. (2016). The role of hypothalamus–pituitary–adrenal genes and childhood trauma in borderline personality disorder. *European Archives of Psychiatry and Clinical Neuroscience, 266*(4), 307-316.

Mesquita, J. L. R., & Arteche, A. X. (2020). Processamento emocional em indivíduos com transtorno de personalidade borderline e com transtorno depressivo maior. *Contextos Clínicos, 13*(3), 740-761.

Murphy, A., Bourke, J., Flynn, D., Kells, M., & Joyce, M. (2020). A cost-effectiveness analysis of dialectical behaviour therapy for treating individuals with borderline personality disorder in the community. *Irish Journal of Medical Science, 189*(2), 415-423.

Oud, M., Arntz, A., Hermens, M. L., Verhoef, R., & Kendall, T. (2018). Specialized psychotherapies for adults with borderline personality disorder: A systematic review and meta-analysis. *The Australian and New Zealand journal of psychiatry, 52*(10), 949–961.

Pompili, M., Girardi, P., Ruberto, A., & Tatarelli, R. (2005). Suicide in borderline personality disorder: A meta-analysis. *Nordic Journal of Psychiatry, 59*(5), 319–324.

Putrino, N., Casari, L., Mesurado, B., & Etchevers, M. (2020). Psychotherapists' emotional and physiological reactions toward patients with either borderline personality disorder or depression. *Psychotherapy Research, 30*(7), 912-919.

Saldanha-Silva, R., Nunes, F. L., Rezende, H. A. D., & Mansur-Alves, M. (2019). Maladaptive beliefs as mediators of the relationship between personality traits and Borderline Personality Disorder symptoms. *Estudos de Psicologia (Campinas), 36*, e180016.

Schäfer, J. L., Dornelles, V. G., & Horta, R. L. (2016). Borderline personality disorder typical symptoms among Brazilian adolescents in a foster care institution. *Vulnerable Children and Youth Studies, 11*(1), 13-23.

Schestatsky, S. S. (2005). *Fatores ambientais e vulnerabilidade ao transtorno de personalidade borderline: Um estudo caso-controle de traumas psicológicos precoces e vínculos parentais percebidos em uma amostra brasileira de pacientes mulheres*. [Tese de doutorado], Universidade Federal do Rio Grande do Sul.

Stoffers-Winterling, J. M., Völlm, B. A., Rücker, G., Timmer, A., Huband, N., & Lieb, K. (2012). Psychological therapies for people with borderline personality disorder. *Cochrane Database of Systematic Reviews, 2012*(8).

Storebø, O. J., Stoffers-Winterling, J. M., Völlm, B. A., Kongerslev, M. T., Mattivi, J. T., Jørgensen, M. S., ... Simonsen, E. (2020). Psychological therapies for people with borderline personality disorder. *Cochrane Database of Systematic Reviews, 4*(5).

Swales, M. A., & Heard, H. L. (2016). *Dialectical behavior therapy: Distinctive features*. Routledge.

Swenson C. R. (2016). *DBT principles in action: Acceptance, change, and dialectics*. Guilford.

Taylor, C. D. J., Bee, P., & Haddock, G. (2016). Does schema therapy change schemas and symptoms? A systematic review across mental health disorders. *Psychology and Psychotherapy: Theory, Research and Practice, 90*(3), 456-479.

Vivian, F. A., & Arteche, A. X. (2020). Viés atencional em faces emocionais no transtorno de personalidade borderline. *Contextos Clínicos, 13*(2), 391-423.

Vogt, K. S., & Norman, P. (2019). Is mentalization-based therapy effective in treating the symptoms of borderline personality disorder? A systematic review. *Psychology and psychotherapy, 92*(4), 441–464.

Young, J. E., Klosko, J. S., & Weishaar, M. E. (2003). *Schema therapy*. Guilford.

Zanarini, M. C., Gunderson, J. G., Frankenburg, F. R., & Chauncey, D. L. (1989). The revised diagnostic interview for borderlines: Discriminating BPD from other axis II disorders. *Journal of personality Disorders, 3*(1), 10-18.

LEITURA RECOMENDADA

Kramer, U., Charbon, P., Despland, J. N., & Kolly, S. (2017). "Good enough" training in clinical practice for BPD? *Swiss Archives of Neurology, Psychiatry and Psychotherapy, 168*(8), 241.

Capítulo 13
Obesidade e transtorno de compulsão alimentar periódica

ANA LUCIA IVATIUK
CÍNTIA GEMMO VILANI ALBERTINI
MARIA ANGELICA SADIR PRIETO
CARMEM BEATRIZ NEUFELD

A obesidade é uma condição de saúde crônica e multifatorial que se encontra relacionada a um grave problema de saúde pública global (Tonelli & Marchesini, 2020; World Health Organization [WHO], 2000). Para estudar e compreender os efeitos que ela tem nas diferentes populações, uma das estratégias mais amplamente aceitas é o uso do índice de massa corporal (IMC), que classifica a obesidade em vários níveis, como sobrepeso (pré-obesidade) e obesidade graus I, II e III (WHO, 2016). No Brasil, de acordo com o levantamento de dados realizado por inquérito telefônico (Vigitel), no ano de 2019 (Ministério da Saúde [MEC], 2020) 23,8% dos homens entre 35 e 44 anos que participaram desse levantamento no referido período apresentavam obesidade. A obesidade é mais prevalente em homens, porém dados apontam que as mulheres são as que mais buscam tratamento (Ivatiuk et al., 2018).

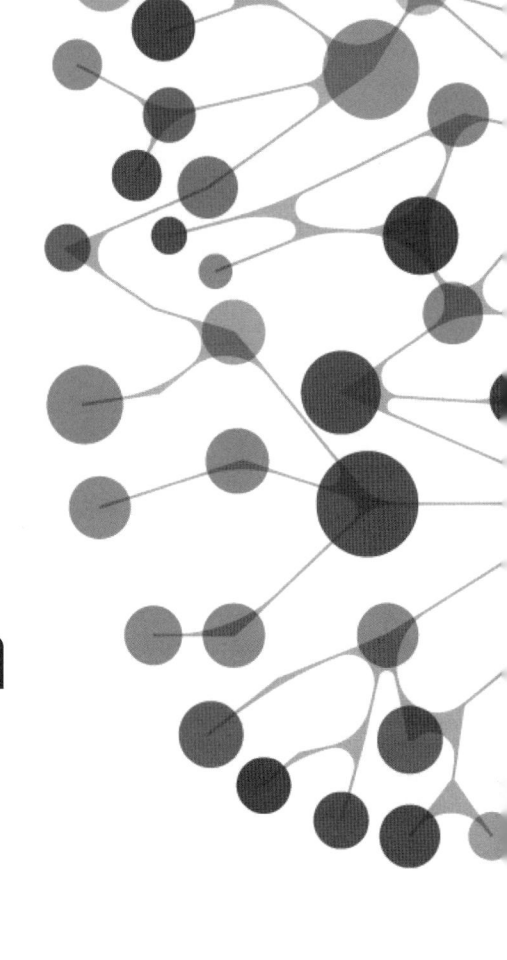

Apesar de ser uma condição médica de origem multifatorial, identificada inicialmente pelo acúmulo de gordura corpórea, seu desenvolvimento pode apresentar associações significativas com uma série de transtornos mentais, como o transtorno de compulsão alimentar periódica (TCAP) (Bloc et al., 2019). Essa associação tem sido estudada nos últimos anos, e os dados apontam que 41,6% da população com obesidade apresenta episódios de compulsão alimentar periódica (CAP) ou TCAP (Klobukoski & Höfelmann, 2017).

De acordo com o *Manual diagnóstico e estatístico de transtornos mentais* (DSM-5), o TCAP é definido como a ingesta, em determinado período, de uma quantidade de alimentos definitivamente maior do que a pessoa consumiria em circunstâncias semelhantes (Critério A). Para ser considerado o transtorno, esses episódios precisam ocorrer ao menos uma vez por semana ao longo de três meses (Critério D) e não ter relação com outros problemas que possam ocorrer nesse período (American Psychiatric Association [APA], 2014).

Apesar de neste capítulo serem apresentados quadros diagnósticos presentes em um mesmo paciente, faz-se necessário lembrar que um pode ocorrer sem a presença do outro, sendo que nem toda pessoa com obesidade apresentará necessariamente TCAP, e nem toda pessoa com compulsão alimentar terá obesidade em seus mais diferentes níveis (Ivatiuk et al., 2018).

CASO CLÍNICO

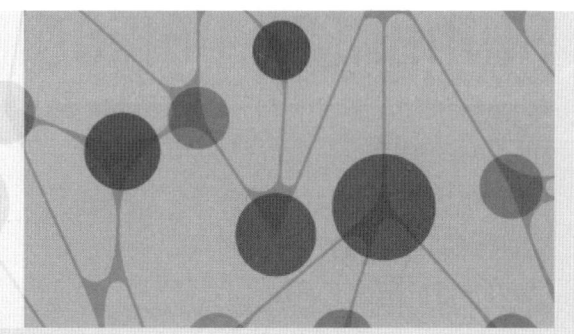

Antônio tem 36 anos, é casado, tem um filho pequeno e é médico recém-formado. Teve significativo ganho de peso a partir de sua residência médica, realizada em uma capital brasileira. Quando a iniciou, três anos antes, tinha 78 kg e, quando procurou ajuda psicoterápica, estava com 127 kg, apresentando obesidade de grau I (WHO, 2016), dado o IMC de 34,5 kg/m². O paciente buscou ajuda para lidar com a obesidade, e, durante o seu processo de avaliação e conceitualização do caso, foi possível identificar a presença de TCAP. O paciente aceitou o uso de seus dados para fins de pesquisa por meio da assinatura do Termo de Consentimento Livre e Esclarecido (TCLE).

Antônio buscou atendimento porque estava muito preocupado com seu peso. A esposa havia anunciado a segunda gravidez, e tal notícia o deixou angustiado, com pensamentos do tipo "sinto que não tenho saúde para sequer ser um bom pai e ainda terei mais outro filho?" alternando com outros do tipo "está muito difícil lidar com o pedido da minha esposa" e, ainda, "sei que estou acima do peso, mas, com essa pressão toda em cima de mim, não estou conseguindo dar conta".

O paciente relatou dificuldades para dormir e o aumento de noites com insônia desde que sua esposa verbalizou o desejo de ter mais um filho. Então, passou a sair de casa às madrugadas para frequentar uma padaria 24 horas a fim de "beliscar alguma coisa". Relatou estratégias a fim de suprimir a pressão, como sair de carro durante o dia dizendo que daria uma volta com o filho mais velho, mas na realidade aproveitava para ir a uma hamburgueria no sistema *drive-thru*. Essa estratégia foi descoberta quando o filho contou à mãe o que acontecia nos passeios com o pai. Ele, então, combinou que sairia sem cartão e dinheiro para trabalhar, porém fez amizade com o responsável pela lanchonete no hospital em que trabalhava para efetuar o pagamento via carteira digital por meio do celular e, assim, continuava fazendo seus beliscos.

Embora o paciente estivesse acima do peso e com total conhecimento disso, sentia-se mais pressionado pelo fato de a esposa querer ter mais um filho e por temer que não conseguiria ter o mesmo ânimo e força que teve como pai com seu primeiro filho para os auxílios com as atividades do dia a dia e também com os cuidados da criança. Além disso, passou a ter consciência de que estava acima do peso e de que, pela própria saúde física, deveria se tratar, mas tinha grande esquiva inicial a respeito disso.

Nas primeiras sessões, Antônio relatou que deixou de jogar futebol com os amigos ao começar a se sentir cansado e não tão ágil, e por diversas vezes usou como desculpa a residência e o trabalho. Também disse que o filho estava demandando trabalho e muitas vezes torcia para que este estivesse dormindo ao chegar do trabalho. Porém, ao ser questionado sobre se a queixa principal não deveria ser seu cuidado com a saúde física para ter mais energia para jogar e brincar com o filho, o paciente se esquivava e tentava colocar o peso de sua preocupação em atender o pedido da esposa de ter mais um filho.

Além de tudo isso, passou a ter problemas sociais por conta do peso, recusando-se a ser padrinho de casamento de alguns amigos que o convidaram e até mesmo a sair para jantar, pois ele se incomodava com o fato de sempre escolher um prato mais recheado e não se contentar com os pedidos feitos de forma geral em uma reunião social. Houve um aniversário em uma churrascaria em que ele trocou várias vezes de lugar para poder se servir sem que ninguém notasse tal rodízio de cadeiras.

O problema com a comida não era recente; começou aos 16 anos na pressão com o vestibular, mas se intensificou aos 30 anos com a residência, haja vista o aumento de ganho de peso rápido e significativo que teve. O fato de a esposa pressionar para ter o segundo filho foi um fator desencadeante da compulsão alimentar que já estava presente, mas disfarçada, como ele próprio afirmou: "a rotina cansativa da residência maquiou minha compulsão, achando que estava comendo somente um pouco, mas, ao final passava o dia comendo besteiras ou a famosa coxinha da lanchonete".

Além disso, ele passou a notar que, durante os almoços em restaurante a quilo, passou a ingerir mais alimentos e em menos tempo. Um amigo chegou a dizer que ele estava "comendo um prato com muitos alimentos com a velocidade de um cachorro faminto". Isso o fez mudar a rotina da residência de tal modo que passou a sair para comer sozinho e em outros restaurantes em que sabia que não encontraria ninguém do hospital. O paciente também relatou a percepção de beliscar quaisquer tipos de alimentos durante o dia "como se a boca pedisse algo para mastigar".

Durante as sessões de avaliação, ele relatou ter gasto mais de 300 reais em compras no mercado com salgadinhos e petiscos para ter com o que se satisfazer quando tivesse esses tipos de pensamentos. Durante a avaliação psicológica, os dados relatados foram confirmados pelos instrumentos avaliativos. O TCAP foi confirmado com o uso da Escala de Compulsão Alimentar Periódica (ECA) (Freitas et al., 2001), na qual apresentou compulsão alimentar grave. Seu nível de depressão foi mensurado por meio do Inventário de Depressão de Beck II (BDI-II) (Beck et al., 2014), com resultado de depressão nível leve. No Inventário de Ansiedade de Beck (BAI) (Cunha, 2001), teve nível alto de ansiedade, e no Inventário de Sintomas de Stress para Adultos de Lipp (ISSL) (Lipp, 2005) teve resultado no nível 2, considerada fase intermediária que o corpo passa em busca de estabelecimento de equilíbrio. Todos esses dados podiam ser confirmados pelos seus relatos, que informavam que, diante de situações estressantes e preocupantes, recorria à comida como forma de relaxamento e fuga da realidade.

À título de ilustração, é importante pontuar que o TCAP tem como uma das principais características os ciclos de evitação e hipercompensação. Antônio relatou uma tentativa de, durante os anos de graduação, fazer jejum intermitente, em que acordava sem tomar café da manhã e depois iria almoçar praticamente no meio da tarde. Ele conseguia manter essa rotina de segunda a sexta, porém, no final de semana, ao estar com a parceira e a família, passava o dia visitando algum familiar e sempre petiscando alguma coisa. Ao longo de um mês, ele seguiu essa rotina de jejum intermitente durante os dias da semana, mas não conseguiu manter e, nos meses seguintes, começou a tomar café da manhã e a petiscar pães de queijo durante a aula.

No início do internato, relatou que ficava às vezes até 72 horas só na base de água e chás, mas, após sair, ia com dois amigos em uma churrascaria, porém os amigos comiam na modalidade *à la carte*, e ele, no rodízio.

O paciente tentou seguir algumas dietas sozinho e outras com a ajuda de nutricionista e endocrinologista. Em uma delas, começou a usar uma medicação para emagrecer, que o fez perder quase 15 quilos durante dois meses. Porém, após emagrecer, quando deveria continuar com a dieta de reeducação alimentar e os exercícios, Antônio começou a se premiar, dizendo que merecia comer uma barra de chocolate após o almoço, um sorvete após o jogo de futebol com os amigos, beber um pouco a mais nas saídas aos restaurantes com a esposa. Começou, também, a passar "rapidinho na padaria para comer um pãozinho" quando saía para levar o filho a atividades extracurriculares."

Antônio relatou a preocupação da esposa com o denominado pelo senso comum de "efeito sanfona" e a relação deste com o "coração e todo o blá blá blá do perigo de infarto" e que ele, como médico, "deveria saber e ser o primeiro a dar o exemplo".

Foram momentos muito difíceis para o paciente. Após o diagnóstico realizado e o trabalho de conscientização, Antônio percebeu os perigos da hipercompensação que ele praticava diante de comportamentos disfuncionais de evitação que tentava realizar, até que se deu conta de que as atitudes de fuga que teve em deixar de ir jogar futebol, almoçar com os amigos e até mesmo sair com a esposa à noite estavam afastando-o de suas atividades sociais e não ajudavam no tratamento.

O paciente relatou que semanas antes de procurar ajuda havia dispensado alguns convites sociais para ir a um aniversário de um conhecido em um bar e acompanhar sua esposa em um *happy hour* do trabalho dela, porém começou a se dar conta de que, ao mesmo tempo que não foi a esses eventos sociais, "dava uma fugidinha" para comer sozinho durante os plantões e usava o filho para "dar uma passadinha na padaria para tomar um sorvete".

Ao final da intervenção, Antônio estava com 88 kg e IMC de 23,9 kg/m2. Estava satisfeito com o tratamento, por meio do qual aprendeu a se relacionar melhor com suas próprias expectativas de vida e cobranças conjugais. Percebeu que transferia para a relação com a comida as frustrações e as esquivas de conflitos. Antônio voltou a jogar futebol com os amigos, a fazer as refeições durante os plantões com amigos e colegas, principalmente nos almoços, e estava animado em ter mais um filho com a esposa.

CRITÉRIOS DIAGNÓSTICOS E DIAGNÓSTICO DIFERENCIAL

Neste caso relatado, foi possível observar nitidamente que a residência médica pode ter desencadeado o processo de compulsão alimentar, e, nesse momento, a pressão da esposa de Antônio em ter outro filho gerou ansiedade e preocupações excessivas com o peso do paciente, o que desencadeou ainda mais episódios alimentares compulsivos do que anteriormente, confirmando os apontamentos de Deluchi et al. (2013) de que alguns estressores psicossociais podem levar a pessoa a buscar alívio por meio da alimentação. Os autores apontam, ainda, que o estresse psicológico pode contribuir para o aumento do consumo de alimentos e a alimentação de fundo emocional, levando ao excesso de peso pelo sistema de recompensa e pela retroalimentação. Com o tempo, cria-se esse hábito de solucionar problemas e de lidar com o estresse e o cansaço por meio da ingestão desses alimentos ricos em calorias (Andrade, 2019). Isso provavelmente era o que ocorria quando Antônio passou a sair de casa de madrugada para ir a uma padaria beliscar, gerando alívio de sua ansiedade.

O paciente passou a ter problemas sociais por conta do sobrepeso, sentindo-se envergonhado não apenas com seu corpo, mas principalmente na hora de comer, buscando estratégias de esquiva da observação dos outros. É possível que, com o problema da obesidade, haja comorbidades com outros transtornos psicológicos, além da distorção da imagem corporal e da baixa autoestima (APA, 2014; Deluchi et al., 2013). Como consequência, podem surgir sintomas ansiosos e depressivos e afastamento de relações sociais, como encontrado por Lima e Oliveira (2016).

Além dessa esquiva, Antônio buscava trocar de lugar em situações sociais para poder comer mais, demonstrando um comportamento compulsivo. A associação entre obesidade e compulsão alimentar é demonstrada em diversos estudos, apresentando grande incidência em pessoas obesas que buscam a redução do peso. Um estudo recente (Bolognese et al., 2018) com adolescentes obesos mostrou que a prevalência de TCAP foi de 34,3%.

O padrão alimentar de "beliscar" salgadinhos e petiscos sem controle durante o dia preenche os critérios do DSM-5 (APA, 2014), que refere que uma pessoa com TCAP pode comer muito rápido, mesmo sem fome. A pessoa pode ter sentimento de culpa, vergonha ou desgosto e pode, inclusive, ingerir esses alimentos em segredo para ocultar o comportamento. Além de beliscar durante o dia, o ato de comer rapidamente e em maior quantidade passou a constranger o paciente, a ponto de ele se esquivar de se alimentar na presença de pessoas conhecidas, o que se relaciona com o Critério A do diagnóstico de TCAP (APA, 2014): os episódios de compulsão alimentar estão associados a três (ou mais) dos seguintes aspectos: 1) comer mais rapidamente do que o normal; 2) comer até se sentir desconfortavelmente cheio; 3) comer grandes quantidades de alimento na ausência da sensação física de fome; 4) comer sozinho por vergonha do quanto está comendo; 5) sentir-se desgostoso de si mesmo, deprimido ou muito culpado em seguida. Todos esses aspectos puderam ser identificados ao longo dos relatos e das sessões com Antônio.

Por último, o paciente demonstrou ter crenças disfuncionais sobre si mesmo e sua capacidade de enfrentamento de situações, as quais provavelmente agravaram seu quadro de ansiedade e compulsão. Pensamentos do tipo "sinto que não tenho saúde para sequer ser um bom pai e ainda terei mais outro filho?", "está muito difícil lidar com o pedido da minha esposa" e "sei que estou acima do peso, mas com essa pressão toda em cima de mim não estou conseguindo dar conta" demonstram que ele não se sente capaz e confiante para enfrentar essas situações. O comer compulsivo pode ser uma forma disfuncional de enfrentamento e está associado a um padrão de crenças disfuncionais relacionadas à alimentação: crenças antecipatórias (expectativas relacionadas ao efeito da alimentação); crenças facilitadoras que autorizam o comer (p. ex., "vou comer porque mereço"); e crenças de alívio resultantes do engajamento no padrão alimentar. Além disso, há vieses interpretativos disfuncionais que impedem o engajamento em padrões alimentares saudáveis ou a manutenção do peso, como pensamentos críticos recorrentes ("sou um fracasso por não conseguir emagrecer"), justificativa ("mereço comer porque tive um dia muito difícil"), regras rígidas ("preciso comer tudo o que está no prato"), etc. Assim, as condições emocionais disfuncionais podem ser antecedentes e consequentes do comportamento alimentar, gerando um ciclo de retroalimentação (Oliveira et al., 2016).

INDICAÇÃO PRIMÁRIA DE TRATAMENTO

A terapia cognitivo-comportamental (TCC) é uma das práticas baseadas em evidências mais citadas pela literatura para intervenção em obesidade (De-Matos et al., 2020; Ivatiuk et al., 2020; Neufeld et al., 2016) e em TCAP (Fairburn & Cooper, 2016) ou quando os pacientes apresentam os dois problemas de forma concomitante (Oliveira et al., 2016). Alguns deles já procuram a intervenção quando estão em estágios mais avançados da obesidade, muitas vezes com vistas ao procedimento cirúrgico para resolver o problema (Ivatiuk et al., 2018; Tonelli & Marchesini, 2020). Ainda assim, dentro dessa realidade, são sugeridas primeiramente as intervenções psicoterápicas para esse tipo de tratamento, a fim de psicoeducar o paciente para que ele possa desenvolver habilidades para lidar com a doença da obesidade, uma vez que, mesmo realizando procedimentos cirúrgicos, precisará continuar cuidando dela (Ivatiuk et al., 2020). Essas intervenções seguem as indicações da Divisão 12 da American Psychological Association, que foram validadas a partir dos critérios indicados na referida seção para obesidade e TCAP.

Por se tratar de um problema que cresceu muito nos últimos anos, a obesidade deixou de ter um foco de intervenção apenas individualizado para que os processos de intervenção em grupo tenham maior alcance nessa população (Duchesne et al., 2017). As intervenções em grupo apresentam vantagens em relação às individuais por atingirem uma parcela maior da população, pelo fato de o próprio grupo ser um fator que auxilia no tratamento e na prevenção de recaída e por poder criar uma rede de apoio entre os próprios membros participantes do grupo (Neufeld et al., 2017). O Brasil já apresenta protocolos próprios que têm eficácia para esse tipo de intervenção, como os de Oliveira et al. (2016), Neufeld et al. (2012), Neufeld et al. (2016) e Porto et al. (2020). Sabe-se que intervenções individuais ainda são a maioria na prática clínica, porém poucos clínicos que realizam essas intervenções acabam escrevendo sobre elas, o que faz poucos materiais serem descritos na literatura (De-Matos et al., 2020).

Como intervenção no caso proposto, foram realizadas 23 sessões de frequência semanal, com duração de 60 minutos, tendo o tratamento a duração de sete meses, em virtude de algumas sessões terem sido desmarcadas e remarcadas com um prazo máximo de oito dias, para não prejudicar a continuidade do tratamento, porém respeitando a disponibilidade do paciente diante de suas atividades profissionais e tempo despendido para o cumprimento das atividades da psicoterapia dadas como planos de ação da semana. Nesse caso, a quantidade de sessões foi menor do que o proposto por Oliveira et al. (2016) e alcançou o resultado esperado.

O processo psicoterapêutico foi realizado em quatro etapas. A primeira, com base na coleta de dados, correspondeu ao alinhamento dos objetivos gerais e das metas específicas a serem alcançadas, trabalhando com a construção de gestão de manejo das emoções, tendo sido utilizadas como técnicas os registros dos alimentos ingeridos dentro e fora de casa, a observação sistemática dos próprios comportamentos diante da comida e a diferenciação de vontade de comer, gula e fome dentro das técnicas de controle de estímulos (Caballo, 2003).

A segunda etapa utilizou-se de técnicas para manejo da ansiedade, manejo de comportamento e modificação de crenças intermediárias referentes ao comportamento alimentar para que fosse possível o processo de reestruturação cognitiva ao se trabalhar os valores e as crenças do paciente, constituindo um passo determinante para a evolução psicoterapêutica (De-Matos et al., 2020; Neufeld, et al., 2016; Oliveira et al., 2016; Porto et al., 2020).

A terceira etapa, também de acordo com os autores, consistiu em oferecer treinamento em resolução de problemas visando a intervir na relação entre os pensamentos, os sentimentos e os comportamentos disfuncionais a fim de que o paciente aprendesse que o real problema não era estar acima do peso, mas o manejo de si próprio diante de frustrações, medos e anseios sem recorrer à alimentação como fonte de prazer consolador/compensador. Dessa forma, ele aprendeu como manejar melhor suas emoções. Além disso, foi investido na reestruturação cognitiva das crenças associadas à alimentação.

A quarta e última etapa consistiu na aplicação de técnicas de aprendizagem de estratégias do manejo de estresse para as futuras situações de estresse que poderiam ativar o antigo padrão disfuncional. Dessa forma, foi possível ensinar a identificação das situações que pudessem favorecer a ocorrência da compulsão alimentar e reforçar o estilo de vida aprendido durante o tratamento visando a um plano de prevenção de recaída (Ivatiuk et al., 2020; Neufeld et al., 2016; Oliveira et al., 2016; Porto et al., 2020).

INSTRUMENTOS DE AVALIAÇÃO VALIDADOS E DISPONÍVEIS NO BRASIL PARA O TRANSTORNO DE COMPULSÃO ALIMENTAR

Tanto a intervenção da obesidade quanto a do TCAP são acompanhadas por uma equipe multiprofissional. Muitas vezes, os indivíduos já procuram a psicoterapia com uma avaliação diagnóstica prévia, quando a obesidade já foi calculada por meio do IMC, normalmente pela equipe médica ou de nutricionistas. Não há um instrumento psicológico que avalie a obesidade, e sim aqueles que avaliam suas consequências na saúde mental do indivíduo. Os aspectos mais avaliados são a depressão, a ansiedade, a compulsão alimentar e a imagem corporal, lembrando que esses parâmetros são analisados com os objetivos de avaliar o quanto a pessoa está apresentando esses quadros pelo problema da obesidade e de acompanhar a evolução do quadro clínico e auxiliar o clínico nas intervenções que possam ser mais bem aplicadas ao caso que estiver sob sua responsabilidade (Ivatiuk et al., 2018). Silva et al. (2019) apresentaram a Escala de Prontidão para Mudança e Anseio por Tratamento (SOCRATES), a qual pode auxiliar a rastrear a motivação das pessoas para realizar as intervenções necessárias nessa área.

Por sua vez, a questão da compulsão alimentar, que passou a ser considerada um transtorno a partir do DSM-5 (APA, 2014), reúne uma quantidade de instrumentos padronizados para avaliação (Cordás, 2016; Teodoro et al., 2019). Há diferentes formas de se avaliar o TCAP, uma delas autoaplicável, como a ECA (Freitas et al., 2001), que é uma das mais utilizadas para essa finalidade.

Os demais aspectos listados podem ser avaliados com os instrumentos validados para cada uma das áreas, como BDI-II (Beck et al., 2014), ISSL (Lipp, 2005), Escala das Figuras de Stunkard (FRS) (Scagliusi et al., 2006); Body Shape Questionnaire (BSQ) (Cordás & Castilho, 1994) e Escala de Silhuetas (Kakeshita et al., 2009).

CONSIDERAÇÕES FINAIS

A partir do caso relatado e das práticas de avaliação e intervenção descritas, pode-se dizer que a TCC foi uma boa opção de intervenção para o indivíduo. Apesar das interrupções que foram referidas, ele apresentou bons resultados antes mesmo do tempo proposto em outras intervenções descritas na literatura. Sugere-se que esse tipo de intervenção seja aplicado em outros casos, para que os resultados possam ser comparados e para que se aumente a consistência da eficácia das intervenções.

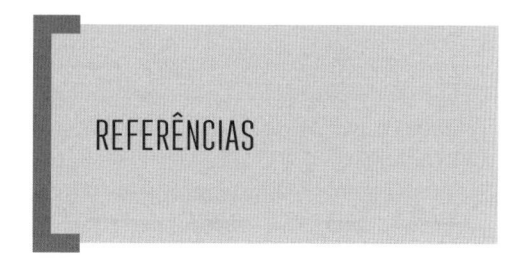

REFERÊNCIAS

American Psychiatric Association (APA). (2014). *Manual diagnóstico e estatístico de transtornos mentais: DSM-5*. (5. ed.). Artmed.

Andrade, M. Q. B. (2019). O trabalho psicoterapêutico em sujeitos com excesso de peso que possuem transtorno de compulsão alimentar (TCA). *Revista Brasileira Multidisciplinar, 22*(1), 33-46.

Beck, A. T., Steer, R. A., & Brown, G. K. (2014). *BDI-II – Inventário de depressão de Beck – Manual*. Pearson.

Bloc, L. G., Nazareth, A. C. P., Melo, A. K., & Moreira, V. (2019). Transtorno de compulsão alimentar: Revisão sistemática da literatura. *Revista Psicologia e Saúde, 11*(1), 3-17.

Bolognese, M., Silva, D., Bianchini, J., Nardo, C., Bennemann, R. M., & Junior, N. (2018). Transtorno de compulsão alimentar periódica: Fatores associados em adolescentes sobrepesados e obesos, *Psicologia, Saúde e Doenças, 19*(3), 755-763.

Caballo, V. E. (2003). *Manual para o tratamento cognitivo-comportamental dos transtornos psicológicos: Transtornos de ansiedade, sexuais, afetivos e psicóticos*. Santos.

Cordás, T. A., & Castilho, S. (1994). Imagem corporal nos transtornos alimentares: Instrumento de avaliação body shape questionare. *Psiquiatria Biológica, 2*, 17-21.

Cordás, T. A. (2016). Instrumentos de avaliação do comportamento alimentar. In C. Gorenstein, Y. Wang, & I. Hungerbüler (Orgs.), *Instrumentos de avaliação em saúde mental* (pp. 255-293). Artmed.

Cunha, J. A. (2001). *Manual da versão em português das escalas Beck*. Casa do Psicólogo.

Deluchi, M., Souza, F. P., & Pergher, G. K. (2013). Terapia cognitivo-comportamental e obesidade. In R. B. Araújo, N. M. Piccoloto, & R. Wainer (Orgs.), *Desafios clínicos em terapia cognitivo-comportamental* (pp. 239-262). Casa do Psicólogo.

De-Matos, B. W., Machado, L. M., & Hentschke, G. S. (2020). Aspectos psicológicos relacionados à obesidade: Relato de caso. *Revista Brasileira de Terapias Cognitivas, 16*(1), 42-49.

Duschene, M., Almeida, N., Vieira, T. A. L., & Neufeld, C. B. (2017). Terapia Cognitivo-Comportamental em grupo para Transtornos Alimentares e Obesidade. In C. B. Neufeld, & B. Rangé, B. (Orgs.), *Terapia cognitivo-comportamental em grupos – das evidências as práticas* (pp. 153-175). Artmed.

Fairburn, C. G., & Cooper, Z. (2016). Transtornos Alimentares: Um protocolo transdiagnóstico. In D. H. Barlow (Org.), *Manual clínico dos transtornos psicológicos tratamento passo a passo* (pp. 665-696). Artmed.

Freitas, S., Lopes, C., S., Coutinho, W., & Appolinario, J. C. (2001). Tradução e adaptação para o português da escala de compulsão alimentar periódica. *Revista Brasileira de Psiquiatria, 23*(4), 215-20.

Ivatiuk, A. L., Prado, J. M., & Chaves, T. K. de O. (2018). Obesidade mórbida: Protocolo de intervenção psicológica estuturada. In E. M. F. Seidl, M. C. O. S. Miyazaki, A. T. A. Ramos-Cerqueira, & N. A. M. Domingos (Orgs.), *Psicologia da saúde – Teorias, conceitos e práticas* (pp. 223-246). Juruá.

Ivatiuk, A. L., Barbosa, F. M., & Caron, L. (2020). Abordagens cognitivo-comportamentais. In H. Tonelli, M. Pereira, J. C. Marchesini (Orgs.), *Saúde mental e cirurgia bariátrica* (pp. 133-150). DLR.

Kakeshita, I. S., Silva, A. I. P., Zanatta, D. P., & Almeida, S. S. (2009). Construção e fidedignidade teste-reteste de escalas de silhuetas brasileiras para adultos e crianças. *Psicologia: Teoria e Pesquisa, 25*(2), 263-270.

Klobukoski, C., & Höfelmann, D. A. (2017). Compulsão alimentar em indivíduos com excesso de peso na atenção primária à saúde: Prevalência e fatores associados. *Cadernos de Saúde Coletiva, 25*(4), 443-452.

Lima, A. C. R., & Oliveira, A. B. (2016). Fatores psicológicos da obesidade e alguns apontamentos sobre a terapia cognitivo-comportamental. *Mudanças – Psicologia da Saúde, 24*(1), 1-14.

Lipp, M. N. (2005). *Manual do Inventário de sintomas de stress para adultos de Lipp*. Casa do Psicólogo.

Ministério da Saúde (MEC). (2020). *Vigitel Brasil 2019: Vigilância de fatores de risco e proteção para doenças crônicas por inquérito telefônico. Estimativas sobre frequência e distribuição sociodemográfica de fatores de risco e proteção para doenças crônicas nas capitais dos 26 estados brasileiros e no Distrito Federal em 2019*. https://www.gov.br/saude/pt-br/centrais-de-conteudo/vigitel-brasil-2019-vigilancia-fatores-risco-pdf/view

Neufeld, C. B., Moreira, C. A. M., & Xavier, G. S. (2012). Terapia cognitivo-comportamental em grupos de emagrecimento: O relato de uma experiência. *Psico, 43*(1).

Neufeld, C. B., Affonso, G., Bueno, C. R., Pessa, R., P., & Rangé, B., P. (2016). Tratamento em TCC em grupo para obesidade e sobrepeso: Foco no manejo. In I. R. Finger, & M. S. Oliveira (Orgs.), *A prática da terapia cognitivo-comportamental nos transtornos alimentares e obesidade* (pp. 351-380). Sinopsys.

Neufeld, C. B., Maltoni, J., Ivatiuk, A. L., & Range, B. (2017). Aspectos técnicos e o processo em TCCG. In C. B. Neufeld, & B. Rangé, B. (Orgs). *Terapia Cognitivo-comportamental em grupos – das evidências à prática* (pp. 33-54). Artmed.

Oliveira, M. S., Boff, R. M., & Zancan, R. K. (2016). Terapia cognitivo-comportamental no tratamento de compulsão alimentar em adultos com sobrepeso ou obesidade. In I. R. Finger & M. S. Oliveira (Orgs.), *A prática da terapia cognitivo-comportamental nos transtornos alimentares e obesidade* (pp. 161-181). Sinopsys.

Porto, A. P., Rabelo, L. N., Gomes, E. P., Nascimento, E. B., Lima, A. L., & Sousa, J. C. (2020). Terapia cognitivo comportamental em grupo de obesidade e sobrepeso. *Diaphora,* 9(2), 71-75.

Scagliusi, F. B., Alvarenga, M., Polacow, V. O., Cordás, T. A., Queiroz, G. K. O., Coelho, D. ... Lancha, A. H. (2006). Concurrent and discriminant validity of the Stunkard's figure rating scale adapted into Portuguese. *Appetite,* 47(1), 77-82.

Silva, R. V., Oliveira, I. R., & Velasquez, M. L. (2019). Stages of change readiness and treatment eagerness scale in overweight and obesity's psychometric readiness and properties (SOCRATES-OO). *Journal of Clinical Psychology in Medical Settings,* 27(4), 805-817.

Teodoro, M. C., Conceição, E. M., & Neulfed, C. B. (2019). Avaliação Psicológica dos Transtornos Alimentares. In M. N. Baptista, & A. E. Villemor-Amaral (Orgs.), *Compêndio de avaliação psicológica* (pp. 647-661). Vozes.

Tonelli, H., & Marchesini, J. C. (2020). Introdução. In H. Tonelli, M. Pereira, & J. C. Marchesini (Orgs.), *Saúde mental e cirurgia bariátrica* (pp 1-12). DLR.

World Health Organization (WHO). (2000). *Obesity: Preventing and managing the global epidemic: Report of a WHO Consultation on Obesity.* https://apps.who.int/iris/handle/10665/42330

World Health Organization (WHO). (2016). *Global NCD target: Halt the rise in obesity.* https://apps.who.int/iris/handle/10665/312281

Capítulo 14
Anorexia nervosa e bulimia nervosa

CAMILLA VOLPATO BROERING
TATIANA ARAÚJO BERTULINO DA SILVA

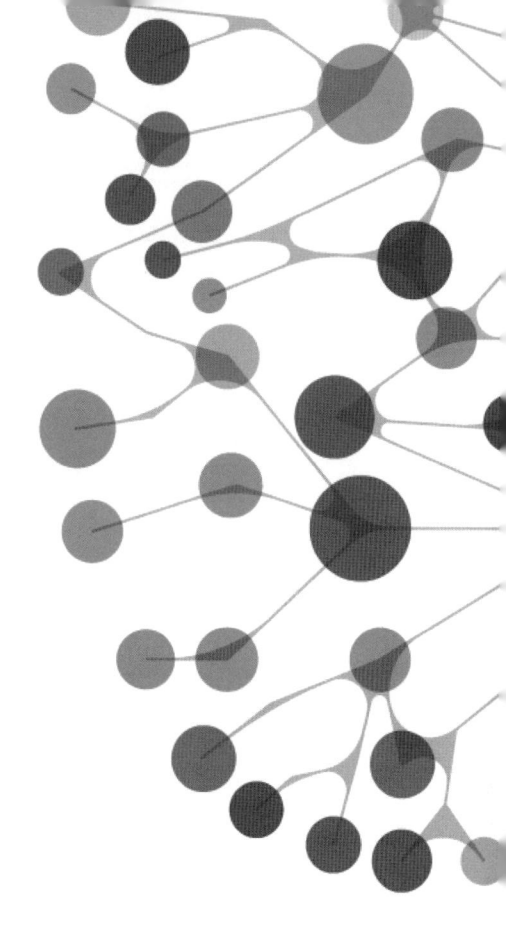

A propagação de uma cultura de corpo magro tem tido crescente influência na formulação de um padrão estético a ser seguido pela sociedade, principalmente na população de mulheres jovens. Consequentemente, a incidência e a prevalência de transtornos alimentares (TAs) relacionados à distorção da imagem corporal vêm crescendo exponencialmente em vários países (Bosi et al., 2014) e caracterizam-se cada vez mais como uma área de interesse dos profissionais da saúde.

Os TAs são quadros conhecidos por aspectos como medo mórbido de engordar, redução voluntária do consumo nutricional, ingestão maciça de alimentos seguida de vômitos e uso abusivo de laxantes e/ou diuréticos. São patologias graves e de prognóstico reservado (American Psychiatric Association [APA], 2014) e trazem aos pacientes grandes prejuízos biopsicossociais e elevados níveis de letalidade (Cordás, 2004).

A anorexia nervosa (AN) é um TA caracterizado por grave restrição alimentar associada a aversão em ganhar peso, distorção da imagem corporal e magreza extrema. As taxas de incidência para AN são maiores para mulheres na faixa etária de 15 a 19 anos, correspondendo a 40% de todos os casos identificados (Rocha et al., 2020). A AN tem dois subtipos: anorexia restritiva e purgativa. A anorexia restritiva é descrita como aquela em que a perda de peso é associada a dietas, jejum prolongado e/ou atividades físicas, e não ocorrem episódios de compulsão alimentar ou de formas compensatórias inadequadas a fim de evitar o ganho de peso, como a indução de vômito e/ou uso de laxantes. A anorexia purgativa é classificada como a aversão ao ganho de peso acompanhada de comportamentos purgativos ou compulsivos (APA, 2014).

Finger e Guedes (2016) apontam que a AN envolve assumir comportamentos que levam a deixar de serem atendidas as necessidades básicas calóricas para manter o organismo adequadamente ativo por meio da restrição da ingesta de calorias. Isso tem como resultado a diminuição significativa do peso corporal, a ponto de ficar inferior ao peso mínimo normal em relação a idade, gênero, desenvolvimento e saúde física geral. Pode-se utilizar o índice de massa corporal (IMC) como medida para determinar a normalidade do peso corporal. O IMC é calculado como o peso em quilogramas dividido pela altura em metros quadrados. É sabido que o IMC é falho, pois não distingue massa magra de gordura. Porém, para o ambiente clínico, permanece um bom índice de triagem. Uma pessoa com IMC inferior a 17,0 pode ser considerada com um peso significativamente baixo. Este pode ser um bom indicativo (porém não suficiente) do preenchimento desse critério de AN. Geralmente a AN se inicia durante a adolescência ou durante a adultez jovem. O curso e o desfecho variam muito, indo de recuperação total após o primeiro episódio até curso crônico ao longo da vida, podendo levar à morte (Franko et al., 2013).

A bulimia nervosa (BN) é definida como a ocorrência de episódios de hiperfagia (uma quantidade de alimento maior que a maioria das pessoas ingere em um período igual de tempo) em um período de duas horas, acompanhada da sensação de perda de controle e por recorrentes atitudes compensatórias inadequadas a fim de evitar o ganho de peso, como vômito forçado, uso de laxantes, diuréticos, enemas, dieta e exercícios físicos. Esses episódios ocorrem em média pelo menos uma vez por semana a cada três meses (sendo a gravidade mensurada pelo número de episódios semanais).

O IMC de uma pessoa com BN geralmente indica uma faixa próxima ao normal ou com sobrepeso (Herzog & Eddy, 2010). Segundo Finger e Guedes (2016), após a compulsão alimentar, esses indivíduos tendem a optar por alimentos dietéticos ou a evitar alimentos calóricos. Assim como a AN, a BN tem seu início comumente na adolescência ou na idade adulta jovem. Frequentemente a compulsão alimentar começa durante ou após um episódio de dieta para perder peso (APA, 2014).

Destaca-se também o esquema cognitivo da "magreza", que, na visão dos pacientes, é fundamental para que seus problemas sejam solucionados. As pessoas magras seriam bem-sucedidas, e as gordas, infelizes e mal-sucedidas. Com essa significação atribuída à esbeltez, fica fácil entender o humor deprimido e o sentimento de vergonha e fracasso associado aos episódios de comer compulsivo (Fairburn et al. 1997).

Os fatores que levam ao desenvolvimento desses transtornos são multifatoriais, podendo ser socioculturais, familiares, biológicos e culturais. Desse modo, torna-se fundamental uma avaliação criteriosa para que se chegue a um diagnóstico correto, diante de tantas facetas que se apresentam, da falta de adesão ao tratamento e dos possíveis diagnósticos diferenciais.

CASO CLÍNICO

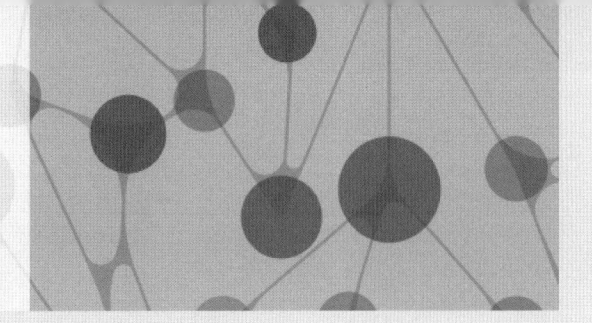

Joana é uma jovem de 22 anos, solteira, a mais velha de três irmãos. Procura atendimento por ter sido flagrada pela sua empregadora tendo episódios de vômito após as refeições. Joana trabalhava na casa de uma confeiteira, que fazia bolos e salgados sob encomenda. Além de auxiliar na cozinha, Joana ajudava sua patroa com as entregas duas vezes na semana. Após perceber suas frequentes idas ao banheiro, sua patroa percebeu que havia algo estranho. Em um primeiro momento, Joana se mostrou comunicativa, extrovertida, porém sem perceber necessidade de acompanhamento. Admitia os episódios de vômito, mas não os considerava um motivo para preocupação.

Relata como motivo para sua consulta, além do fato de a patroa tê-la obrigado, sob pena de ser mandada embora, o fato de se considerar "um pouco ansiosa", o que a deixava sempre agitada e fazendo muitas coisas ao mesmo tempo. Joana tinha um namorado, que via nos fins de semana por residirem em cidades diferentes, e sobre sua família relatou não ter muito contato. Afirma que a mãe sempre foi muito exigente com ela, o que a fez sair de casa para morar com uma amiga em outro estado, aos 18 anos. Seu pai era falecido, e seus dois irmãos, de 10 e 7 anos, moravam com a mãe. Ela os visitava uma vez ao ano, devido à longa distância que os separava.

Ao ser questionado o motivo pelo qual acreditava que sua patroa a teria encaminhado ao tratamento, Joana relatava que vomitava porque passava mal após comer muito, e a purgação a deixava mais tranquila por acreditar que "botando pra fora" não engordaria. Dizia que tinha medo de engordar, pois pessoas gordas eram infelizes e não eram amadas. Joana não sabia, mas a patroa estava pagando seu tratamento; ela acreditava que pagaria aos poucos depois, mas desde o início a empregadora afirmou à psicóloga que nunca cobraria dela.

Joana foi questionada sobre sua rotina e sobre os momentos em que os episódios aconteciam. Relata que os episódios acontecem todos os dias, que na casa da patroa a comida era liberada, podia comer o que quisesse na hora que quisesse. Como ela não tinha controle sobre o que comia, acabava comendo demais, e o vômito era reforçado pelo alívio que causava. Muitas vezes, em vez de querer evitar o vômito, ela comia demais justamente porque sabia que iria vomitar e porque a sensação de alívio era boa.

Esse comportamento se tornou um hábito, e Joana chegou a um ponto em que nem era preciso forçar o vômito; bastava comer. Quando iniciou o tratamento, ela já estava em uma fase em que vomitava de seis a oito vezes por dia, algumas vezes vomitava sangue, e isso foi decisivo para abordar mais abertamente esse assunto com a psicóloga, pois até então ela não via problema algum em seu comportamento. Seu peso era "normal", embora tivesse vários sintomas típicos de um quadro de TA, como dentes foscos, refluxo e edemas periféricos. No decorrer das sessões, Joana foi encaminhada para avaliação com psiquiatra, gastrenterologista e nutricionista.

Ao conhecer a história de Joana, fica evidente que ela teve problemas com peso e imagem corporal desde os 13 anos, quando sua mãe a xingava e dizia que ela "nunca arrumaria namorado se continuasse comendo daquele jeito". Joana nem se recorda se realmente comia demais. Fato é que, após tantas críticas de sua mãe, foi diminuindo a ingesta alimentar de modo a ficar exageradamente magra. Chegou a pesar 32 kg para seu 1,65 m de altura. Seu corpo doía, e ela apresentara alguns desmaios. Passou a se alimentar apenas de mamão, alface e água e, ainda assim, achava que comia demais. Foi um período difícil, em que uma amiga a ajudara, porém esta também apresentava TAs e a fez acreditar que o jejum não era a melhor saída e que existia uma forma de poder comer sem engordar muito, que era o uso de laxantes, diuréticos e indução ao vômito. No início, Joana achou estranho, mas, como se sentia fraca e sem amigos, apoiou-se no que a amiga lhe dissera.

Logo após esse fato, quando Joana voltou a engordar, saiu de casa. No atual momento, havia ganho peso em relação aos anos anteriores e apresentava tal medida dentro do esperado para sua altura, porém se via acima do peso. Tem pouco contato social, pois acredita que pelo fato de estar acima do peso não seria aceita, então seu cotidiano resume-se a ficar em casa e trabalhar. Quando o namorado vem nos fins de semana, também ficam em casa. Relata que a amiga que reside com ela, ao contrário, sempre sai com as colegas, vai a festas e dorme fora de casa várias vezes por semana, o que aumenta seu tempo sozinha. Sua amiga a convidou para ir junto muitas vezes, mas Joana recusava o convite. "Ninguém vai gostar de mim assim gorda", "A primeira coisa que as pessoas notarão é a minha gordura". Assim, os convites cessaram.

De maneira geral, sente-se isolada e tem pensamentos como "Ninguém me convida para nada, ninguém gostaria de ter uma amiga como eu", sem se dar conta de que convites existiam, mas ela os recusava. Atribuía todo seu isolamento ao peso corporal.

Um episódio marcante ocorreu dentro da casa da empregadora, em um dia em que havia muitas encomendas a serem entregues e ela acabou ingerindo salgados que eram da entrega e tentou disfarçar o feito para a patroa. Nessa ocasião, Joana ficou com medo, pelo fato de chegar ao ponto de comer às escondidas algo que nem era seu, e sentiu que estava extrapolando todos os limites.

Em suma, no momento da entrevista, Joana reconhece a necessidade de ajuda, visto que não aguenta mais ter a preocupação com comida e não quer ficar doente. Considera sua vida "sem graça" e aspira a um trabalho melhor e uma condição financeira estável. No entanto, com tanta dificuldade para interações sociais devido ao fato de acreditar que "Não era magra o suficiente para ser aceita", ela nem se esforçava para frequentar outros círculos de amigos ou procurar oportunidades.

Joana preencheu um Diário de Imagem Corporal, como dado complementar à entrevista, e, durante as sessões, preencheu questionários autoaplicáveis: o Bulimic Investigatory Test of Edinburgh (BITE), para avaliação do comportamento alimentar, e o Body Shape Questionnaire (BSQ), para avaliação da insatisfação da imagem corporal. Joana apresentou 27 pontos na escala de sintomas do BITE (indicando possível presença de comportamento alimentar compulsivo e grande possibilidade de BN) e 12 pontos (grande intensidade) na escala de gravidade do mesmo questionário. No BSQ, apresentou 145 pontos, demonstrando intensa insatisfação com a imagem corporal. Esses questionários serão apresentados adiante.

CRITÉRIOS DIAGNÓSTICOS E DIAGNÓSTICO DIFERENCIAL

Joana, assim como a maioria das pessoas que vivenciam os TAs (seja a AN ou a BN), apresenta resistência sobre a gravidade de seus sintomas e a necessidade de tratamento (Finger & Gonçalves, 2016). No relato de caso de Joana são apresentados sintomas que preenchem critérios para o diagnóstico de BN de acordo com a 5ª edição do *Manual diagnóstico e estatístico de transtornos mentais* (DSM-5) (APA, 2014). Ela apresentava episódios recorrentes de compulsão alimentar, caracterizados por ingestão de uma quantidade maior que a maioria das pessoas comeria naquele espaço de tempo, acompanhada de sensação de falta de controle (Critério A); compensava os momentos de compulsão de forma inapropriada, com o uso de diuréticos, laxantes e/ ou indução de vômito (Critério B); os episódios ocorrem há mais de três meses, com pelo menos um episódio semanal (Critério C); a autoavaliação de Joana está estritamente relacionada com a forma e o peso corporal, quando ela acredita que só terá relacionamentos amorosos e sociais se for magra (Critério D), e sua perturbação em vivenciar esses sintomas não acontece em um momento de AN (Critério E) (APA, 2014).

O Critério E para diagnóstico de BN (a perturbação não ocorre exclusivamente durante episódios de AN) é importante para o diagnóstico diferencial. Em sua história com o TA, pode-se verificar que, quando mais jovem, Joana apresentou sintomas de AN, pois, aos 13 anos, ela restringiu sua alimentação a apenas mamão, alface e água para emagrecer (Critério A para AN); tinha grande medo de engordar, pois "nunca arrumaria namorado" (Critério B para AN); e não percebia seu emagrecimento de forma prejudicial (até chegar aos 32 kg e apresentar desmaios), não reconhecendo a gravidade de manter o peso corporal tão baixo (Critério C para AN).

O caso de Joana permite discutir a mudança de diagnóstico que ocorre em alguns casos de TAs. A mudança do diagnóstico de AN para BN não é incomum. Já a mudança de BN para AN ocorre em 10 a 15% dos casos, sendo mais rara (APA, 2014; Fairburn, 2008). Fairburn (2008) acrescenta que essas mudanças de diagnóstico entre a AN e a BN podem ocorrer em virtude da ambas serem constituídas de mesmo *core* psicopatológico, compartilhando dos mesmos transtornos cognitivos.

Os transtornos cognitivos comumente encontrados na AN e na BN são: grande concentração do paciente em seu peso corporal, com muita frequência na verificação do peso, e demonstração de grande preocupação com a variação deste (mesmo que a variação seja mínima). Esses pacientes têm grande preocupação com a forma corporal, verificando repetidas vezes o próprio corpo em busca de alterações (quase sempre nas coxas, na barriga e nos braços). Há comparação do próprio corpo com o de outras pessoas, concluindo que é menos atraente. Em decorrência da autocrítica em relação à própria aparência, esses pacientes têm dificuldades nas relações sociais (Fairburn, 2008).

Joana, sendo mulher, jovem e moradora de área industrializada, está no grupo mais atingido pelos TAs (APA, 2014; Mohammadi et al., 2020; Souza & Kelbert, 2016). Também é possível que tenha alguma comorbidade, pois relata isolamento social e diminuição de atividades que lhe dão prazer. Nos TAs são comuns comorbidades como transtorno obsessivo-compulsivo (TOC) (20,2%), depressão maior (16,4%), fobia social (10,1%), transtorno de oposição desafiante (10,1%), transtorno de ansiedade generalizada (9,4%), transtorno de déficit de atenção/hiperatividade (TDAH) (7,5%) e transtorno da conduta (5,7%) (Mohammadi et al., 2020).

Além de investigarem possíveis comorbidades, já citadas, os profissionais que conduzem o tratamento de TAs precisam diferenciar a BN da AN. As pessoas acometidas por BN mantêm um peso corporal eutrófico ou sobrepeso, ao passo que pacientes com AN do subtipo compulsão alimentar purgativa (em que as compulsões e as purgações são frequentes) mantêm o peso corporal abaixo do indicado (APA, 2014).

INDICAÇÃO PRIMÁRIA DE TRATAMENTO

No que diz respeito à BN e à AN, as pesquisas têm demonstrado que a abordagem cognitivo-comportamental é a que obteve a maior popularidade nos últimos 20 anos (Robins et al., 1999) e que é a mais importante e a mais bem validada entre as demais abordagens (Cottraux & Matos, 2007; Salkovskis, 2005). Séries não controladas de casos e estudos cruzados comparando tratamentos constituem as principais evidências para a eficácia dessas técnicas (Cooper & Fairburn, 1984).

Na BN, a abordagem se mostrava eficaz pela remissão de episódios de compulsão alimentar e de métodos purgativos, redução da restrição dietética, diminuição da preocupação com o peso e o formato corporal, melhora da autoestima e do funcionamento social e redução de sintomas psiquiátricos em geral (Oliveira & Deiro, 2013). Já a eficácia no tratamento da AN precisa ser mais bem investigada, embora tenham sido observados vários benefícios, como diminuição da restrição alimentar, aumento do peso, redução de pensamentos disfuncionais acerca do peso e da comida, melhora do funcionamento sexual, melhora de sintomas depressivos, aumento da adesão ao tratamento nutricional e clínico e redução da recaída (Duchesne, 2007). Vale ressaltar que é fundamental, no início do tratamento, decidir se o tratamento será ambulatorial ou institucional.

A Divisão 12 da American Psychological Association (APA), responsável por elencar tratamentos disponíveis para os transtornos mentais de acordo com seu nível de evidência, apresenta como o primeiro tratamento mais eficaz aqueles baseados na terapia cognitivo-comportamental (TCC).

Na AN, a intervenção em TCC se utiliza de três aspectos centrais: (1) adesão ao tratamento, já que os pacientes geralmente são encaminhados por terceiros; (2) aumento de peso, pois precisam estar mais saudáveis e fortes fisicamente; e, por último, (3) o desenvolvimento de um padrão flexível e regular de alimentação, auxiliando na prevenção da recaída e na estabilidade emocional e física (Nardi & Melere, 2014). O tratamento também se divide em três fases. A primeira se concentra na melhora do quadro nutricional e da fobia alimentar por meio de técnicas de exposição, relaxamento e psicoeducação. Além disso, são trabalhadas questões sobre a distorção da imagem corporal, e são realizados a conceitualização cognitiva do caso e o treino em resolução de problemas. No segundo momento, aprofunda-se a resolução de problemas e a questão do medo de ganhar peso por meio da reestruturação cognitiva. Isso é alcançado com sessões de exposição a alimentos, psicoeducação sobre as consequências da doença e relaxamento aliado às exposições. A terceira fase se destina à prevenção de recaídas e ao auxílio para o paciente desenvolver um funcionamento autônomo em relação ao seu estado físico e mental (Duchesne & Almeida, 2002).

Seguindo a mesma linha, os objetivos terapêuticos da TCC para a BN são: construção do vínculo e adesão ao tratamento, psicoeducação sobre o transtorno e a abordagem, normalização do padrão alimentar, desenvolvimento de estratégias para controle de episódios de compulsão alimentar e comportamentos purgativos e compensatórios, treino de resolução de problemas, melhora da autoestima, desenvolvimento de habilidades interpessoais, flexibilização de crenças, prevenção da recaída e plano de alta (Duchesne & Almeida, 2002).

O envolvimento familiar pode ajudar a criar uma estrutura de colaboração em que os pais tornem o meio facilitador de mudanças. Discutir a função que o transtorno desempenha no sistema familiar facilita a ocorrência de mudança no padrão de interação dos membros, tanto no sentido de melhorar a comunicação como no de corrigir as percepções distorcidas, melhorar estratégias para solução de conflitos e estabelecer novos limites entre os membros, com aceitação de diferenças individuais.

Por último, porém não menos importante, é necessário verificar se há necessidade de medicação, pois alguns medicamentos têm sido empregados como coadjuvantes no tratamento tanto da AN como da BN. No caso da AN, apesar de não existir um agente farmacológico específico, o uso de antidepressivos e ansiolíticos pode ser útil para tratar pacientes que desenvolvem uma comorbidade específica. O uso de antipsicóticos também é indicado. Já nos casos de BN, os estudos que utilizam fluoxetina (antidepressivo) no controle dos episódios de compulsão alimentar têm gerado entusiasmo em relação à eficácia desses agentes no tratamento (Duchesne & Almeida, 2002).

INSTRUMENTOS DE AVALIAÇÃO VALIDADOS E DISPONÍVEIS NO BRASIL PARA A ANOREXIA NERVOSA E A BULIMIA NERVOSA

Tanto a AN como a BN contam com instrumentos de rastreamento de sintomas, da gravidade ou de diagnóstico, com diferenças de instrumentos para a população adulta e a infantojuvenil. Os instrumentos de avaliação são utilizados no início do tratamento como apoio ao diagnóstico e, no decorrer do tratamento, para acompanhamento da evolução do transtorno. Associada à utilização de instrumentos para os comportamentos alimentares desorganizados, típicos desses transtornos, há o emprego de instrumentos para rastreio de insatisfação com a imagem corporal (Cordás, 2016; Argimon et al., 2016).

Em uma revisão publicada em 2002, foram apresentados instrumentos utilizados nos TAs no mundo, sendo que alguns destes já estavam adaptados ou validados para a população brasileira, como o Teste de Atitudes Alimentares com 26 itens (EAT-26), para rastreio de comportamentos inadequados; o BITE, que fornece dados sobre a presença de sintomas e a gravidade da BN; e o Eating Disorder Inventory (EDI), que avalia características psicológicas e comportamentais de AN e BN. A terceira versão do EDI (EDI-3) foi adaptada e validada por Penha (2019). Ainda nessa revisão, é apresentado o BSQ, instrumento para rastreio de insatisfação com a imagem corporal validado na população brasileira (Freitas et al., 2002).

Gorestein et al. (2016) lançaram um compilado de instrumentos utilizados em saúde mental que reúne instrumentos empregados para avaliação do comportamento alimentar e da imagem corporal e um tópico específico para avaliação de transtornos que acontecem na infância e na adolescência. Vamos nos ater aos instrumentos de avaliação da imagem corporal da infância e da adolescência, pois os instrumentos para comportamento alimentar já foram citados. Os instrumentos de avaliação da imagem corporal se concentram em áreas como insatisfação, checagem corporal, evitação, etc. São eles: Escala de Áreas Corporais (EAC), Body Attitudes Questionnaire (BAQ), Body Image Avoidance Questionnaire (BIAQ), Body Checking and Avoidance Questionnaire (BACQ), Escala de Figuras de Stunkard (FRS), Tripartite Influence Scale (TIS) e Male Body Checking Questionnaire (MBCQ) (Conti et al., 2016).

O comportamento alimentar na infância e na adolescência pode ser avaliado com a escala BITE adaptada para adolescentes (Ximenes et al., 2011) e com a Development And Well-Being Assessment (DAWBA). A DAWBA constitui-se de um conjunto de questionários e entrevistas diagnósticas para pessoas de 5 a 17 anos; a sessão P (alimentação, peso e forma corporal) é a que avalia o comportamento alimentar (Graeff-Martins & Fleitlich-Bilyk, 2016).

Recentemente, foram traduzidos e adaptados para o Brasil os instrumentos: Sick Control One Stone Fat Food Questionnaire (SCOFF), Questionário Alimentar (Eating Disorder Examination Questionnaire – EDE-Q) e Questionário de Avaliação de Prejuízo Clínico (Clinical Impairment Assessment Questionnaire – CIA) (Moser et al., 2020).

É importante ressaltar que antes da utilização de algum instrumento de avaliação o profissional deve buscar informações sobre os aspectos que estão sendo medidos e o público para o qual o instrumento foi validado.

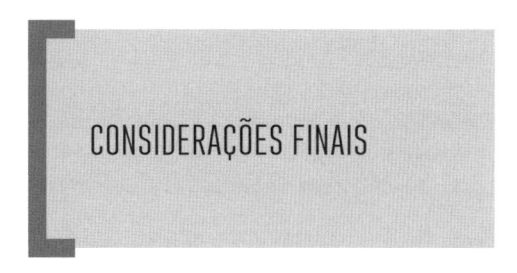

CONSIDERAÇÕES FINAIS

Pode-se observar que a AN e a BN são transtornos multifacetados e que o tratamento deve ser feito por equipe multidisciplinar, com envolvimento familiar e, em muitos casos, uso de medicamentos, além de boa relação terapêutica.

A TCC mostra-se eficaz no tratamento dos transtornos apresentados neste capítulo, e, dessa forma, faz-se fundamental o trabalho com crenças distorcidas de que a aceitação está atrelada a um corpo ideal e, consequentemente, ao sucesso. Além disso, os profissionais devem se preocupar tanto com sintomas físicos como com o modelo cognitivo vigente, pois, não raramente, os pacientes migram de um transtorno para outro.

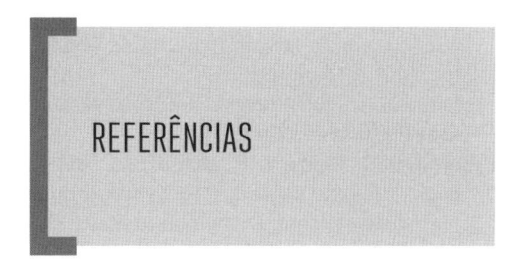

REFERÊNCIAS

American Psychiatric Association (APA). (2014). *Manual diagnóstico e estatístico dos transtornos mentais: DSM-5* (5. ed.). Artmed.

Argimon, I. I. L., Cerutti, F., & Esteves, C. S. (2016). Medidas de avaliação em transtornos alimentares. In I. R. Finger, & M. S. Oliveira (Orgs.), *A prática da terapia cognitivo-comportamental nos transtornos alimentares e obesidade* (pp. 65-77). Sinopsys.

Bosi, M. L. M, Nogueira J. A. D, Yumiuchimura K, Luis R. R., & Godoy M. G. C. (2014). Comportamento alimentar e imagem corporal entre estudantes de medicina. *Revista Brasileira Educação Médica, 38*(2), 243-252.

Cooper, P. J., & Fairburn, C. G. (1984). Cognitive behavior therapy for anorexia nervosa: Some preliminary findings. *Journal of Psychosomatic Research, 28*(6), 493-499.

Conti, M. A., Teixeira, P. C., & Scagliusi, F. B. (2016). Instrumentos de avaliação da imagem corporal. In C. Gorenstein, Y. Wang, & I. Hungerbüler (Orgs.), *Instrumentos de avaliação em saúde mental* (pp. 592-615). Artmed.

Cordás, T. A. (2004). Transtornos alimentares: Classificação e diagnóstico. *Revista de Psiquiatria Clínica, 31*(4), 154-157.

Cordás, T. A. (2016). Instrumentos de avaliação em transtornos alimentares. In C. Gorenstein, Y. Wang, & I. Hungerbüler (Orgs), *Instrumentos de avaliação em saúde mental* (pp. 548-555). Artmed.

Cottraux, J., & Matos, M. G. (2007). Modelo europeu de formação e supervisão em terapias cognitivo-comportamentais (TCC) para profissionais de saúde mental. *Revista Brasileira de Terapias Cognitivas, 3*(1), 49-61.

Duchesne, M. (2007). *Novas perspectivas: Comorbidades e tratamento*. Trabalho apresentado no VII Congresso Brasileiro de Transtornos Alimentares e Obesidade.

Duchesne, M., & Almeida, P. E. M. (2002). Terapia cognitivo-comportamental dos transtornos alimentares. *Revista Brasileira de Psiquiatria, 24*(suppl 3), 49-53.

Fairburn, C. G. (2008). *Cognitive behavior therapy and eating disorders*. Guilford.

Fairburn, C. G., Welch, S. L., Doll, H. A., Davies, B. A., & O'Connor, M. E. (1997). Risk factors for bulimia nervosa: A community- based case-control study. *Archives of General Psychiatry, 54*(6), 509-517.

Finger, I. R., & Guedes, P. A. (2016). Diagnóstico e curso dos transtornos alimentares. In I. R. Finger, & M. S. Oliveira (Orgs.), *A prática da terapia cognitivo-comportamental nos transtornos alimentares e obesidade*. (pp 24-36). Sinopsys.

Finger, I. R., Golçalves, F. G. A (2016). Terapia cognitivo-comportamental no tratamento da bulimia nervosa. In I. R. Finger & M. S. Oliveira (Orgs), *A prática da terapia cognitivo-comportamental nos transtornos alimentares e obesidade*. (cap. 7, pp. 137-160). Sinopsys.

Franko, D. L., Keshaviah, A., Eddy, K. T., Krishna, M., Davis, M. C., Keel, P. K., & Herzog, D. B. (2013). A longitudinal investigation of nortality in anorexia nervosa and bulimia nervosa. *The American Journal of Psychiatry, 170*(8), 917-25.

Freitas, S., Gorenstein, C., & Appolinario, J. C. (2002). Instrumentos para a avaliação dos transtornos alimentares. *Brazilian Journal of Psychiatry, 24*(suppl 3), 34-38.

Gorenstein, C, Wang, Y., & Hungerbüler, I. (Orgs.) (2016). *Instrumentos de avaliação em saúde mental*. Artmed.

Graeff-Martins, A. S., & Fleitlich-Bilyk, B. (2016). Development and well-being assessment (DAWBA). In C. Gorenstein, Y. Wang, & I. Hungerbüler (Orgs), *Instrumentos de avaliação em saúde mental* (pp. 700-706). Artmed.

Herzog, D. B., & Eddy, K. T. (2010). Diagnóstico, epidemiologia e curso clínico dos transtornos alimentares. In J. Yager, & P. S. Powers (Orgs.), *Manual clínico de transtornos da alimentação* (pp. 19-50). Artmed.

Mohammadi, M. R., Mostafavi, S. A., Hooshyari, Z., Khaleghi, A., Ahmadi, N., Molavi, P., ... Zarafshan, H. (2020). Prevalence, correlates and comorbidities of feeding and eating disorders in a nationally representative sample of Iranian children and adolescents. *International Journal of Eating Disorders, 53*(3), 349– 361.

Moser, C. M., Terra, L., Behenck, A. S., Brunstein, M. G., & Hauck, S. (2020). Cross-cultural adaptation and translation into brazilian portuguese of the instruments sick control one stone fat food questionnaire (SCOFF), eating disorder examination questionnaire (EDE-Q) and clinical impairment assessment questionnaire (CIA). *Trends in Psychiatry and Psychotherapy, 42*(3), 267-271.

Nardi, H., & Melere, C. (2014). O papel da terapia cognitivo-comportamental na anorexia nervosa. *Revista Brasileira de Terapia Comportamental e Cognitiva, 16*(1), 55-56.

Oliveira, L. L., & Deiro, C. P. (2013). Terapia cognitivo-comportamental para transtornos alimentares: A visão de psicoterapeutas sobre o tratamento. *Revista Brasileira de Terapia Comportamental e Cognitiva, 15*(1), 36-49.

Penha, M. M. (2019). *Adaptação brasileira do eating disorder inventory-3 (EDI-3) e evidências iniciais de validade e fidedignidade*. [Dissertação de mestrado], Universidade de Brasília.

Robins, R. W., Gosling, S. D., & Craik, K. H. (1999). An empirical analysis of trends in psychology. *American Psychologist, 54*(2), 117-128.

Rocha, G. A. F., Nogueira, J. A., Pina, N. L. R., Trindade, D. L., Ferrreira, H. A. M., Biasotto, I. B., ... Passos, S. R. L. (2020). Prevalência e fatores associados a bulimia ou anorexia nervosa em universitárias da área de saúde. *Brazilian Journal of Development, 6*(11), 90174-90198.

Salkovskis, P. M. (2005). Prefácio. In P. M. Salkovskis (Ed.), *Fronteiras da terapia cognitiva* (pp. 15-16). Casa do Psicólogo.

Souza, L. D. M, & Kelbert, E. F. (2016). Epidemiologia dos transtornos alimentares. In I. R. Finger, & M. S. Oliveira (Orgs.), *A prática da terapia cognitivo-comportamental nos transtornos alimentares e obesidade* (pp. 37-64). Synopsys.

Ximenes, R. C. C., Colares, V., Bertulino, T., Couto, G. B. L., & Sougey, E. B. (2011). Versão brasileira do "BITE" para uso em adolescentes. *Arquivos Brasileiros de Psicologia, 63*(1), 52-63.

Capítulo 15
Transtorno relacionado ao uso de álcool

MARCIA FORTES WAGNER
FERNANDA MACHADO LOPES
MURILO J. MACHADO
LAISA MARCORELA ANDREOLI SARTES

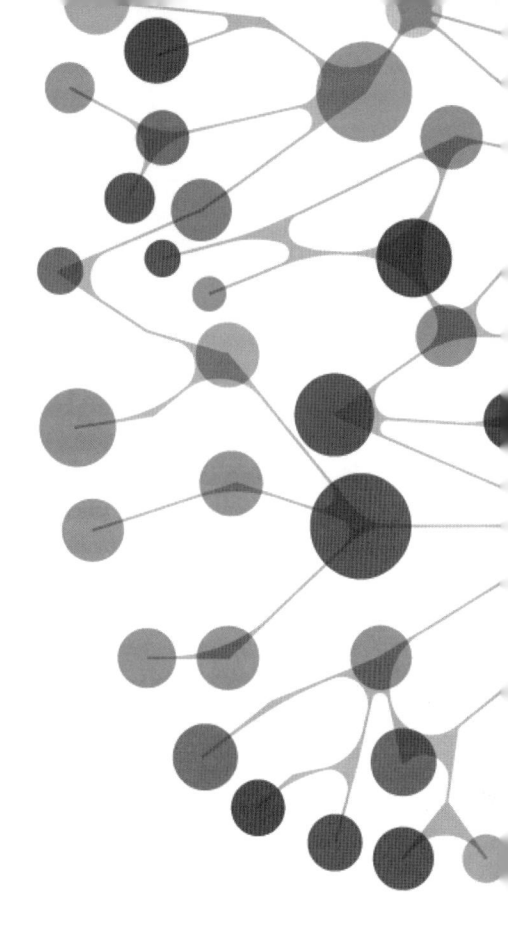

O transtorno relacionado ao uso de álcool caracteriza-se por um padrão problemático de uso de álcool, o que acarreta comprometimento ou sofrimento clínicos significativos para o indivíduo (American Psychiatric Association [APA], 2014). Pode manifestar-se por alterações no sistema nervoso central (SNC), na percepção e na consciência, assim como no estado emocional (Organização Mundial da Saúde [OMS], 2006). O álcool é uma substância classificada como depressora do SNC, pois sua ação lentifica processos cognitivos como atenção, percepção, memória, tempo de reação, entre outros, e reduz o controle de impulsividade do indivíduo que o consome. Além disso, é uma droga psicotrópica, isto é, capaz de gerar dependência, à medida que atua no sistema de recompensa do cérebro associando sensações de prazer com comportamentos que envolvem o uso da substância (DiClemente, 2018).

Dados da OMS (2006) apontam que, a cada ano, ocorrem em torno de três milhões de mortes associadas ao uso do álcool, o qual é responsável por 5,1% da carga global de doenças, com prevalência de 7,1% em homens e 2,2% em mulheres. Segundo o Global Burden of Disease Study de 2016 (Griswold et al., 2018), o uso de álcool entre a população de 15 a 49 anos foi, mundialmente, o principal fator de risco, com 12,2% de mortes no sexo masculino e 3,8% de mortes no sexo feminino. No Brasil, um estudo realizado nas 27 capitais revelou que 86% dos universitários relataram uso de álcool na vida, e, destes, 25% descreveram consumo excessivo nos últimos 30 dias (Andrade et al., 2010). Tal consumo pode estar associado a problemas físicos, sociais e acadêmicos, entre os quais podem ser destacados acidentes de trânsito, atos violentos, problemas de saúde e diminuição da produtividade no ambiente laboral e universitário (Bedendo et al., 2017).

O consumo excessivo de álcool pode ser considerado um grave problema de saúde pública, e investigações que esclareçam o impacto negativo na vida dos indivíduos são imprescindíveis. A partir da conscientização e da divulgação dos prejuízos ocasionados pelo uso nocivo do álcool, torna-se possível o desenvolvimento de políticas e planos de ação voltados à redução dos danos provocados pelo uso de substâncias e a implementação de programas que tenham como objetivo a valorização da saúde e da qualidade de vida dos indivíduos.

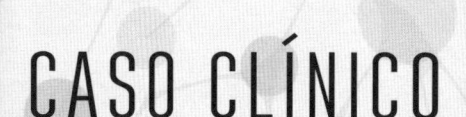

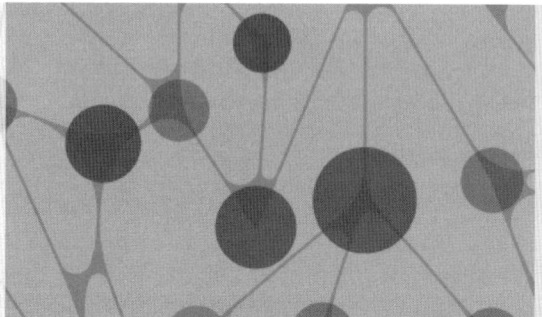

CASO CLÍNICO

Lucas é um jovem de 22 anos, solteiro, filho do meio de uma família de três irmãos. A irmã mais velha, 26 anos, é dentista, casada, mora com o marido e uma filha pequena e é independente financeiramente. Seu irmão mais novo mora com os pais e está se preparando para prestar vestibular. Lucas é universitário, estuda Ciências Sociais fora da cidade na qual habitam seus pais, mora com os colegas de faculdade e depende financeiramente do pai. Logo que mudou de cidade, passava, em média, um fim de semana por mês na cidade dos pais.

No primeiro contato, Lucas se manifestou um pouco incomodado com o fato de estar procurando atendimento psicológico, situação que acontecia pela primeira vez. O motivo para a busca de psicoterapia relatado por ele foi: "Vim aqui por causa da bebida, mais por insistência das pessoas, porque acho que eu poderia controlar minha situação". Apesar de sua crença no controle do uso do álcool, Lucas relatou várias situações que lhe causavam sofrimento nos atendimentos subsequentes.

No contexto geral, descreve-se como uma pessoa que só faz "burrada" na vida, apesar de relatar alguns episódios em que as pessoas o consideram inteligente e competente. Refere situações em que as pessoas o elogiam, mas justifica isso dizendo: "Elas não me conhecem direito". Descreve-se também como uma pessoa muito ansiosa; quando precisa fazer algo que considera importante, fica extremamente preocupado com o resultado e com a aprovação das pessoas. Relata que quando precisa fazer algum trabalho em equipe na faculdade sente-se muito "mal", pensa que "não vai dar conta" e que tem menos capacidade que seus colegas de equipe. Quando relata episódios em que seus trabalhos foram apreciados pelos colegas e elogiados pelo professor, justifica que esses bons resultados foram obtidos não por sua competência, e sim pela dos colegas.

Quanto ao seu contexto familiar, descreve seus pais como muito religiosos, sobretudo sua mãe. Conta que não tem boa relação com seu pai, porque ele é muito rígido, às vezes agressivo e muito crítico, que sempre desqualifica qualquer coisa que ele faz. Afirma que seu pai sempre elogia sua irmã mais velha, dizendo que ela, sim, é inteligente e estudiosa, que havia escolhido uma profissão que realmente "dá dinheiro". Critica-o por ter escolhido uma carreira "que não lhe trará futuro algum". Em contrapartida, Lucas relata que tem um bom relacionamento com sua mãe, que o defende sempre quando seu pai o "ataca". Quando indagado sobre seu conflito com o pai, relatou situações que sempre ocorriam na sua infância, quando tinha por volta de 5 a 7 anos. Seu pai, naquela época, era alcoolista e, quando chegava em casa bêbado, fazia uma verdadeira balbúrdia: brigava com sua mãe, xingava todo mundo, gritava e batia portas e, quase sempre, agredia fisicamente sua mãe e a ele também. Lucas, expressando muito sofrimento e com lágrimas nos olhos, relatou que esses episódios o deixavam muito ansioso e lhe traziam um sentimento muito forte de impotência por não poder fazer nada para ajudar sua mãe, pois tinha medo de seu pai.

Nesse contexto, relata que começou a beber aos 14 anos com colegas da escola. No princípio, consumia nos fins de semana junto com outras drogas, como maconha e tabaco. O consumo de álcool foi gradualmente aumentando, à medida que os efeitos não eram mais os mesmos. Por se julgar tímido, triste e com baixa autoestima, Lucas gostava da forma como se sentia alegre e se tornava mais comunicativo quando consumia álcool. Aos 18 anos, conheceu um rapaz e, ao tornarem-se próximos, Lucas percebeu que sentia algo diferente pelo amigo. Com o passar dos meses, Lucas entrou em conflito consigo mesmo ao perceber que tinha desejo sexual por homens e sofria em pensar como sua família reagiria diante disso. Nesse período, conta que começou a beber cerveja durante a semana, pois se sentia ansioso e triste. Trancado no quarto estudando durante o dia, bebia em algumas noites durante a semana, evitando a convivência com a família em casa. Lucas, então, foi tornando-se mais fechado e isolado, inclusive de suas antigas amizades.

Aos 20 anos, o rapaz foi aprovado na universidade e foi morar com mais três amigos. Um dos amigos, que também era homossexual, tornou-se próximo de Lucas e o levou para conhecer outros grupos LGBT da cidade, onde, posteriormente, conheceu o atual namorado. Lucas, então, assumiu-se homossexual, o que relatou como algo libertador. Em contrapartida, deparou-se com situações de violência e injúria por diversas vezes. Além disso, nessa fase também aumentaram seus sentimentos de ansiedade em relação à família, o que o fez ficar afastado desta por diversos meses. Os primeiros dois anos na universidade foram seguidos por inúmeros desafios associados à adaptação à nova cidade, à moradia com pessoas desconhecidas e às atividades acadêmicas universitárias, desencadeando o aumento de sintomas de estresse, ansiedade e tristeza. Lucas viu-se sozinho, pois não confiava em muitas pessoas para conversar sobre seus problemas, e cada vez mais tendia ao isolamento social e ao aumento do consumo de álcool, que passou a ser diário.

Certa vez, voltando para casa à noite, o rapaz relata que passou por um episódio em que foi perseguido por três homens, xingado e quase violentado fisicamente, o que só não ocorreu porque ele saiu correndo até chegar em casa. Esse episódio gerou muito sofrimento e medo no rapaz durante vários dias, e ele decidiu ir para a casa de sua família nas férias na semana seguinte. Em determinado momento, resolveu contar para a mãe sobre sua homossexualidade, o que foi recebido de forma espantosa. Em seguida, a mãe começou a chorar descontroladamente, dizendo que ele "não era de Deus". Eles brigaram, e o rapaz resolveu voltar para a cidade onde morava. Nesse dia, não contaram o ocorrido para o pai e os irmãos, mas, no dia seguinte, o pai ligou para Lucas extremamente nervoso, o humilhou e disse para "não colocar os pés na casa dele".

Naquele ano, diante de todos esses problemas e sofrimento, Lucas resolveu buscar tratamento psicoterapêutico. Disse que estava bebendo cerca de meia garrafa por dia de cachaça ou conhaque e que, algumas vezes, seu namorado teve de levá-lo ao pronto-socorro, quando entrava em estado de quase inconsciência pelo consumo excessivo de álcool. Relatou que um médico lhe disse que já estava ficando com o fígado comprometido e que isso acarretava menor resistência aos efeitos nocivos do álcool. O problema, segundo ele, é que não consegue acordar no outro dia no horário da aula, pela quantidade que bebe à noite, e isso está prejudicando seu desempenho na faculdade, na execução dos trabalhos, já que tem a pretensão de fazer mestrado assim que se formar na graduação e seguir a carreira acadêmica. Sempre que tenta diminuir o consumo de álcool, acaba voltando a beber e, quando isso acontece, sente-se "um lixo", desabafa, e se culpa muito por não conseguir ficar sem beber, passando pela sua cabeça pensamentos como: "eu sou a pior pessoa do mundo", "não presto pra nada", "sou fraco", "não vou conseguir fazer nada do que eu quero". Nesses momentos, sente-se deprimido, não querendo sair do seu quarto, e acaba ficando sem vontade de ir à faculdade, acumula faltas e sente-se ainda mais culpado por isso, o que o faz ter mais vontade de beber. Então, acaba bebendo mais e se sentindo ainda mais culpado, mantendo-se nesse círculo vicioso. Ao mesmo tempo, Lucas afirma que, se realmente quiser, consegue diminuir a quantidade de bebida que ingere.

Relatou que seu pai não aceita sua homossexualidade de jeito algum. Depois que começou a frequentar uma igreja, seu pai não bebe mais, porém ainda é muito agressivo; Lucas relatou que ele o xinga, que o chama de "bicha vagabunda", que "não vale nada" e que "é uma vergonha para a família". Referiu ainda que o pai o cobra muito por ser ainda dependente dele financeiramente e por ter escolhido uma profissão que "não dá dinheiro". Ao falar dessas questões em sessão de psicoterapia, desabafou, aos prantos, dizendo que isso o machuca muito, que não consegue esquecer as palavras do pai, que elas vêm à sua cabeça toda hora. Disse que sua mãe procura defendê-lo, mas que não pode fazer nada para mudar o pai.

Relatou, ainda, com a expressão muito tensa, que todos os dias, quando a noite vai chegando, ou nos fins de semana, que são as horas em que vem a maior "fissura" em usar álcool, ele vai ficando extremamente ansioso, com um sentimento de impotência, pois não consegue fazer nada para impedir sua submissão ao desejo de usar álcool. Começa, então, a beber, e isso o faz se sentir culpado, sentimento que o faz ter mais vontade de beber, até que acaba "tomando todas", sentindo-se ainda mais culpado. Esse processo ocorre todos os dias. Quando acabam as bebidas alcoólicas de sua despensa, diz que sai pela cidade buscando-as seja onde for. Em horas mais adiantadas da madrugada, às vezes, tem que rodar a cidade, passando muito tempo atrás de algum lugar aberto que venda bebidas alcoólicas. Lucas tem consciência de que o uso excessivo de bebidas alcoólicas acarretará, como consequência direta, a impossibilidade de conquistar os objetivos e as metas desejadas, isto é, conseguir entrar no mestrado e seguir uma carreira acadêmica. Sua necessidade tem aumentado; a mesma dose que o satisfazia anteriormente não é mais suficiente, diz que necessita consumir quantidades cada vez maiores. Tal situação, ele finalmente admite, está fora do seu controle.

CRITÉRIOS DIAGNÓSTICOS E DIAGNÓSTICO DIFERENCIAL

A história de Lucas aponta claramente um conjunto de sintomas comportamentais, psicológicos e físicos decorrentes do consumo intenso de álcool, caracterizando um transtorno por uso de álcool (APA, 2014). Apresenta um padrão problemático de uso da substância, com comprometimento clinicamente significativo há mais de 12 meses (Critério A); com início do uso aos 14 anos e aumento do consumo dos 18 aos 20 anos, por um período mais longo do que o pretendido (Critério A1); até chegar ao uso diário para suportar o sofrimento e o isolamento social, decorrentes de situações de violência, discriminação e dificuldades de adaptação ao ambiente acadêmico. Relata que sente um desejo persistente e dificuldades na redução e no controle do uso de álcool (Critério A2) e que acaba gastando muito tempo na obtenção e no uso de bebidas alcoólicas, a fim de sentir seus efeitos novamente (Critério A3).

Lucas refere que sente fissura ao anoitecer todos os dias, ou nos fins de semana, e isso o deixa muito ansioso, com um sentimento de impotência, pois não consegue fazer nada diante de sua necessidade de usar álcool (Critério A4). Tem percebido problemas em seu desempenho na faculdade, pois muitas vezes não consegue acordar no outro dia, no horário da aula, devido à quantidade que bebe no decorrer da noite (Critério A5) e, mesmo diante dos prejuízos observados pelos efeitos do álcool, segue fazendo uso de forma contínua (Critério A6). Tem faltado às aulas da faculdade (Critério A7), e seu consumo excessivo de álcool representa uma ameaça à sua integridade física (Critério 8), visto que já entrou em estado de quase inconsciência diversas vezes, ocasiões nas quais foi levado para atendimento hospitalar e obteve a informação de um médico de que já apresenta deterioração no fígado.

Apesar de ter consciência de que já tem um problema físico e psicológico decorrente do uso de álcool, Lucas mantém consumo contínuo (Critério 9), necessitando utilizar quantidades cada vez maiores para alcançar o mesmo efeito, o que caracteriza tolerância ao álcool (Critério 10). Como se constatou a presença de mais de seis sintomas, de acordo com os critérios diagnósticos da 5ª edição do *Manual diagnóstico e estatístico de transtornos mentais* (DSM-5) (APA, 2014), é possível especificar que Lucas apresenta transtorno por uso de álcool classificado como grave, com código 303.90 (F10.20).

Para confirmar a hipótese diagnóstica do caso de Lucas, é imprescindível também a realização do diagnóstico diferencial. Nesse sentido, foi investigado seu padrão de uso de álcool, descartando a possibilidade de ser considerado não patológico; averiguando que o transtorno não está sendo desencadeado por uso de sedativos, hipnóticos ou ansiolíticos; e concluindo que não existem dados que possam constatar a existência de um transtorno da conduta na infância e de transtorno da personalidade antissocial na idade adulta (APA, 2014).

Outro ponto a ser considerado no caso de Lucas diz respeito ao seu relato sobre a presença de sintomas depressivos e de ansiedade, o que vem sendo amplamente discutido na literatura, de que a prevalência dos problemas psicológicos em universitários vem apresentando variação entre 2 e 50%, com destaque para a ansiedade e a depressão (Bhujade, 2017; Mokrue & Acri, 2015; Wagner et al., 2020; Zochil & Thorsteinsson, 2017).

Segundo o DSM-5 (APA, 2014), é comum a presença de comorbidades, ou seja, outros quadros clínicos que possam estar presentes de forma concomitante nos quadros de alcoolismo, destacando o surgimento de sintomas depressivos e de ansiedade simultaneamente ao uso dessa substância. Dados epidemiológicos sobre a saúde mental de universitários apontam prevalência de 31% de casos de transtorno depressivo, transtorno bipolar, diversos transtornos de ansiedade e transtornos por uso de substâncias, com destaque para o uso de álcool e drogas ilícitas (World Health Organization [WHO], 2017).

Estudos estabelecem associação positiva entre o consumo de álcool e a sintomatologia depressiva em estudantes universitários (Dvorak et al., 2013; Selkie et al., 2015). Essa relação entre depressão e transtorno por uso de álcool, em nível moderado a grave, pode ser associada a sintomas depressivos comórbidos induzidos pela utilização da substância, devido aos efeitos agudos de intoxicação ou abstinência. Contínuos episódios de intoxicação alcoólica também podem diminuir o sistema imunológico do indivíduo e deixá-lo vulnerável a desenvolver infecções e outros problemas fisiológicos (APA, 2014); no caso em questão, Lucas já estava apresentando prejuízos no fígado.

Por sua vez, algumas investigações apontam para a hipótese de que o consumo de álcool possa estar relacionado a uma estratégia de *coping*, ou enfrentamento, para lidar com os sintomas depressivos (Bravo et al., 2016; Geisner et al., 2012). O estudo longitudinal de Benton et al. (2003) já havia identificado, ao longo de 13 anos de investigações, que o número de universitários com sintomas depressivos apresentava aumento significativo, o que pode ser compreendido como decorrência do incremento de problemas próprios do desenvolvimento, bem como dificuldades voltadas às relações interpessoais ou às competências necessárias ante as demandas do ambiente universitário.

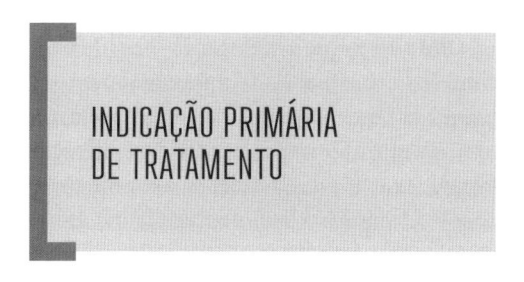

INDICAÇÃO PRIMÁRIA DE TRATAMENTO

Seguindo a tendência da prática baseada em evidências, inúmeras investigações vêm sendo realizadas sobre o tratamento do transtorno relacionado ao uso de álcool, a fim de ampliar a compreensão sobre esse quadro clínico e propor intervenções que sejam eficazes. No intuito de reunir os tratamentos que sejam empiricamente sustentados, a Divisão 12 da APA destaca que os tratamentos que foram avaliados com rigor científico e que apresentaram resultados de eficácia e efetividade para o transtorno foram: 1) terapia comportamental de casais para transtornos relacionados ao uso de álcool, um tratamento ambulatorial voltado aos indivíduos com transtornos por uso de álcool que envolve também seus parceiros; 2) beber moderado para transtornos por uso de álcool, que é o uso de um aplicativo da *web* baseado em princípios de treinamento de autocontrole comportamental; e 3) gerenciamento de contingências, que envolve incluir prêmios para reforçar o comportamento desejado de redução do uso de álcool. No caso da terapia de casais, a Divisão 12 da APA sugere que o tratamento terá maior potencial de sucesso quando aplicado por um terapeuta cognitivo-comportamental, e o gerenciamento de contingências, quando ofertado de modo complementar a qualquer forma de terapia, incluindo tratamento de grupo, terapia de 12 etapas, terapia cognitivo-comportamental (TCC), terapia de abordagem de reforço comunitário, terapia de aprimoramento motivacional, entre outras (APA, 2016).

Observa-se que a maioria das abordagens combina princípios da terapia cognitiva e da terapia comportamental, os quais desempenham um papel imprescindível na eficácia terapêutica. É possível destacar também o conceito cognitivo de autoeficácia, ou crença na capacidade de se abster do álcool, que tem um papel crucial na prevenção de recaídas, buscando promover a autoconfiança no controle da dependência de álcool nos indivíduos com esse transtorno (Huebner & Kantor, 2011).

O modelo cognitivo proposto por Aaron Beck (Beck et al., 1993) para o transtorno por uso de substâncias (TUS) propõe que, além das crenças centrais e dos pensamentos disfuncionais comuns a pessoas com transtornos mentais, indivíduos com TUS desenvolvem crenças específicas ligadas às drogas, o que ele chamou de "crenças aditivas" e "crenças de controle". As primeiras incluem as crenças antecipatórias, que são expectativas positivas quanto ao uso da droga (como ficar mais extrovertido e comunicativo, no caso de Lucas); as crenças de alívio, que são expectativas de que a droga aliviará sofrimento (como lidar com a ansiedade e a tristeza ao perceber seus desejos homossexuais, no caso de Lucas); e as crenças permissivas, que são aquelas que subestimam as consequências negativas da droga (como quando Lucas procurou psicoterapia, mas referiu que conseguia controlar sua situação relacionada ao consumo de álcool). Por sua vez, as crenças de controle são aquelas que contribuem para a redução ou cessação do uso da substância. No tratamento com objetivo de reestruturação cognitiva, são usadas estratégias com vistas a enfraquecer as crenças aditivas e fortalecer as de controle (Beck et al., 1993; Lopes, Luz et al., 2021).

Além da reestruturação cognitiva, estratégias de psicoeducação, de resolução de problemas e de treinamento em habilidades sociais também são aplicadas no tratamento baseado em TCC. A psicoeducação tem como objetivo explicar o modelo cognitivo e o papel das crenças na manutenção do comportamento de uso, buscando ampliar a consciência do paciente sobre seu funcionamento, enquanto as outras duas estratégias visam a desenvolver ou a ampliar o repertório do indivíduo para resolver situações problemáticas e se relacionar de forma mais assertiva e satisfatória. Em conjunto, elas têm o objetivo de preparar a pessoa para enfrentar situações de fissura e prevenir recaídas (Perry & Lawrence, 2017; Silva, 2018). No caso de Lucas, tendo em vista os pensamentos disfuncionais e os sentimentos dolorosos relatados nas sessões de psicoterapia, sobretudo em relação ao pai e a si mesmo, uma possível intervenção pela TCC poderia focalizar na relação entre os elementos dos sistemas cognitivo e afetivo e o comportamento de usar álcool de forma abusiva.

Quanto aos elementos do sistema cognitivo, podem-se destacar, nos relatos de Lucas, alguns pensamentos disfuncionais que passavam por sua mente quando não conseguia controlar a bebida: "Eu sou a pior pessoa do mundo", "Não presto pra nada", "Sou fraco", "Não vou conseguir fazer nada do que eu quero". Relatou, ainda, que seu pai sempre o desqualificava, dizendo que "não vale nada" e que "é uma vergonha para a família". Tal desqualificação era reforçada, ainda, por dois aspectos importantes: o financeiro, por ser ainda dependente dele e ter escolhido uma profissão que "não dá dinheiro", na opinião do pai, e o aspecto referente à sua homossexualidade, não aceita pelo pai, que o desqualificava verbalmente. É plausível, também, pensar em uma possível crença disfuncional de "desvalor", interiorizada sobretudo na relação conflituosa com seu pai. Focalizando, então, na relação entre essas cognições e as emoções aflitivas (que acentua sua ansiedade e provoca episódios depressivos) e o comportamento de usar abusivamente álcool, é possível olhar para tal uso como estratégia comportamental de Lucas, tendo em vista os efeitos neuropsicológicos de consumo crônico, e estabelecer uma relação lógica e neurológica. O uso abusivo de álcool leva a certa tendência de rigidez na forma de pensar e a intensificar os sentimentos preexistentes (pessoas ansiosas ficam ainda mais ansiosas), o que leva a pessoa a buscar doses cada vez maiores para recuperar o efeito "relaxante" inicial – isso potencializa o efeito de causar dependência. O álcool faz os processos mentais ocorrerem de forma "preto ou branco", o que acentua a tendência a distorções cognitivas do tipo "tudo ou nada" (Figlie et al., 2004) – isso pode ser identificado no caso de Lucas.

Segundo o modelo cognitivista de Aaron Beck, o sistema cognitivo é o protagonista na relação com o sistema afetivo e na predisposição a certos comportamentos (Beck & Alford, 2000), e a indicação de tratamento da TCC passa pela reestruturação dos elementos disfuncionais do sistema cognitivo, que terá efeito, por sua vez, no comportamento perante o álcool. Tal reestruturação pode ocorrer, por exemplo, por meio do questionamento dos pensamentos e das crenças disfuncionais, que geram sentimentos aflitivos em Lucas, evidenciando os fatos da realidade que podem fazê-lo questionar sua crença de "desvalor", como o fato de ter conseguido entrar em uma universidade pública e de ter tido a coragem de assumir uma relação homoafetiva, mesmo diante do preconceito social e da forte pressão contrária advinda de sua própria família. A explicação do modelo cognitivo e do papel das crenças e dos pensamentos disfuncionais na manutenção do comportamento de uso abusivo do álcool (psicoeducação) teria, então, o objetivo de ensinar Lucas a identificar suas distorções cognitivas, a responder aos pensamentos disfuncionais e a tomar consciência da relação destes com sua dependência de álcool. A reestruturação cognitiva teria de vir acompanhada de um período de abstinência do álcool, a ser conseguido preferencialmente no âmbito da vida cotidiana, para que seus efeitos não a atrapalhem.

Não obstante o "ataque" ao flanco cognitivo, uma das dificuldades recorrentes às pessoas com transtorno por uso de álcool está no manejo das emoções, especialmente na capacidade de lidar com a "fissura", considerada aqui dentro do sistema emocional, de lidar com a forte sensação de compulsão para usar o álcool, que envolve também o incremento da ansiedade. A primazia do sistema cognitivo na interpretação de nossas experiências de vida não é unanimidade entre os psicólogos, principalmente os que seguem uma linha cognitivo-construtivista, por entenderem que nossa percepção emocional é o fator primordial na construção e na atribuição de significados (Abreu, 2001). Quando certas emoções são ativadas e atingem um nível de intensidade problemático, podem dificultar a utilização de técnicas cognitivas tradicionais de reestruturação, promovendo ainda mais estresse (Leahy et al., 2013). Isso sugere a inclusão de estratégias de regulação emocional com uso de técnicas de manejo do estresse (relaxamento e exercícios respiratórios) e estratégias focadas nos esquemas emocionais. O profissional pode escolher a técnica de regulação emocional mais adequada a ser utilizada com base na problemática específica do uso abusivo do álcool e nas necessidades de cada paciente.

A terapia do esquema emocional (TEE) pode ser também uma boa opção de tratamento do transtorno por uso de álcool, exatamente pelo seu enfoque no sistema emocional. A TEE procura orientar o paciente a identificar e escapar das estratégias de esquiva emocional. Em um de seus princípios básicos, alerta que "estratégias de controle emocional, como tentativas de suprimir, ignorar, neutralizar ou eliminar as emoções pelo abuso de substâncias e compulsão alimentar, ajudam a confirmar as crenças negativas a respeito das emoções como experiências intoleráveis" (Leahy et al., 2013, p. 41). As técnicas da TEE ajudam o paciente a identificar determinadas emoções, sobretudo as emoções dolorosas e difíceis, e a conectá-las às necessidades pessoais e à comunicação interpessoal. Também podem ajudar o paciente a escapar das estratégias problemáticas de controle das emoções advindas do uso abusivo de bebidas e substâncias, ligadas ao manejo das emoções dolorosas. O modelo do esquema emocional propõe que, em lugar de utilizar esquiva e ruminação como estratégias, o paciente use a aceitação e o desenvolvimento de relacionamentos solidários mais significativos para lidar com as emoções. Técnicas experienciais, que incluem experimentos comportamentais, interpessoais e emocionais, podem ser utilizadas para construir respostas mais úteis às emoções e para elaborar novas crenças e estratégias mais flexíveis e adaptativas em relação à experiência emocional (Leahy et al., 2013). Cabe ressaltar, no entanto, que essa abordagem requer mais estudos que corroborem sua efetividade para o tratamento do alcoolismo.

Especificamente para trabalhar as recaídas, o modelo de prevenção de recaídas (PR), desenvolvido sob o aporte da teoria da aprendizagem de Bandura e do condicionamento pavloviano (Bandura, 1979; Marlatt & Donovan, 2009), parte do princípio de que a dependência de substâncias é um comportamento aprendido e reforçado ao longo da vida e que, como tal, pode ser desaprendido. A PR tem grande importância para o profissional de saúde que trabalha com usuários de substâncias, uma vez que define os conceitos de lapso – quando o indivíduo que está abstinente e faz uso – e recaída – quando ele volta aos padrões de consumo anteriores à abstinência. A PR foi desenvolvida principalmente para a fase de manutenção da abstinência, ou seja, após o tratamento ou quando o paciente já está abstinente, e pretende construir habilidades para evitar a recaída. No caso de Lucas, poderiam ser utilizadas estratégias da PR para identificar as situações de risco, internas ou externas, de recaídas, de lapso ou de fissura (p. ex., brigas com a família, sintomas de ansiedade e depressão). Nesse enfoque, também se trabalham estratégias de enfrentamento dessas situações de risco. Segundo o modelo linear de recaída, estratégias mais eficazes aumentam a autoeficácia e diminuem as chances de recaídas. No caso de Lucas, poderiam ser trabalhadas estratégias para lidar com sintomas de ansiedade e depressão, especialmente noturnas, quando ele relata maior fissura, além de habilidades de comunicação assertiva com os pais, namorado e amigos; e habilidades de recusa de beber em ambientes nos quais a bebida é oferecida.

Outra abordagem de escolha para o tratamento do TUS é o modelo transteórico de mudança (MTT), que enfoca os processos de mudança comportamental e a ideia dos diferentes estágios de motivação por meio dos quais os indivíduos passam, na busca de mudanças em suas vidas (DiClemente, 2003). Tais estágios podem ser assim classificados: pré-contemplação (negação da existência de problemas e ausência de motivação para mudanças); contemplação (estágio no qual existe ambivalência, com início de tomada de consciência do problema); preparação (período no qual já existe comprometimento e pode ser montado um plano de ação); ação (momento no qual já é possível colocar em prática ações concretas voltadas à mudança); e manutenção (fase na qual são necessários esforços para manter os padrões comportamentais atingidos).

O MTT mostra-se como uma abordagem adequada ao tratamento do alcoolismo; é considerado um modelo descritivo dos processos de mudança em relação ao hábito de beber que visa ao aumento da adesão ao tratamento e da motivação dos indivíduos na busca de mudanças comportamentais (Oliveira et al., 2017). Utiliza os princípios da entrevista motivacional (EM), uma abordagem que pode ser aplicada como intervenção breve de uma única entrevista ou de quatro a cinco sessões, focada em técnicas específicas para cada estágio da mudança, visando a aumentar a motivação para o tratamento e a diminuir os processos de ambivalência ante as mudanças desejadas (Diehl et al., 2009). Nesse sentido, exige que o profissional da saúde assuma uma postura de colaboração com o paciente para atingir uma parceria cooperativa, em um clima de respeito por sua autonomia, estimulando-o a fazer suas próprias escolhas a partir de alguns princípios básicos: expressar empatia, desenvolver discrepância, evitar discussões, fluir com a resistência e estimular a autoeficácia (Jungerman & Laranjeira, 1999).

Por fim, cabe ressaltar que tais abordagens baseadas nas terapias cognitivas e comportamentais são entendidas como de amplo espectro. Podem ser trabalhadas concomitantemente, de maneira a adaptar as intervenções ao perfil do paciente.

INSTRUMENTOS DE AVALIAÇÃO VALIDADOS E DISPONÍVEIS NO BRASIL PARA O TRANSTORNO RELACIONADO AO USO DE ÁLCOOL

Fazer o diagnóstico de transtorno relacionado ao uso de álcool nem sempre é uma tarefa simples, considerando que o álcool é uma droga lícita e muito estimulada na cultura brasileira. O padrão de consumo pode variar de uso ocasional até a dependência, e a caracterização do transtorno dependerá de fatores biológicos (predisposição genética), socioculturais (exposição a fatores de risco e acesso à droga) e neurodesenvolvimentais (fase do desenvolvimento) e das propriedades farmacológicas da substância (capacidade de gerar dependência) (APA, 2014; Lopes, Boos et al., 2021). Dessa forma, instrumentos de avaliação psicológica e escalas relacionadas ao uso de álcool podem ser ferramentas úteis para auxílio no diagnóstico e no diagnóstico diferencial, para avaliação do nível de gravidade e de prejuízo que a substância está causando na vida da pessoa e como medidas de acompanhamento da evolução do paciente no processo psicoterapêutico (Claro et al., 2011).

Os principais instrumentos utilizados pelos clínicos no Brasil para fins diagnósticos são baseados no DSM-5 (APA, 2014) e na 10ª edição da *Classificação internacional de doenças e problemas relacionados à saúde* (CID-10) (OMS, 1994), pois apresentam os critérios a partir de um agrupamento de sinais e sintomas que caracterizam os transtornos mentais (a versão da CID-11 ainda não foi traduzida para o português). Cabe ressaltar que o DSM-5 retirou o diagnóstico anterior do DSM-IV de abuso de substâncias, e o diagnóstico passou a ser entendido como um *continuum* de gravidade de problemas, com diferentes níveis de dependência, que variam de leve a grave. No entanto, poucos instrumentos foram validados no Brasil para a nova versão e seguem propondo escores e interpretações baseados no DSM-IV. Especificamente para investigação de padrão de consumo de álcool, algumas escalas de rastreio para verificar abuso ou dependência têm sido amplamente utilizadas em âmbito nacional, como a CAGE (acrônimo de *Cut down, Annoyed by criticism, Guilty e Eye-opener*), validada no Brasil por Gaya (2011); a Short-form Alcohol Dependence Data (SADD), adaptada para uso no Brasil por Jorge e Mansur (1986); e o Alcohol Use Disorder Identification Test (AUDIT), validado para uso no Brasil por Santos et al. (2012).

Além dessas escalas específicas para investigar uso problemático de álcool, outros instrumentos que avaliam padrão de uso de diversas substâncias psicoativas ou que permitem investigar o nível de prejuízo do usuário devido ao consumo são o Alcohol, Smoking and Substance Involvement Screening Test (ASSIST), validado para uso no Brasil por Henrique et al. (2004), e o Addiction Severity Index (ASI-6), que é um roteiro de entrevista semiestruturada adaptado e validado por Kessler (2011). No Brasil, estão disponíveis ainda o ASI-6 Light, uma versão reduzida do ASI-6 desenvolvida por Fernandes et al. (2015), além da versão para adolescentes Teen Addiction Severity Index (T-ASI), adaptada e validada por Sartes et al. (2009). Outro instrumento proposto para adolescentes é o Drug Use Screening Inventory (DUSI), adaptado para uso no Brasil por Micheli e Formigoni (2000). O DUSI e as versões do ASI-6 e T-ASI podem ser úteis para uma avaliação mais ampla de fatores de risco e proteção, além da avaliação das áreas que necessitam de maior atenção no tratamento, pois investigam, além do histórico de consumo de álcool e outras drogas, dados relativos a emprego, envolvimento com questões legais, relações familiares e sociais, aspectos gerais de saúde e lazer (Lopes et al., 2019).

Outras duas escalas que também podem ser úteis ao longo do tratamento e auxiliar no plano terapêutico são a Drug Abstinence Self-efficacy Scale (DASE) e a Temptation Use Drugs Scale (TUD) adaptadas para uso no Brasil (Freire et al., 2017), pois mensuram aspectos relacionados à autoeficácia na abstinência, incluindo expectativas de resultado positivo e estratégias de enfrentamento de situação de risco para uso da droga (Lopes et al., 2019). Já a University of Rhode Island Change Assesment (URICA), desenvolvida por McConnaughy et al. (1983), é um instrumento para avaliação dos estágios motivacionais nos quais se encontram os indivíduos usuários de álcool e sua motivação para mudar comportamentos. Os estudos brasileiros de validação foram conduzidos por Oliveira et al. (2007).

Considerando que indivíduos com transtorno relacionado ao uso de álcool apresentam déficits cognitivos devido ao uso crônico e prejudicial dessa substância (Kovács et al., 2018), instrumentos que avaliam funções cognitivas como atenção, memória, aprendizagem, controle inibitório, julgamento e tomada de decisão, entre outras, também são indicados. Alguns exemplos de testes (neuro)psicológicos frequentemente usados para avaliação de funções cognitivas em usuários de álcool e outras drogas são o Teste Wisconsin de Classificação de Cartas (WCST), adaptado e padronizado para uso no Brasil (Miguel, 2005); a Avaliação Cognitiva Montreal (MoCA), validada para uso no Brasil (Memória et al., 2013); e o Teste de Figuras Complexas de Rey, com estudo de padronização para amostras brasileiras (Oliveira & Rigoni, 2010).

O transtorno relacionado ao uso de álcool é complexo e multifacetado, influenciado por fatores biopsicossociais que tornam o tratamento um grande desafio aos profissionais da área da saúde. Diante disso, ferramentas como as citadas são recomendadas para aplicação em diferentes momentos do tratamento: nas sessões de avaliação, com o objetivo de formular um planejamento adequado a partir da detecção do padrão de consumo, da deterioração de funções cognitivas e das estratégias de enfrentamento; nas sessões intermediárias, para oferecer subsídios à adaptação de intervenções que tenham maiores chances de sucesso e melhorar o engajamento do paciente no tratamento; e nas sessões finais, como medida de avaliação do processo psicoterapêutico.

CONSIDERAÇÕES FINAIS

Este capítulo visou contribuir para o conhecimento científico a partir da compreensão de um caso clínico de transtorno relacionado ao uso de álcool, esclarecendo os critérios diagnósticos e o diagnóstico diferencial, com a associação de sintomas depressivos e de ansiedade, comumente descrita na literatura. Foram apontadas as principais intervenções que têm se mostrado efetivas no tratamento de indivíduos com o transtorno, as quais combinam princípios da terapia cognitiva e da terapia comportamental, indicando alguns modelos terapêuticos que possibilitam abordar crenças e estratégias comportamentais envolvidas na dependência de álcool, assim como aspectos emocionais da chamada "fissura". Foram, ainda, destacados alguns instrumentos que podem ser usados no diagnóstico inicial, bem como no acompanhamento da evolução e na avaliação da efetividade do tratamento.

A descrição do caso clínico de Lucas exemplificou algumas situações, conflitos familiares, crenças e comportamentos relativamente comuns entre os jovens com transtorno relacionado ao uso de álcool. Foi possível ilustrar os prejuízos acarretados pelo uso nocivo do álcool, com um padrão de uso intenso e consequências comportamentais, fisiológicas e psicológicas, por meio das quais se tornou possível fechar os critérios diagnósticos para o transtorno. A partir da consideração de que a avaliação e a intervenção são processos complementares, sugere-se que a avaliação psicológica inicial é uma etapa crucial para o planejamento de uma intervenção que apresente bons resultados, com organização minuciosa de cada sessão, buscando assim maior efetividade, de acordo com as dimensões comportamentais que necessitam de mais aprimoramento.

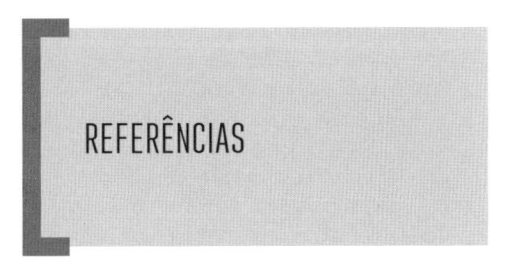

REFERÊNCIAS

Abreu, C. N. (2001). Abordagens psicoterápicas: O construtivismo: Uma contribuição ao estudo da dependência de drogas. In S. D. Seibel, & A. Toscano (Orgs.), *Dependência de drogas* (pp. 403-415). Atheneu

American Psychiatric Association (APA). (2014). *Manual diagnóstico e estatístico dos transtornos mentais: DSM-5* (5. ed.). Artmed.

American Psychiatric Association (APA). (2016). *Division 12 of the american psychological association. Treatment target: Alcohol.* https://div12.org/diagnosis/alcohol/

Andrade, A. G., Duarte, P., & Oliveira, L. G. (Orgs.). (2010). *I Levantamento nacional sobre o uso de álcool, tabaco e outras drogas entre universitários das 27 capitais brasileiras.* https://cetadobserva.ufba.br/sites/cetadobserva.ufba.br/files/634.pdf

Bandura, A. (1979). *Modificação do comportamento.* Interamericana.

Beck, A. T., & Alford, B. A. (2000). *O poder integrador da terapia cognitiva.* Artmed.

Beck, A. T., Wright, F. D., Newman, C. F., & Liese, B. F. (1993). *Cognitive therapy of substance abuse.* Guilford.

Bedendo, A., Andrade, A. L. M., Opaleye, E. S., & Noto, A. R. (2017). Binge drinking: A pattern associated with a risk of problems of alcohol use among university students. *Revista Latino-Americana de Enfermagem, 25,* e2925.

Benton, S. A., Robertson, J. M., Tseng, W.C., Newton, F. B., & Benton, S. L. (2003). Changes in counseling center cliente problems across 13 years. *Professional Psychology: Research and Practice, 34*(1), 66-73.

Bhujade, V. M. (2017). Depression, anxiety and academic stress among college students: A brief review. *Indian Journal of Health and Wellbeing, 8*(7), 748-751.

Bravo, A. J., Pearson, M. R., Stevens, L. E., & Henson, J. M. (2016). Depressive symptoms and alcohol-related problems among college students: A moderated-mediated modelo of 57 mindfulness and drinking to cope. *Journal of Studies on Alcohol and Drugs, 77*(4), 661- 666.

Claro, H. G., Oliveira, M. A. F., Almeida, M. M., Vargas, D., & Plaglione, H. B. (2011). Adaptação cultural de instrumentos de coleta de dados para mensuração em álcool e drogas. *SMAD Revista Eletrônica Saúde Mental Álcool e Drogas, 7*(2), 71-77.

DiClemente, C. C. (2003). The process of intentional change of human behavior. In C.C. DiClemente (Org.), *Addiction and change: How addictions develop and addicted people recover* (pp. 22-43). Guilford.

DiClemente, C. C. (2018). *Addiction and change: How addictions develop and addicted people recover* (2.ed.). Guilford.

Diehl, A., Cordeiro, D.C., & Laranjeira, R. (2009) *Dependência química: Prevenção, tratamento e políticas públicas.* Artmed.

Dvorak, R. D., Lamis, D. A., & Malone, P. S. (2013). Alcohol use, depressive symptoms, and impulsivity as risk factors for suicide pronesess among college students. *Journal of Affective Disorders, 149*(1-3), 326-334.

Fernandes, L. R., Colugnati, F. A. B., & Sartes, L. M. A. (2015). Desenvolvimento e avaliação das propriedades psicométricas da versão brasileira do addiction severity index 6 (ASI-6) light. *Jornal Brasileiro de Psiquiatria, 64*(2), 132-139.

Figlie, N. B, Bordin, S., & Laranjeira, R. (2004). *Aconselhamento em dependência química.* Roca.

Freire, S., Silva, D., Ávila, A., DiClemente, C., & Oliveira, M. (2017). Adaptation and validation of the brazilian DASE and TUD scales for cocaine/crack users. *Paidéia, 27*(67), 93-99.

Gaya, C. M. (2011). *Estudo de validação de instrumentos de rastreamento para transtornos depressivos, abuso e dependência de álcool e tabaco.* [Tese de doutorado], Universidade Federal de São Paulo.

Geisner, I. M., Mallett, K., & Kilmer, J. R. (2012). An examination of depressive symptoms and drinking patterns in first year college students. *Issues in Mental Health Nursing, 35*(5), 280-287.

Griswold, M. G., Fullman, N., Hawley, C., Arian, N., Zimsen, S. R. M., Tymeson, H. D., ... Gakidou, E. (2018). Alcohol use and burden for 195 countries and territories, 1990–2016: A systematic analysis for the Global Burden of Disease Study 2016. *Lancet, 392*(10152), 1015-1035.

Henrique, I., Micheli, D., Lacerda, R. B., Lacerda, L. A., & Formigoni, M. L. (2004). Validação da versão brasileira do teste de triagem do envolvimento com álcool, cigarro e outras substâncias (ASSIST). *Revista da Associação Médica Brasileira, 50*(2), 199-206.

Huebner, R. B., & Kantor, L.W. (2011). Advances in alcoholism treatment. *Alcohol Research and Health, 33*(4), 295-299.

Jorge, M. R., & Mansur, J. (1986). Questionários padronizados para avaliação do grau de severidade da síndrome de dependência do álcool. *Jornal Brasileiro de Psiquiatria, 5*(35), 287-292.

Jungerman, E. S., & Laranjeira, R. (1999). Entrevista motivacional: Bases teóricas e práticas. *Jornal Brasileiro de Psiquiatria, 48*(5), 197-207.

Kessler, F. (2011). *Desenvolvimento e validação da sexta versão da Addiction Severity Index (ASI6) para o Brasil e outras análises em uma amostra multicêntrica de usuários de drogas que buscam tratamento no país.* [Tese de Doutorado], Universidade Federal do Rio Grande do Sul.

Kovács, I., Richman, M., Janka, Z., Maraz, A., & Andó, B. (2018). Decision making measured by the Iowa Gambling Task in alcohol use disorder and gambling disorder: A systematic review and meta-analysis. *Drug and Alcohol Dependence, 181*, 152-161.

Leahy, R. L., Tirch, D., & Napolitano, L. A. (2013). *Regulação emocional em psicoterapia.* Artmed.

Lopes, F. M., Andretta, I., & Oliveira, M. S. (2019). Avaliação psicológica dos transtornos relacionados a substâncias psicoativas. In M. N. Baptista, & A. E. Villemor-Amaral (Orgs.), *Compêndio de avaliação psicológica* (pp. 692-701). Vozes.

Lopes, F. M., Boos, F. Z., Zanini, A. M., & Czermainski, F. R. (2021). Neuropsychological and behavioral aspects of drug use and abuse: Theory, research and intervention. In D. De Micheli, A. L. Andrade, E. A. Silva, B. O. Pinheiro, R. Reichert, & F. M. Lopes (Eds.), *Drugs and human behavior: Biopsychosocial aspects of psychotropic substances use* (pp. 151-170). Springer.

Lopes, F. M., Luz, W., & Bizarro, L. (2021). Cognitive-behavioral therapy in the treatment of substance use disorders. In D. De Micheli, A. L. Andrade, E. A. Silva, B. O. Pinheiro, R. Reichert, & F. M. Lopes (Orgs), *Psychology of substance abuse: Psychotherapy, clinical management and social intervention* (pp. 139-154). Springer.

Marlatt, G. A., & Donovan, D. M. (2009). *Prevenção de recaída: Estratégias de manutenção no tratamento de comportamentos adictivos.* (2. ed.). Artmed.

McConnaughy, E. A., Prochaska, J. O., & Velicer, W. F. (1983). Stages of change in psychotherapy: Measurement and sample profiles. *Psychotherapy: Theory, Research & Practice, 20*(3), 368-375.

Memória, C., Yassuda, M., Nakano, E., & Forlenza, O. (2013). Brief screening for mild cognitive impairment: Validation of the brazilian version of the Montreal cognitive assessment. *International Journal of Geriatric Psychiatry, 28*(1), 34-40.

Micheli, D., & Formigoni, M. L. (2000). Screening of drug use in a teenage brazilian sample using the drug use screening Inventory (DUSI). *Addictive Behaviors, 25*(5), 683-691.

Miguel, F. K. (2005). Teste Wisconsin de classificação de cartas. *Avaliação Psicológica, 4*(2), 203-204.

Mokrue, K., & Acri, M. C. (2015). Subjective health and health behaviors as predictors of symptoms of depression and anxiety among ethnic minority college students. *Social Work in Mental Health, 13*(2), 186–200.

Oliveira, M. S., Freire, S. F., & Cazassa, M. J. (2007). *Validação da versão brasileira da escala URICA para abuso ou dependência de álcool.* Anais do XIX Congresso da ABEAD.

Oliveira, M. S., & Rigoni, M. S. (2010). *Figuras complexas de Rey – Kit.* Casa do Psicólogo.

Oliveira, M. S., Rigoni, M. S., Seadi, S. M. S., Piccoloto, L. B., Cazassa, M. J., & Wagner, M. F. (2017). O modelo transteórico de mudança e o espírito da entrevista motivacional na prática clínica com alcoolistas. In M. S. Oliveira, R. M. Boff, M. J. Cazassa, & DiClemente, C. C. (Orgs.), *Por que é tão difícil mudar? Contribuições do modelo transteórico de mudança do comportamento na prática clínica e na promoção de saúde* (141-161). Sinopsys.

Organização Mundial da Saúde (OMS). (1994). *Classificação estatística internacional de doenças e problemas relacionados à saúde: CID-10* (10. ed.). Universidade de São Paulo.

Organização Mundial da Saúde (OMS). (2006). *Neurociência do uso e da dependência de substâncias psicoativas.* Rocca.

Perry, C. J., & Lawrence, A. J. (2017). Addiction, cognitive decline and therapy: Seeking ways to escape a vicious cycle. *Genes, Brain and Behavior, 16*(1), 205–218.

Santos, W., Gouveia, V., Fernandes, D., Souza, S., & Grangeiro, A. (2012). Alcohol use disorder identification test (AUDIT): Explorando seus parâmetros psicométricos. *Jornal Brasileiro de Psiquiatria, 61*(3), 117-123.

Sartes, L. M. A., Micheli, D., & Formigoni, M. L. O. S. (2009). Psychometric and discriminative properties of the teen addiction severity index (Brazilian Portuguese version). *European Child & Adolescent Psychiatry, 18*(11), 653-661.

Selkie, E. M., Kota, R., Chan, Y., & Moreno, M. (2015). Cyberbullying, depression, and problem alcohol use in female college students: A multisite study. *Cyberpsychology, Behavior, and Social Networking, 18*(2), 79-86.

Silva, C. J. (2018). A dependência química e o modelo cognitivo de Aaron Beck. In N. A. Zanelatto, & R. Laranjeira (Orgs.), *O tratamento da dependência química e as terapias cognitivo-comportamentais: Um guia para terapeutas* (2. ed., pp.102-114). Artmed.

Wagner, M. F., Oliveira, C. R., Cerutti, F., & Paloski, L. H. (2020). Repertório de habilidades sociais e presença de sintomas depressivos, de ansiedade e de estresse em acadêmicos de psicologia. In A. B. Soares, L. Mourão, & M. C. Monteiro (Orgs.), *O estudante universitário* (pp. 105-118). Appris.

World Health Organization (WHO). (2017). *Depression and other common mental disorders: Global health estimates*. https://www.who.int/mental_health/management/depression/prevalence_global_health_estimates/en/

Zochil, M. L., & Thorsteinsson, E. B. (2017). Exploring poor sleep, mental health, and help-seeking intention in university students. *Australian Journal of Psychology, 70*(1), 41-47.

Capítulo 16

Transtorno de insônia

ANGELA JOSEFINA DONATO OLIVA
ÉRICA DE LANNA
GILSON DE ASSIS PINHEIRO

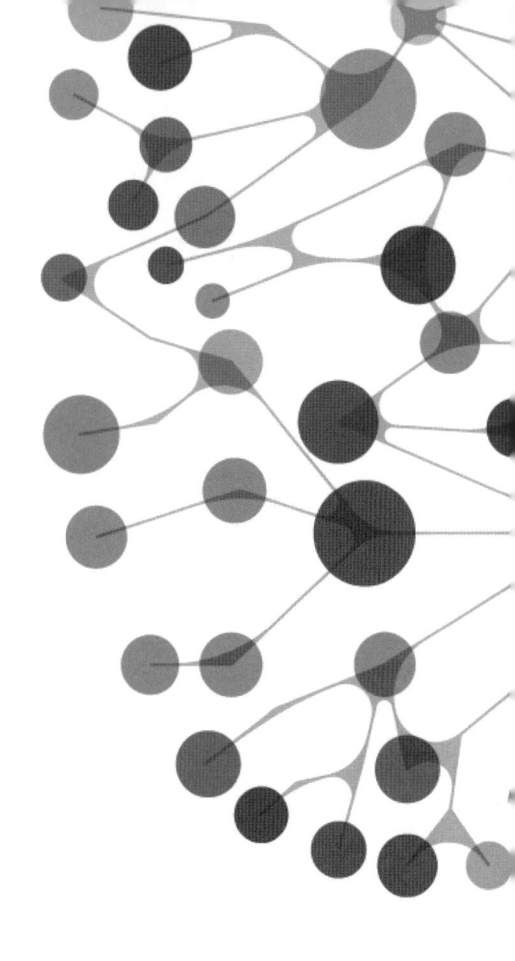

O transtorno de insônia (TI), tipificado nos transtornos do sono-vigília, refere-se a queixas persistentes (pelo menos três noites por pelo menos três meses) relacionadas à insatisfação com a quantidade ou a qualidade do sono, apesar de haver condições adequadas para dormir (American Psychiatric Association [APA], 2014). As pessoas relatam dificuldade para pegar no sono, manter o sono ou retornar a ele, o que causa sofrimento e prejuízo no funcionamento de diversas esferas da vida, como trabalho, estudo e relacionamentos. A insônia não decorre de outro transtorno, não é atribuída ao uso de alguma substância, nem há qualquer outra condição médica ou mental que possa explicar a dificuldade em dormir. Em termos de atendimento psicoterápico, a terapia cognitivo-comportamental para insônia (TCC-I) tem sido apontada como a abordagem que apresenta evidências robustas de eficiência para o tratamento (APA, 2014).

A insônia é um importante transtorno do sono que acomete grande parte da população mundial e interfere diretamente nos estados de humor, no desempenho acadêmico, profissional e interpessoal e na qualidade de vida do indivíduo e de sua família. É considerada um problema de saúde pública (Kaur et al., 2020). Os estudos sobre a prevalência populacional apresentam percentuais que variam entre 10 e 50% (Shaver & Woods, 2015), com a ressalva de que pode ser mais prevalente em idosos, mas ocorre em qualquer período do desenvolvimento. No consultório pediátrico, por vezes é subdiagnosticada (Nunes & Cavalcanti, 2005). Em virtude dessa variabilidade em diferentes faixas etárias, neste capítulo serão apresentados dois casos clínicos, um de adulto e outro de criança.

CASO CLÍNICO

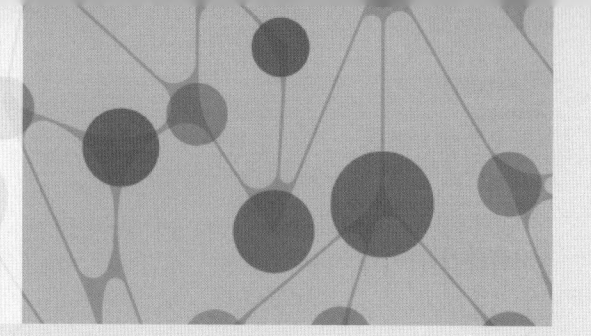

Insônia na vida adulta

Julieta, 64 anos, magistrada aposentada, mora há cinco anos com sua companheira, uma produtora cultural bem-sucedida. A procura pelo atendimento se deve ao agravamento do quadro de insônia durante o período da pandemia de covid-19. Em seu relato, diz que sempre dormiu pouco, mas atualmente isso a tem incomodado mais. Sua companheira (cinco anos mais jovem) dorme muito bem e rapidamente, sem fazer uso de medicação. Em suas palavras, "Quando mais jovem e já trabalhando, mesmo quando virava a noite, eu nunca dormia durante o dia para compensar". Apesar do cansaço, conta que dava conta das atividades laborais. Hoje, percebe que está dormindo menos do que antes e que isso a deixa ansiosa, principalmente por se comparar à companheira e por receio de que ao dormir pouco acabe prejudicando a própria saúde. Para ela, valem as seguintes regras: "Uma pessoa precisa dormir oito horas por dia, e estou longe disso" e "Se uma pessoa não dorme oito horas por noite, como dizem os médicos, então poderá ficar doente". Sente-se cansada nos dias em que dorme pouco e tem ficado cada vez mais preocupada com isso, vivendo em grande sofrimento.

Em sua história de vida, relata ter sido muito mais próxima do pai e sofreu muito com a morte dele, há alguns anos. A mãe, com 90 anos, foi diagnosticada com transtorno bipolar ainda na juventude. Deixou Julieta e a irmã ainda crianças com o pai por duas vezes para viver dois romances. Foi recebida de volta pelo pai após o fracasso do último romance. De acordo com Julieta, "Meu pai soube cuidar das pessoas, viveu para elas, foi altruísta, e por isso sempre recebeu afeto de todos". Julieta assumiu sua homossexualidade por volta dos 20 anos, com toda a dificuldade que isso representava à época, e demorou 10 anos para que a mãe aceitasse isso. Julieta decidiu não ter filhos, considerando que "Minha escolha de vida nunca foi compatível com constituir uma família". Ela teve uma vida muito ativa socialmente, com muitos amigos; destacou-se profissionalmente, sempre praticou esportes e ainda pratica. Atualmente, a mãe de Julieta apresenta doença de Alzheimer em grau avançado e é cuidada por profissionais supervisionados pelas filhas e pela sobrinha nutricionista, de 30 anos. Julieta acredita que a mãe ficou assim por ter feito uso contínuo de fortes medicações para controlar o transtorno bipolar. Sente-se "sem família" porque há quase 10 anos houve um desentendimento com a irmã, o que as separou em definitivo. A irmã, enfermeira aposentada de 62 anos, não tão bem-sucedida financeiramente, queria que Julieta desse um apartamento para a sobrinha em vez de gastar em viagens com a companheira. Por não ter comprado o apartamento, a irmã e a sobrinha falam de forma protocolar e o estritamente necessário com Julieta, gerando nela forte tristeza. É atormentada por pensamentos como: "Não tenho família", "Vou terminar meus dias de vida sozinha, sem ninguém ao meu lado, como minha irmã me disse quando brigamos".

Julieta está em seu terceiro casamento. Sua companheira, Carla, tem filhos independentes e netos. Ela avalia que a atual união não está indo bem, pois a parceira é muito autoritária e pouco carinhosa. Acredita que, "para uma união dar certo, as pessoas precisam ter interesses e visões semelhantes de mundo", o que não é o caso delas, de acordo com sua avaliação.

Sobre a queixa de insônia, que piorou no último ano, percebe com clareza que o momento de ir para a cama gera intensa ansiedade, provocando a sequência de pensamentos: "Está chegando a hora de ir para a cama, e eu não vou conseguir dormir. Meu sono vai embora, eu vou ficar acordada, e isso é horrível". Para Julieta, ir para a cama está fortemente associado ao medo de ficar insone. Ela está desenvolvendo, no âmbito da cognição, preocupação excessiva com o desconforto causado pela dificuldade de pegar no sono à noite. Após o jantar, conforme sua narrativa, permanece com a atenção focada no pensamento de que não vai conseguir dormir, o que contribui para manter o quadro de insônia.

Julieta relata que são frequentes os pensamentos ligados a problemas: "Fico remoendo a ideia de que não tenho família; de que minha mãe já não conta, de que minha irmã e minha sobrinha não falam comigo; de que vou acabar sozinha no mundo e que as pessoas amigas já se distanciaram naturalmente; de que o casamento vai mal e que minha companheira fala grosserias para mim. Não sei se me separo e aí fico sem ninguém mesmo, que já tenho mais idade". Os pensamentos de Julieta se intensificam todas as vezes que a companheira a critica perto da hora do jantar. Quando Julieta responde ou a confronta, desencadeia um conflito entre elas, e intensifica-se a ruminação de preocupações sobre o relacionamento no momento em que se deita na cama, o que faz o sono desaparecer por completo.

Na investigação de aspectos comportamentais de Julieta, constata-se que ela não tem horário regular para dormir, mas é sempre depois de meia-noite. Tem o hábito de permanecer muito tempo na cama assistindo à televisão até a madrugada. Costuma beber chá de erva-cidreira por volta das 23h30min para "tentar relaxar". A ingestão de líquido a faz levantar à noite para esvaziar a bexiga com mais frequência.

Julieta procurou um psiquiatra, que receitou uma das medicações usadas pela mãe para tratar o transtorno bipolar. Isso desencadeou nela o pavor de, ao longo prazo, desenvolver doença de Alzheimer ou "enlouquecer". Mostra-se ambivalente em relação à medicação: por um lado, tem medo de ficar dependente dela; por outro, vive em aflição por achar que não consegue mais dormir sem o indutor de sono e sem o ansiolítico. Acredita que algo de errado está acontecendo com ela e não se conforma com a ideia de não dormir "naturalmente". No momento, mesmo usando a medicação, acorda durante a madrugada e só consegue voltar a adormecer quando o dia está amanhecendo. Relata cansaço e teme fortemente que a insônia prejudique sua saúde, pois, de acordo com o que ouve dos médicos, "as pessoas precisam dormir oito horas por dia". Como joga com amigos na praia, precisa acordar às 6h30min três vezes por semana. Dormir pouco atrapalha seu humor e seu desempenho no jogo, embora mantenha com esforço as atividades que considera obrigatórias, o que inclui visitar a mãe. Percebe-se como uma pessoa preocupada e ansiosa, com receio do futuro e insatisfeita com determinados aspectos de sua vida atual. A pandemia e o distanciamento físico que as medidas sanitárias exigem agravaram a situação de não dormir, e por isso Julieta procurou atendimento psicológico.

CRITÉRIOS DIAGNÓSTICOS E DIAGNÓSTICO DIFERENCIAL – INSÔNIA NA VIDA ADULTA

Julieta apresenta insônia de tipo persistente (duração maior que três meses) e recorrente (diversos episódios no ano), conforme os critérios diagnósticos de frequência e duração (APA, 2014). Ela tem dificuldade para iniciar e manter o sono (Critério A). A perturbação do sono causa sofrimento nas esferas de relacionamento social e comportamental, prejudicando seu desempenho em atividades físicas – relata que "se percebe mais lenta nas respostas e com baixa energia à tarde" (Critério B). A dificuldade de dormir ocorre pelo menos três noites por semana (Critério C), há mais de três meses (Critério D), apesar de ter local e ambiente adequados para dormir (Critério E). Não há relato de outro transtorno do sono-vigília (Critério F), a perturbação não é decorrente do uso de substância (Critério G), nem há outros transtornos ou condições médicas que a expliquem (Critério H). O transtorno de insônia está acompanhado de características de ansiedade (grande preocupação com os problemas) e depressão (visão de futuro negativa para si e para os relacionamentos com os outros). Existe a possibilidade de a insônia persistente de Julieta ser fator de risco para a depressão. O fato de ter tido uma vida muito ativa faz crer que a depressão, que se mostra na atualidade como uma visão negativa de futuro, seja comórbida à insônia.

As características diagnósticas de a) insatisfação com a quantidade e a qualidade do sono e b) dificuldades diárias para iniciar e manter o sono trazem para Julieta sofrimento e prejuízo em áreas sociais. A insônia na fase inicial do sono a deixa acordada na cama por mais de uma hora (acha que adormece após 1h da manhã). A insônia intermediária a faz despertar de madrugada (em torno das 2h30min da manhã) e a deixa acordada até quase o amanhecer. Contudo, por três dias mantém o horário do alarme às 6h30min para ir ao vôlei, e poucas foram as vezes em que deixou de ir para essa atividade. Foi dado um diário de sono para ela preencher, de modo a se obter uma avaliação mais precisa das horas de sono diárias. O Índice de Qualidade de Sono de Pittsburgh (PSQI-BR; Bertolazi et al., 2011) foi usado para se ter uma medida objetiva das dificuldades para dormir e manter o sono. Os escores desse instrumento variam entre 0 e 21 pontos. Índices maiores que 5 indicam qualidade de sono ruim, e acima de 10 indicam transtorno de sono-vigília. Julieta pontuou 16 nessa escala.

Está sendo levada em consideração na avaliação desse caso a idade de Julieta e o fato de sempre ter tido pouco tempo de sono quando comparado com o tempo médio das outras pessoas. Ela relata ter fadiga nos dias em que dorme mal, pior desempenho no jogo de praia e, ao final do dia, às vezes apresenta um pouco de sonolência. Contudo, consegue dirigir seu carro normalmente e realiza todas as atividades que programa para o dia. Dessa forma, os sintomas precisam ser avaliados em conjunto com fatores como a temperatura elevada no verão, o fato de ter 64 anos, a média de horas de sono que sempre a caracterizou, as crenças e preocupações que estão ativadas por ela e a quantidade de exercício físico que tem feito para compensar as horas que fica em casa por causa da pandemia. Vale lembrar que os desentendimentos com a parceira aumentaram, pois ambas, diferentemente do habitual, ficam a maior parte do tempo em casa.

CASO CLÍNICO

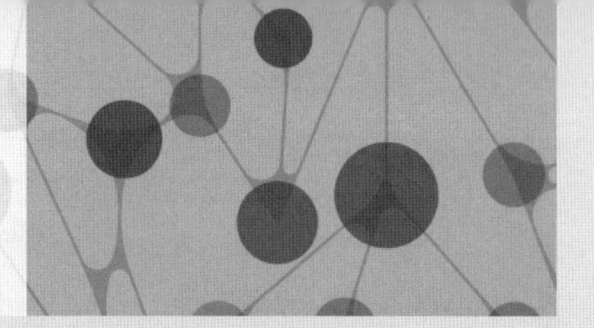

Insônia na infância

A Sra. Valmira, 36 anos, casada, procurou o serviço de psicologia porque seu filho Edilson, 4 anos, "não dorme", e ela "já fez de tudo para ele se cansar e dormir a noite toda". Ele não vai dormir enquanto seus pais não chegam do trabalho, e as horas que antecedem o dormir são recheadas de programas televisivos ricos em ação e brincadeiras.

Os pais chegam após as 22h e, em seguida, brincam com o filho até tarde, o que gera um ambiente hiperestimulante, com inexistência de limites e regras no horário do sono. Ele demora um período superior a 30 minutos para iniciar o sono e tem usado artifícios como "Papai e mamãe, vamos brincar um pouco?", "Conte mais uma história!" para protelar ir para a cama, o que geralmente consegue.

Cinco vezes por semana, ele desperta em dois ou três momentos durante a noite e anda pela casa chorando copiosamente. Quando perguntado se está sentindo dor ou algum incômodo, nega e é reconduzido para a cama. Ele geralmente acorda às 6h30min para se despedir dos pais e fica sonolento e irritado durante o dia, pois só tem, aproximadamente, cinco horas efetivas de sono.

Os pais verbalizam não saber o que fazer e percebem-se altamente irritados, ansiosos, "incompetentes" e relatam não serem bons o suficiente para gerar um quadro favorável para o filho dormir. Essa questão tem impactado também suas produtividades laborais.

CRITÉRIOS DIAGNÓSTICOS E DIAGNÓSTICO DIFERENCIAL – INSÔNIA NA INFÂNCIA

De acordo com a *Classificação internacional dos transtornos do sono* (ICSD-3), a insônia é um quadro que ocorre em até 30% das crianças (Kaur et al., 2020), e é importante identificar os seguintes indicadores para o diagnóstico da insônia em crianças: 1) dificuldades de iniciar (período superior a 30 minutos) ou manter o sono, podendo 2) apresentar sono não reparador, 3) dificuldades em estabelecer rotinas ou limites para o horário de dormir e 4) ocorrência de vários despertares noturnos. Edilson apresenta um quadro de insônia com dificuldades de iniciar o sono, resistência para ir para a cama (pede para os pais contarem histórias), despertares noturnos, alteração do humor (irritabilidade), sonolência e choro (o que irrita os pais). É extremamente importante analisar, diagnosticar e intervir diante do quadro clínico de insônia infantil, tendo em vista consequências importantes em áreas como crescimento, capacidade de aprendizagem, atenção, percepção, raciocínio, humor, alterações emocionais e tomada de decisões, memória e plasticidade neural (Kang & Kim, 2021; Nogaro et al., 2018; Rafihi-Ferreira et al., 2016).

INDICAÇÃO PRIMÁRIA DE TRATAMENTO

As diretrizes da American Academy of Sleep Medicine (AASM), da European Sleep Research Society (ESRS) e da Society of Clinical Psychology (SCP) (APA, 2016) indicam que a TCC-I é eficiente para o tratamento do transtorno de insônia, com resultados robustos para respostas de curto ou de longo prazos. Essa abordagem é considerada tratamento de primeira linha para insônia crônica. A afirmação de que a TCC-I produz melhora do sono e é mais efetiva do que medicação se baseia em estudos de revisões e de pesquisas empíricas. Essas publicações conferem *status* de que a TCC-I tem "forte" suporte de evidências de pesquisas, atendendo aos "critérios de Chambless", propostos em 1998, e também aos "critérios de Tolin", apresentados em 2015 (Boness et al., 2020). A premissa básica desse tratamento é a de que a interação entre fatores cognitivos, emocionais e comportamentais está envolvida na manutenção da insônia. A TCC-I busca essencialmente ensinar técnicas para modificar esses fatores que interferem no sono.

A Figura 16.1 aponta limites e indicações da TCC-I. Há insônia em diversos quadros

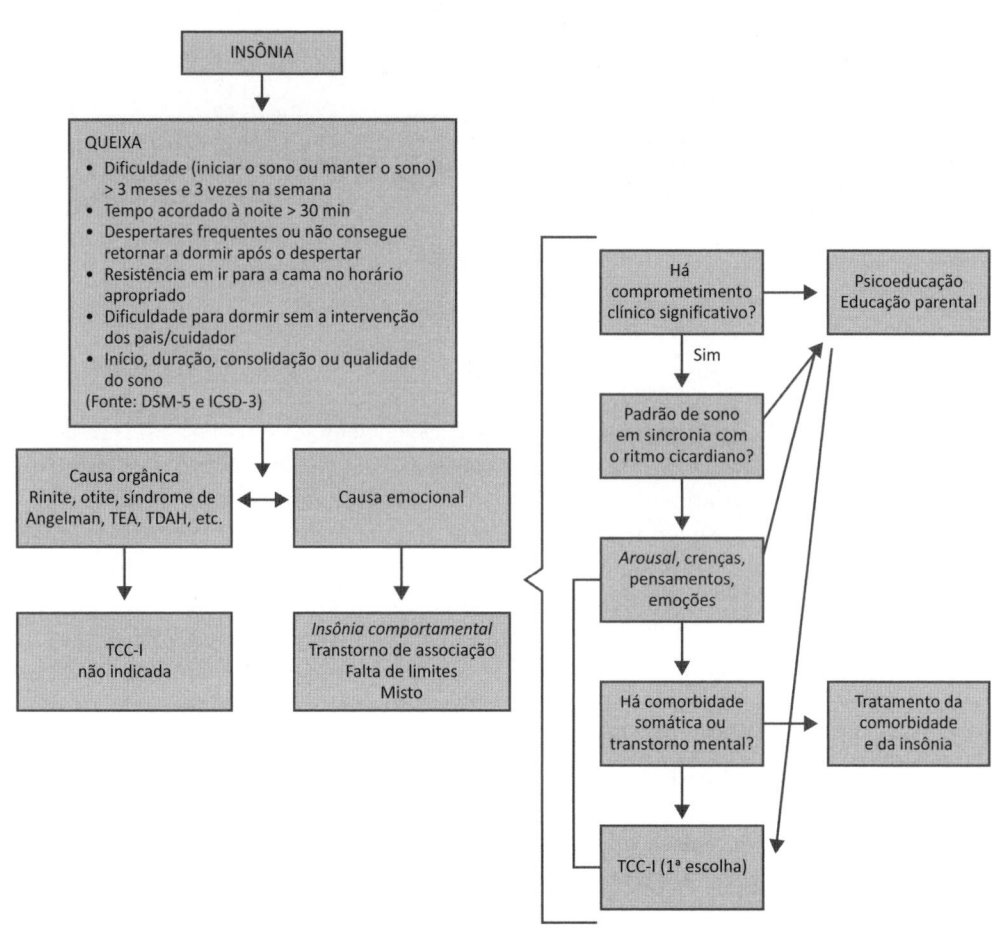

Figura 16.1

Adaptação do algoritmo clínico, que serve como guia para decidir sobre o uso da TCC-I.

Fonte: Elaborada com base em Riemann et al. (2017).

neuropsiquiátricos nos quais os indivíduos apresentam dificuldades para iniciar e manter o sono, redução do tempo total de sono, bem como padrão irregular de ritmo vigília-sono e vários despertares. Para esses casos, a TCC-I unicamente não estaria indicada; deve ocorrer abordagem multidisciplinar com participação de diferentes profissionais de saúde.

TCC-I em grupo

O tratamento cognitivo-comportamental em grupo tem as vantagens de oferecer um ambiente de normalização das dificuldades, de trocas de experiências e de apoio mútuo entre os membros e pode também ser aplicado aos quadros de insônia. A TCC-I em grupo tem sido apresentada de maneiras distintas, tanto em grupo presencialmente quanto *on-line*. Vale destacar que, devido à pandemia de covid-19 no ano de 2020, muitos adultos e crianças apresentaram transtornos do sono. Schlarb et al. (2020) aplicaram TCC-I *on-line* para crianças de 5 a 10 anos e seus pais, a qual tem sido considerada eficaz, viável, capaz de reduzir o tempo de tratamento, e acessível. A TCC-I tem sido aplicada em outros contextos clínicos (Zachariae et al., 2016).

O protocolo da TCC-I pode ser adaptado pelo terapeuta tanto para a modalidade de grupos quanto para o atendimento de crianças. O III Consenso Brasileiro de Sono assinala que a insônia infantil geralmente é comportamental (associações inadequadas e ausência no estabelecimento de limites) e que a indicação é de TTC-I como tratamento de ouro para essa situação clínica (Bacelar & Pinto, 2013; Nunes & Bruni, 2015).

O modelo teórico da TCC para tratamento da insônia considera os fatores predisponentes, os eventos que a precipitam e os mecanismos de perpetuação que contribuem para o desenvolvimento das dificuldades para dormir, o que inclui crenças e preocupações, de natureza cognitiva. Tendo isso em mente, o tratamento varia de acordo com a conceituação do caso clínico. Em termos gerais, podem ser listadas algumas técnicas comumente empregadas:

A. **Psicoeducação**: é etapa essencial em todo tratamento cognitivo-comportamental. Ela ajuda a compreender a fisiologia do sono, o mecanismo de homeostase e o funcionamento do ritmo circadiano do sono-vigília. É importante destacar que as pessoas apresentam necessidades diferentes de horas de sono e que isso se modifica ao longo do desenvolvimento. O terapeuta explica o papel dos aspectos cognitivos e emocionais de ruminação e de ansiedade, respectivamente, como fatores inibitórios do sono e a necessidade de manejo destes. Os aspectos comportamentais incluem fatores ambientais e condutas que ajudam a desenvolver e a manter quadros de insônia.

B. **Higiene do sono**: trata-se de um processo que organiza a rotina que antecede o deitar, incluindo o ambiente físico, a fim de ajudar a identificar e eliminar fatores que podem estar atrapalhando o dormir. Deve-se, entre outros fatores, verificar se a cama está bem-posicionada no quarto, se há ruídos indesejáveis, se o travesseiro dá conforto, se o colchão é adequado e se os lençóis são agradáveis ao toque da pele. A recomendação é manter o ambiente de dormir com temperatura agradável, sem ruídos, ter rotina de horário para dormir e acordar, evitar substâncias estimulantes, evitar equipamentos eletrônicos que emitam luz, evitar ambientes muito iluminados, ingerir alimentos leves, não praticar exercícios físicos à noite e cuidar para que travesseiro e colchão sejam apropriados.

C. **Controle de estímulos**: o foco é restringir o tempo que se passa na cama. O terapeuta deve limitar a quantidade de tempo que se pode gastar na cama enquanto o paciente estiver acordado e o tipo de atividade que ali se pode fazer. Essas restrições visam a fortalecer a associação entre o momento de estar na cama e o dormir. Entre as recomendações, orienta-se que só se vá para a cama com sono; excetuando as atividades sexuais e as de dormir, que se evitem outros comportamentos na cama; e, caso não adormeça em 20 minutos, deve-se levantar e retornar quando estiver sonolento. É importante estabelecer horário para acordar, independentemente do número de horas que se tenha dormido. A ideia subjacente ao controle de estímulo é que um estímulo pode eliciar muitas respostas dependendo da história de condicionamento de cada um, e por isso tenta-se enfraquecer as associações ligadas à insônia que foram sendo aprendidas especificamente pelas pessoas.

D. **Relaxamento**: o treino em relaxamento deve ser estimulado pelo terapeuta. As modalidades podem ser o relaxamento muscular progressivo, o relaxamento por meio de imagens mentais e o uso da respiração profunda. Essa atividade precisa de treino e disciplina para que se possa usufruir dos benefícios que ela traz.

E. **Intenção paradoxal**: pode-se aplicar a técnica de intenção paradoxal nos casos em que há grande preocupação com o não dormir. Nesse caso, a orientação é para o paciente resistir ao sono e manter o foco de atenção no comando "você precisa ficar acordado", o que geralmente tem o efeito paradoxal de fazê-lo pegar no sono.

F. **Técnicas cognitivas**: o trabalho no plano cognitivo busca reestruturar crenças disfuncionais associadas ao sono, expectativas irrealistas sobre horas de sono, ideias distorcidas sobre a medicação e seus efeitos e não levar problemas para a cama. Como observado nos casos clínicos apresentados, os pensamentos do paciente têm papel central na manutenção dos transtornos do sono. Dessa forma, o terapeuta cognitivo-comportamental deve focar em avaliar o conteúdo das cognições que os pacientes têm sobre o dormir, incluindo processamentos antecipatórios. É comum os clientes relatarem preocupações, ao longo do dia, sobre as dificuldades de sono da noite anterior. Os conteúdos cognitivos, em geral negativos, se apresentam à noite e facilitam a insônia. Como se vê, geralmente os pacientes apresentam-se em um dos dois quadros: ou estão ansiosos sobre o dormir em si, ou estão ruminando sobre conteúdos como seu dia, seu desempenho, suas vidas, acontecimentos passados e futuros. O terapeuta deve ajudar os pacientes a identificarem esses padrões e levá-los a analisar as distorções cognitivas associadas. Terapeuta e pacientes trabalham juntos para promover reestruturações, reavaliações e flexibilização cognitiva, e pode ser necessário até mesmo aprofundar o trabalho com crenças centrais.

Intervenções especiais para insônia em crianças

A arquitetura do sono varia de acordo com a idade: o recém-nascido dorme de 16 a 18 horas/dia, decrescendo progressivamente, e uma criança de 4 anos pode dormir 10 horas/dia. Os fatores etiológicos mais citados para a frequência de insônia em bebês são cólicas, dores e refluxo; na idade pré-escolar, geralmente a falta de estabelecimento de limites por parte dos cuidadores, medos e pesadelos por parte da criança; doenças infecciosas agudas e doenças crônicas (Rafihi-Ferreira et al., 2020).

Para uma intervenção efetiva, é crucial o registro das rotinas que antecedem o sono da criança em seus aspectos quantitativos e qualitativos. O terapeuta precisa identificar se há ocorrência de situações estressoras, se a criança faz uso de objetos transicionais, se há alterações do quadro de saúde física (otites, febres, dores, problemas respiratórios, refluxo gastresofágico, etc.) e como é o ambiente do quarto (iluminação, barulho, temperatura). Em termos psicológicos, cabe ao terapeuta investigar os sentimentos, os pensamentos, as crenças e os comportamentos dos pais e da criança na preparação para dormir. Isso inclui verificar se há cochilos diurnos, qual o horário das refeições, o que é consumido pela criança e se há ingestão de cafeína ou uso de medicamentos. Deve-se registrar o horário e o local em que a criança dorme e acorda e conhecer o relacionamento familiar e o impacto dele em sua vida.

Sugestão de protocolo de tratamento para transtorno de insônia

A seguir, é apresentada uma proposta de tratamento para o transtorno de insônia (Tabela 16.1), composta por até 12 sessões. O psicoterapeuta pode realizar as adaptações necessárias para atender crianças, adultos ou grupos.

INSTRUMENTOS DE AVALIAÇÃO VALIDADOS E DISPONÍVEIS NO BRASIL PARA O TRANSTORNO DE INSÔNIA

A avaliação em psicoterapia é etapa imprescindível para o tratamento. Sobre o tema do sono e da insônia, os questionários e as escalas existentes podem auxiliar o psicoterapeuta a compreender melhor o perfil do paciente, bem como as características singulares de seus problemas. Os instrumentos de avaliação de sono e problemas relacionados validados para a população brasileira são listados a seguir. Foi realizada uma seleção dos modelos de avaliação mais importantes para aplicação de acordo com a etapa do desenvolvimento.

Instrumentos para uso em crianças e adolescentes

Para a avaliação do sono e dos quadros de insônia em crianças e adolescentes, algumas ferramentas são apropriadas: anamnese, diário do sono, diário dos comportamentos (hora de dormir, comportamento da criança na hora de deitar/despertares e resposta dos pais), Escala Unesp de Hábitos e Higiene do Sono (versão infantil) (Pires et al., 2012) e Escala de Distúrbio de Sono para Crianças e Adolescentes, validada por Ferreira (2009).

Instrumentos para uso em adultos e idosos

Para a avaliação do sono e de problemas associados em adultos, recomendam-se alguns instrumentos, que são importantes para a caracterização: 1) do cronotipo, se matutino ou vespertino; 2) dos problemas associados ao sono; e 3) das consequências de se ter insônia no dia a dia do paciente. A identificação do cronotipo do paciente é importante para o estabelecimento de ajustes em atividades da vida diária para que estas sejam adequadas, na medida do possível, ao que naturalmente favorece o bem-estar. A identificação do cronotipo pode ser feita por meio do Questionário de Matutinidade-Vespertinidade (HO) (Horne & Östberg, 1976), validado para a população brasileira (Benedito-Silva et al., 1998). O HO é composto por 19 questões objetivas de múltipla escolha. O escore final varia de 16 a 86 e permite a identificação do cronotipo: vespertino extremo (16 a 30 pontos), vespertino moderado (31 a 41), indiferente (42 a 58), matutino moderado (59 a 69) e matutino extremo (70 a 86 pontos).

Dois instrumentos de avaliação de aspectos relacionados ao sono e a problemas rela-

Tabela 16.1 SUGESTÃO DE PROTOCOLO DE TRATAMENTO PARA TRANSTORNO DE INSÔNIA

SESSÃO	TEMAS DA SESSÃO
1	• Anamnese • Critérios diagnósticos de insônia (DSM-5) • Apresentação do modelo cognitivo • Psicoeducação • Identificação das distorções cognitivas do paciente/dos pais e criança • Aplicação de instrumentos
2-3	• Análise dos dados obtidos • Discussão de queixas emocionais • Clarificação • Acolhimento • Estabelecimento das metas terapêuticas • Conceitualização cognitiva • Tarefa de casa
4-6	• Análise dos dados obtidos • Identificação de progressos e dificuldades • O que rouba meu sono? (identificar pensamentos disfuncionais, sentimentos, emoções e comportamentos) • Construindo novo repertório comportamental • Tarefas de casa
7-10	• Discussão dos dados obtidos e identificação de progressos e dificuldades • Repensando meus hábitos • Estabelecimento de novas habilidades e competências dos pais diante das dificuldades encontradas • *Role play* (treinar habilidades socioemocionais, assertividade) • Registro de Pensamentos Disfuncionais (RDP) • Extinção (gradual ou na presença de pais) de comportamentos indesejados • Questionamento socrático • Relaxamento • Controle de estímulos • Reestruturação cognitiva • Resolução de problemas • Ensaio comportamental • *Mindfulness* • Intenção paradoxal • *Feedback* do profissional ao paciente/aos pais e à criança • Tarefas de casa
10-12	• Discussão dos dados obtidos e identificação de progressos e dificuldades • Apoio aos pais ante as dificuldades de adesão • Prevenção de recaída
2 meses	• *Follow-up*

cionados foram validados para a população brasileira: o Índice de Qualidade de Sono de Pittsburgh (PSQI-BR) (Bertolazi et al., 2011) e a Escala de Sonolência Epworth (ESE-BR) (Bertolazi et al., 2009). O PSQI (escala original em Buysse et al., 1989) avalia a qualidade do sono subjetiva do paciente no último mês. Ele combina 19 questões qualitativas e quantitativas que avaliam o sono em termos de qualidade subjetiva, latência para o início, duração, eficiência, transtornos, uso de medicamentos para dormir e disfunção diurna. O escore global varia de 0 a 21, e 5 é o escore divisor da normalidade (Galinaro et al., 2016). A ESE-BR (original em Johns, 1991) consiste em pontuar de 0 a 3 para possibilidade de cochilar em algumas situações cotidianas para avaliação da sonolência diurna excessiva, e 10 pontos é o divisor entre normalidade e sonolência diurna excessiva (Galinaro et al., 2016). Sua utilidade está em demonstrar consequências da insônia no dia a dia dos pacientes.

Há outras ferramentas na literatura para explorar aspectos cognitivos específicos associados ao sono, mas ainda não foram validadas no Brasil. Entre elas, podem-se citar: o Inventário de Conteúdo de Pensamentos de Glasgow (Harvey & Espie, 2004), a Escala de Glasgow sobre o Esforço para Dormir (Broomfield & Espie, 2005), o Índice de Gravidade de Insônia (Bastien et al., 2001) e a Escala Básica de Sintomas de Insônia e Qualidade de Sono (BaSIQS) (Gomes et al., 2015).

CONSIDERAÇÕES FINAIS

Existem recomendações sobre o número médio de horas de sono, bem como recomendações gerais que ajudariam as pessoas a dormirem bem e melhor. Contudo, os profissionais de psicologia com alguma experiência na abordagem cognitivo-comportamental consideram diferenças individuais e fazem adaptações psicoterápicas no sentido de alcançarem o objetivo de tratar os casos de insônia. Ressaltou-se, ao longo do capítulo, que o correto reconhecimento dos sintomas, o diagnóstico, a avaliação e a formulação de caso possibilitam o manejo adequado para cada caso.

Apesar dos aspectos comportamentais, as pesquisas têm demonstrado cada vez mais o papel das crenças nas intervenções psicoterápicas que apresentam eficácia. Ao que parece, as cognições podem atuar tanto como fatores de manutenção dos quadros de insônia quanto como fatores para tratar esse transtorno. Este capítulo procurou dar ênfase ao conjunto de procedimentos psicoterápicos reconhecidos e recomendados pela APA como o padrão-ouro para o tratamento da insônia: a TCC-I.

REFERÊNCIAS

American Psychiatric Association (APA). (2014). *Manual diagnóstico e estatístico dos transtornos mentais: DSM-5* (5. ed.). Artmed.

American Psychiatric Association (APA). (2016). *Division 12 of the american psychological association – Treatment target: Insomnia.* https://div12.org/diagnosis/insomnia/

Bacelar, A., & Pinto, L. R. (2013). *Insônia: Do diagnóstico ao tratamento. III consenso brasileiro de insônia.* Omnifarma. http://www.abmsono.org/assets/consensoinsonia2013.pdf

Bastien, C. H., Vallières, A., & Morin, C. M. (2001). Validation of the insomnia severity index as an outcome measure for insomnia research. *Sleep Medicine, 2*(4), 297-307.

Benedito-Silva, A. A., Menna-Barreto, L., Alam, M. F., Rotenberg, L., Moreira, L. F., Menezes, A., ... Marques, N. (1998). Latitude and social habits as determinants of the distribution of morning and evening types in Brazil. *Biological Rhythm Research, 29*(5), 591- 597.

Bertolazi, A. N., Fagondes, S. C., Hoff, L. S., Dartora, E. G., Miozzo, I. C. S., Barba, M. E. F., & Menna-Barreto, S. S. (2011). Validation of the brazilian portuguese version of the pittsburgh sleep quality index. *Sleep Medicine, 12*(1), 70-75.

Bertolazi, A. N., Fagondes, S. C., Hoff, L. S., Pedro, V. D., Menna-Barreto, S. S., & Johns, M. W. (2009). Validação da escala de sonolência de Epworth em português para uso no Brasil. *Jornal Brasileiro de Pneumologia, 35*(9), 877-883.

Boness, C. L., Hershenberg, R., Kaye, J., Mackintosh, M., Grasso, D. J., Noser, A., & Raffa, S. D. (2020). An evaluation of cognitive behavioral therapy for insomnia: A systematic review and application of Tolin's Criteria for empirically supported treatments. *Clinical Psychology Science and Practise, 27*(4), e12348.

Broomfield, N. M., & Espie, C. A. (2005). Towards a valid, reliable measure of sleep effort. *Journal of Sleep Research, 14*(4), 401–407.

Buysse, D. J., Reynolds, C. F., Monk, T. H., Berman, S. R., & Kupfer, D. J. (1989). The Pittsburgh sleep quality index: A new instrument for psychiatric practice and research. *Psychiatry Research, 28*(2), 193-213.

Ferreira, V. R. (2009). *Escala de distúrbios do sono em crianças: Tradução, adaptação cultural e validação.* [Dissertação de Mestrado], Universidade Federal de São Paulo.

Galinaro, J. G. M., Hasan, R., & Tavares S. (2016). Instrumentos de avaliação de aspectos relacionados ao sono. In C. Gorenstein, Y. P. Wang, & I. Hungerbühler (Eds.), *Instrumentos de avaliação em saúde mental* (pp. 439-443). Artmed.

Gomes, A. A., Marques, D. A., Meia-Via, A. M., Meia-Via, M., Tavares, J., Silva, C. F., & Azevedo, M. H. P. (2015). Basic Scale on insomnia complaints and quality of sleep (BaSIQS): Reliability, initial validity and normative scores in higher education students. *Chronobiology international, 32*(3), 428–440.

Harvey, K. J., & Espie, C. A. (2004). Development and preliminary validation of the glasgow content of thoughts inventory (GCTI): A new measure for the assessment of pre-sleep cognitive activity. *British Journal of Clinical Psychology, 43*(pt 4), 409-420.

Horne, J. A., & Östberg, O. (1976). A self-assessment questionnaire to determine morningness-eveningness, in human circadian rhythms. *International Journal of Chronobiology, 4*(2), 97-110.

Johns, M. W. (1991). A new method for measuring daytime sleepiness: The Epworth sleepiness scale. *Sleep, 14*(6), 540-5.

Kang, E. K., & Kim, S. S. (2021). Behavioral insomnia in infants and young children. *Clinical and Experimental Pediatrics, 64*(3), 111–116.

Kaur, H., Spurling, B. C., & Bollu, P. C. (2020). *Chronic Insomnia.* StatPearls. https://www.ncbi.nlm.nih.gov/books/NBK554516/

Nogaro, A., Ecco, I., & Nogaro, I. (2018). Sono e seus interferentes na aprendizagem. *Educação em Revista, 19*(2), 95-108.

Nunes, M. L., & Bruni, O. (2015). Insônia na infância e adolescência: Aspectos clínicos, diagnóstico e abordagem terapêutica. *Jornal de Pediatria, 91*(6 suppl 1), S26-S35.

Nunes, M. L., & Cavalcante, V. (2005). Avaliação clínica e manejo da insônia em pacientes pediátricos. *Jornal de Pediatria, 81*(4), 277-286.

Pires, M. L. N., Vilela, C. B., & Camara, R. L. (2012). Desenvolvimento de uma medida de hábitos de sono e aspectos da prevalência de problemas comportamentais de sono na infância: Uma contribuição. In N. Silva Filho, D. P. S. A. Ribeiro, & H. R. Rosa (Orgs.), *Processos clínicos e saúde mental* (pp. 167-192). Cultura Acadêmica.

Rafihi-Ferreira, R. E., Pires, M. L. N., & Silvares, E. F. M. (2020). Tratamento multicomponente para insônia infantil e seus efeitos nos padrões, hábitos e rotinas de sono. *Psico, 51*(4), 1-12.

Rafihi-Ferreira, R., Silvares, E. F. M., Pires, M. L N., Assumpção, F. B., & Moura, C. B. (2016). Sono e comportamento em crianças atendidas em um serviço de psicologia. *Psicologia: Teoria e Prática, 18*(2), 159-172.

Riemann, D., Baglioni, C., Bassetti, C., Bjorvatn, B., Groselj, L. D., Ellis, J. G., ... Spiegelhalder, K. (2017). European guideline for the diagnosis and treatment of insomnia. *Journal of sleep research, 26*(6), 675-700.

Schlarb, A. A., Schulte, H., Selbmann, A., & Och, I. (2020). Online cognitive behavioral group therapy (iCBT-I) for insomnia for school children and their parents: Adaptation of an established treatment (KiSS training). *Somnologie, 24*, 259-266.

Shaver, J. L., & Woods, N. F. (2015). Sleep and menopause: A narrative review. *Menopause, 22*(8), 899-915.

Zachariae, R., Lyby, M. S., Ritterband, L. M., & O'Toole, M. S. (2016). Efficacy of internet-delivered cognitive-behavioral therapy for insomnia – A systematic review and meta-analysis of randomized controlled trials. *Sleep Medicine Reviews, 30*, 1-10.

Capítulo 17

Dores crônicas e interfaces com transtornos mentais

TÂNIA RUDNICKI
NAZARÉ MARIA DE ALBUQUERQUE HAYASIDA
PRISLA ÜCKER CALVETTI
LARISSA ANTUNES
MILTON JOSÉ CAZASSA

Todos conhecemos a experiência de dor, pois se trata de um fenômeno universal. No entanto, não existe uma definição concreta e objetiva que a operacionaliza. Descrever a dor de forma objetiva pode representar um desafio para a pessoa que a percebe, inclusive quando se tenta explicá-la para outrem, sendo também difícil a compreensão por se tratar de fenômeno perceptivo complexo, multidimensional e subjetivo (Raja et al., 2020; Korving et al., 2020).

De acordo com o conceito da International Association for the Study of Pain (IASP), a dor pode ser definida como uma experiência sensitiva e emocional desagradável associada, ou semelhante àquela relacionada, a dano real ou potencial ao tecido (IASP, 2017).

Embora a experiência da dor varie de uma pessoa para outra, é possível categorizar os diferentes tipos de dores em agudas e crônicas, bem como em nociceptiva (dor relacionada à ativação de nociceptores e oriunda de dano real ou ameaçado ao tecido não neural), neuropática (dor motivada por lesão ou adoecimento do sistema nervoso somatossensorial) e nociplástica (dor ligada à nocicepção alterada, embora inexista claro dano tecidual real ou ameaçado ou doença/lesão do sistema somatossensorial que justifique a dor) (Trouvin & Perrot, 2019). A dor aguda pode durar um momento ou até alguns meses, enquanto a dor crônica persiste por longos períodos, é resistente à maioria dos tratamentos médicos e causa problemas graves, inclusive com potenciais impactos na dimensão psicológica (Korving et al., 2020).

As enfermidades crônicas estão vinculadas, muitas vezes, a quadros de dores agudas ou crônicas e vêm cada vez mais recebendo atenção por parte dos profissionais de saúde, incentivando pesquisadores a desenvolverem estudos que objetivam analisar o impacto dessas enfermidades na qualidade de vida e na saúde mental das populações, tendo em vista que muitas delas contribuem para as elevadas taxas de morbimortalidade em população economicamente ativa (Rudnicki, 2020).

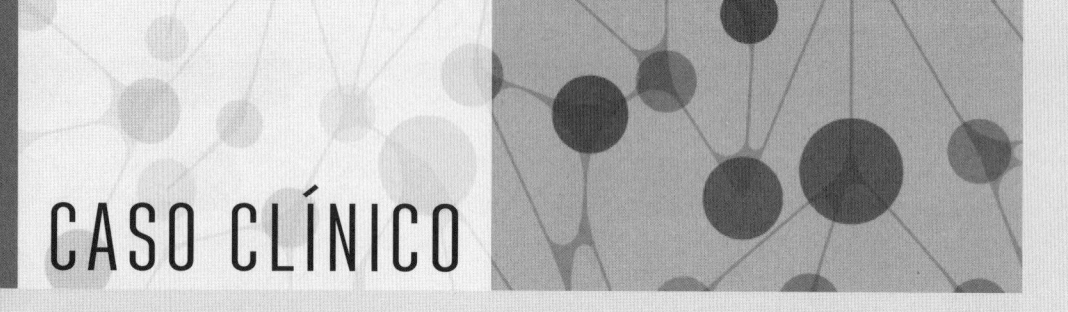

CASO CLÍNICO

Joana, 38 anos de idade, casada, vive com esposo e duas filhas. É monitora de sala de aula em uma escola, na área infantil, e está afastada na última semana por orientação médica. No primeiro contato, explica que não tem conseguido ter paciência e concentração para atender as crianças na escola, transparecendo resistência ao tratamento ao dizer: "Já que é para o nosso bem, precisamos colaborar". Quando questionada sobre o motivo pelo qual julga que a encaminharam para atendimento, diz: "Deve ser porque ando sempre nervosa, inquieta e com muitas dores".

A paciente conta que sente dores intensas por todo o corpo e ainda precisa lidar com a desconfiança de quem não entende seus sintomas. Compareceu sozinha à consulta, apresentando-se de forma adequada no vestir e demonstrando autocuidado. Com movimentos da articulação limitados, mostra inquietação e evita o contato visual em certos momentos. Evidencia curso do pensamento e discurso lentificados, transmitindo estar cansada, em fadiga.

Sobre a infância, conta que os pais eram abusivos fisicamente, considerando-os com posturas mais rígidas e coercitivas no cotidiano, sentindo-se tensa ao recordar tais experiências. A mãe da paciente chegou a receber o diagnóstico de depressão recorrente e fazia uso de medicações antidepressivas sob orientação médica. Muitas vezes, os pais não deixavam a paciente sair de casa, para evitar que algum mal acontecesse. Conta, também, que a mãe tinha muita dificuldade para dormir se algum dos filhos estivesse fora de casa. Refere, ainda, que o pai tinha grande preocupação com a própria saúde e que realizou várias cirurgias, entre elas um procedimento cardíaco. De outra forma, como irmã mais velha, salienta que, enquanto os pais saíam para trabalhar, ela ficava responsável pelos irmãos mais novos em casa.

Acerca de sua família nuclear, conta que é casada há 18 anos e tem duas filhas, de 9 e 4 anos. Acrescenta, ainda, que sua maior preocupação seria não ter condições de criar as filhas e deixar o marido sozinho, acreditando que eles teriam dificuldades para sobreviver sem ela. Em virtude disso, afirma que costuma ir ao médico periodicamente para fazer exames e, apesar de dizer que acredita no que os profissionais dizem, frequentemente procura outras opiniões médicas para certificar-se de que não tem uma doença mais grave. Refere que já realizou vários exames para avaliar um conjunto amplo de sintomas, desde dores no peito, estômago, sudorese, taquicardia, tonturas e cansaço. Inclusive, em três situações no último ano, acessou a emergência médica, pois acreditava que estava tendo um infarto. Conta não confiar nos resultados, por pensar que seus sintomas ainda não encontraram a devida explicação.

Considera como seu principal problema o fato de sentir-se sempre muito nervosa, pois acha que é "uma pessoa muito preocupada". Acredita que a situação se agravou após o início das dores, há cinco anos, período no qual sofreu com a perda de sua mãe. Expressa, por exemplo, que, quando tem qualquer dor ou sintoma físico, fica extremamente apreensiva, pensando logo que tem ou poderá vir a ter uma doença grave e morrer, assim como aconteceu com sua mãe.

Diz que não consegue especificar com que frequência ocorrem as dores, mas percebe que, mesmo após diminuírem ou até pararem, fica pensando durante muito tempo nelas, como se vivesse em constante estado de alerta. Descreve as dores como intensas e, quando as sente, fica muito focada nelas, sem conseguir prestar atenção no que a rodeia, deixando, assim, as tarefas inconclusas. A paciente afirma: "É bem difícil aceitar essas dores, e também é ruim porque as pessoas acham que eu estou fazendo corpo mole".

Ao ser questionada, compartilha que as dores são em todo o corpo e que tem a sensação de inchaço em mãos, pés e face, que são extremamente sensíveis ao toque. Menciona que, quando aperta qualquer parte do corpo, a dor parece irradiar para áreas próximas de onde foi tocada e que fica receosa de ter contatos sociais que possam ocasionar toque físico, como no trabalho com crianças e até mesmo na relação conjugal. Com isso, a dor a impossibilita de se locomover de modo funcional e tem impacto nas atividades laborativas e em outras relações sociais.

Dessa forma, em sua avaliação, Joana reconhece que o fato de estar constantemente preocupada e ansiosa interfere por volta de 60 a 70% no seu dia a dia. Refere que costuma ficar muito tensa e que tem dificuldades para relaxar e dormir, o que configura um quadro de insônia que a impede de ter um sono reparador. Menciona que as pessoas comentam que ela parece nunca estar bem-disposta, chamando a atenção para suas olheiras. Afirma que o marido e a filha mais velha dizem que ela se "preocupa demais com as coisas".

Em relação às suas áreas de interesse e funcionamento positivo, diz que gosta muito de mexer na terra e plantar flores e temperos, afirmando que nessa atividade de lazer as horas parecem passar mais rápido, o que lhe permite colocar as preocupações um pouco de lado. Diz que consegue, em alguns momentos, desviar o pensamento da dor, embora não tenha clareza do que exatamente funciona para ajudá-la a se sentir melhor.

Em relação à expectativa sobre a terapia, diz que gostaria de poder arranjar uma forma de ter sempre sua família segura. Refere, também, que desejaria saber qual é seu diagnóstico e, principalmente, receber indicação de um médico de confiança para avaliar os exames que realizou recentemente, de modo a auxiliar nas dúvidas em relação à doença que ela imagina ter.

Ao ser questionada sobre o que pretende mudar em sua vida, afirma que queria conseguir enfrentar as situações com mais calma e menos preocupação. Gostaria, também, de viver a vida de forma "mais descontraída e com menos dor".

CRITÉRIOS DIAGNÓSTICOS E DIAGNÓSTICO DIFERENCIAL

Os critérios diagnósticos apresentados a seguir para o caso clínico estão consonantes à *Classificação internacional de doenças e problemas relacionados à saúde* (CID), 11ª revisão, que foi atualizada após 30 anos da publicação da CID-10 e que passará a vigorar em janeiro de 2022 (Almeida et al., 2020). A abordagem ora empreendida visa a apresentar critérios atualizados para o diagnóstico do caso clínico e contemplará, ainda, apreciações sobre a 5ª edição do *Manual diagnóstico e estatístico de transtornos mentais* (DSM-5, American Psychiatric Association [APA], 2014) e considerações do American College of Rheumatology (ACR).

É fundamental destacar que o diagnóstico da síndrome da fibromialgia (FM) deve ser conduzido por profissional da área médica, competente para tanto, especialmente considerando que outras condições médicas podem mimetizar tais sintomas, dada a complexidade envolvida nos quadros de dores crônicas e agudas. Assim, torna-se imprescindível que o profissional da psicologia venha a trabalhar em equipe multidisciplinar para uma adequada condução desse tipo de diagnóstico e intervenção.

Vale ressaltar que, de acordo com a CID-11 (World Health Organization [WHO], 2020), a classificação da dor crônica distingue dores crônicas primárias e dores crônicas secundárias. As dores primárias são aquelas em que a dor se manifesta em uma ou mais regiões do corpo e não é mais bem explicada por outra condição crônica. Além disso, são dores que persistem por mais de três meses e são ligadas a algum padrão de sofrimento e/ou limitação funcional, como prejuízo na realização de atividades da vida diária, inclusive envolvendo a participação em papéis sociais.

As dores crônicas primárias são classificadas na CID-11 sob a codificação MG30.0 e foram apresentadas nas categorias a seguir por guardarem correlação com o caso clínico. Outras subdivisões, não constantes no Quadro 17.1, são disponibilizadas na CID-11.

As dores crônicas secundárias, por sua vez, estão vinculadas a outras doenças e são uma contingência decorrente de outro quadro de saúde. O mapeamento desse quadro de dor se torna absolutamente relevante quando se encontra identificada a necessidade de cuidados específicos para com a dor. As dores crônicas secundárias apresentam subdivisões relacionadas ao câncer, a contextos pós-cirúrgicos ou pós-traumáticos, à dor neuropática, entre outras subdivisões.

No caso clínico, é possível observar que Joana apresenta dores por todo o corpo e pensa que tem uma doença grave, inclusive com reações mistas, como sensação de inchaço em mãos, pés e rosto, bem como sudorese, taquicardia, fadiga, insônia, perda de atenção e limitação no movimento articular. Assim, foi diagnosticada por um profissional da medicina com um quadro de dor crônica primária generalizada, mais especificamente FM. A dor crônica generalizada pode ser compreendida como uma dor difusa, com ocorrência superior a três meses e que acomete pelo menos quatro das cinco regiões do corpo, vinculada a sofrimento emocional importante (p. ex., ansiedade, raiva, frustração e/ou humor deprimido) (WHO, 2020).

Esse padrão de dor gera impactos funcionais na vida da pessoa, prejudica a realização de inúmeras atividades cotidianas e contribui para a participação reduzida em

Quadro 17.1 DORES CRÔNICAS PRIMÁRIAS E SUA CODIFICAÇÃO, DE ACORDO COM A CID-11

MG30.00	Dor visceral primária crônica (p. ex., síndrome do intestino irritável)
MG30.01	Dor crônica generalizada (p. ex., síndrome da fibromialgia)
MG30.02	Dor musculoesquelética primária crônica (p. ex., dor lombar não especificada)
MG30.03	Cefaleia primária crônica ou dor orofacial
8D8A.0	Síndrome de dor regional complexa
MG30.0Y	Outra dor crônica primária especificada
MG30.0Z	Dor crônica primária inespecificada

Fonte: WHO (2020).

papéis sociais e familiares, o que, quando somado aos sintomas ansiosos, impede Joana de apresentar bom desempenho no trabalho, experimentar momentos de lazer e ter maior qualidade de vida, conforme observável no caso clínico. A dor crônica generalizada (FM) tem causas multifatoriais, ou seja, fatores biológicos, psicológicos e sociais contribuem e interagem para disparar e perpetuar a síndrome da dor (Raja et al., 2020).

Sob a óptica do DSM-5 (APA, 2014), a caracterização etiológica da dor crônica é um processo que exige uma abordagem propedêutica que inclui história clínica, exame físico e exames complementares. Requer o estabelecimento de um diagnóstico anatômico, no qual o lugar da patologia é identificado, e, então, um diagnóstico etiológico do agente patológico causal.

Nos últimos 40 anos, as síndromes centrais da dor têm sido objeto de muitas pesquisas e controvérsias. A FM tem sido particularmente difícil de diagnosticar e tratar. Os critérios diagnósticos de 1990 estabelecidos pelo ACR identificam a FM como dor generalizada à palpação em 11 das 18 áreas pré-designadas que apresenta duração de três meses ou mais. Há versões mais novas e atualizadas desses critérios que continuam a ser modificadas e desenvolvidas para auxiliar o diagnóstico (Fu et al., 2015).

Nesse ínterim, é fundamental destacar que Heymann et al. (2017) explicam sobre uma mudança importante nos critérios de classificação da FM. Referem que, em 2010, o ACR atualizou tais critérios em resposta às críticas que surgiram no cenário científico, e uma das principais alterações está relacionada à contagem e à pesquisa dos pontos dolorosos, também conhecidos como *tender points*. Nessa atualização, foram incluídos vários sintomas e excluída a palpação dos pontos dolorosos, o que ainda se apresenta em análise pela comunidade médica reumatológica.

Além disso, é importante considerar como comorbidade, no caso clínico, a presença de sintomatologia compatível com transtorno de ansiedade generalizada (TAG; CID-11 6B00), com manifestação de sintomas que configuram ataques de pânico (CID-11MB23.H). Os sintomas do TAG caracterizam-

-se como marcantes no que tange à ansiedade; são persistentes por vários meses e associados a preocupação excessiva e relativa a diversos eventos do cotidiano.

Em geral, o TAG está relacionado a preocupações com família, saúde, finanças e escola/trabalho e está vinculado a sintomas adicionais, como tensão muscular ou inquietação motora, hiperatividade autonômica simpática, nervosismo, prejuízo na concentração, irritabilidade e/ou dificuldades no sono (APA, 2014; WHO, 2020). Essa sintomatologia resulta em importante sofrimento e/ou prejuízo significativo na vida do indivíduo e não se vincula a efeitos de uma substância ou medicamento no sistema nervoso central.

A inclusão da perspectiva do ataque de pânico associado ao TAG, conforme previsto na CID-11, guarda relação, no caso clínico, com os sintomas de sudorese, taquicardia, dor no estômago, estado de alerta constante, medo de morrer e busca de confirmação da inexistência de diagnóstico de doença grave que justifique o quadro apresentado pela paciente, inclusive com acesso a emergência médica. Nesse sentido, torna-se possível identificar uma série de respostas cognitivas e comportamentais, nomeadamente os enviesamentos no processamento atencional para pensamentos catastróficos do tipo "o pior pode acontecer" (p. ex., generalização da dor), a hipervigilância (p. ex., dificuldade para relaxar e dormir), a atenção seletiva (queixas sobre a necessidade de confirmação do diagnóstico), a ativação fisiológica (aceleração do coração, sudorese) e a ansiedade antecipatória, fatores que contribuem para a perpetuação e a exacerbação das dificuldades apresentadas pela paciente.

É pertinente considerar que o quadro de dor crônica associado ao TAG com ataques de pânico representa importantes estressores na vida da paciente. Nessa conjuntura, cabe ressaltar os potenciais prejuízos advindos de situações disparadoras de estresse continuado. Conforme a frequência, a intensidade, o tipo e a duração, os estressores tendem a gerar impactos nos processos neurais, endócrinos, inflamatórios e psicológicos, que podem promover risco ampliado para diversos transtornos, como os de ansiedade e depressão, bem como asma, síndrome metabólica, doenças cardíacas, certos tipos de câncer, neurodegeneração e declínio cognitivo (Slavich, 2020; Slavich & Irwin, 2014). Assim, compreender os impactos de estressores como estes adquire contornos de relevância para uma adequada intervenção junto a fatores potencialmente contributivos ao desenvolvimento de doenças, com impactos na longevidade e na qualidade de vida (Cazassa et al., 2020; Shields & Slavich, 2017; Slavich & Shields, 2018).

No que tange ao diagnóstico diferencial, a FM é indicada quando a dor não é diretamente atribuível a um processo nociceptivo (causada por lesão) nas regiões sensíveis e quando há características consistentes com dor nociplástica (causada por qualquer tecido que não seja o nervo, oriunda do estímulo a nociceptores relacionado a hipersensibilidade do sensório) e contribuintes psicológicos e sociais identificados, conforme podemos observar na experiência relatada no caso em epígrafe (WHO, 2020). O diagnóstico diferencial da dor crônica requer informações sobre as características psicológicas do paciente e sobre como as funções emocionais e cognitivas superiores influenciam a percepção da dor.

Diversos quadros clínicos de saúde geral, como alterações na tireoide, distúrbios hormonais, infecções diversas, incluindo hepatites, síndrome da fadiga crônica, baixas dosagens vitamínicas, entre outras condições, evidenciam que o diagnóstico de FM deve ser conduzido por profissional da área médica, especialmente devido ao leque de diagnósticos diferenciais a serem examinados nesse âmbito clínico (Galvez-Sánchez et al., 2019).

O quadro de TAG com ataques de pânico, por sua vez, foi caracterizado no caso clínico Joana, devido à relevância dos sintomas característicos desse diagnóstico no contexto de vida da paciente. Ou seja, a intensidade, a frequência e a duração dos sintomas psicológicos não seriam mais explicadas somente pelo diagnóstico de FM; no caso clínico apresentado, identifica-se a existência das comorbidades FM e TAG com ataques de pânico.

INDICAÇÃO PRIMÁRIA DE TRATAMENTO

De acordo com a Divisão 12 da American Psychological Association (APA, 2016), a terapia cognitivo-comportamental (TCC) é uma das recomendações principais de tratamento para casos de dores crônicas em geral e específicas. Estudos relevantes de revisão sistemática e de metanálise mostram eficácia moderada (Chou & Huffman, 2007; Hoffman et al., 2007) do uso da TCC para dor lombar, com efeito positivo na redução da dor. Para isso, diversas técnicas são utilizadas, como psicoeducação, técnicas de relaxamento, imagens mentais e reestruturação cognitiva, que possibilitam não só a redução da dor como também melhor controle sobre ela. Elas são mais efetivas do que apenas o uso de medicação (Basler et al., 1997) ou apenas a realização de exercícios físicos (O'Keeffe et al., 2020).

A TCC também é indicada, pela Divisão 12 da APA, para dores de cabeça crônicas e possibilita a aprendizagem de algumas habilidades para o manejo da dor. A combinação entre TCC e técnicas de relaxamento, como o relaxamento muscular progressivo, produz mais resultados para o alívio da dor do que apenas a realização de técnicas de relaxamento de forma isolada (Blanchard et al., 1990). É importante destacar que a combinação da TCC e das técnicas de relaxamento se mostra mais efetiva para dores de cabeça crônicas tensionais do que para enxaquecas (APA, 2016).

Morley et al. (1999), em um estudo de metanálise, verificaram que a TCC produziu mudanças significativas na experiência da dor crônica, com redução da intensidade da dor e desenvolvimento de estratégias cognitivas de enfrentamento. Alguns estudos mais recentes apontam que a TCC tem eficácia moderada na dor crônica, mas contribui para a redução da necessidade de intervenções invasivas e do uso de medicação (Ehde et al., 2014; Knoerl et al., 2016; Williams et al., 2020).

A TCC também é indicada pela APA como o tratamento padrão para FM. Considerando que esta é uma condição multifacetada, um tratamento unimodal não traz tanto efeito quanto a combinação de tratamentos. A TCC pode contribuir para o manejo e a resposta comportamental diante da dor por meio de técnicas de relaxamento, higiene do sono e reestruturação cognitiva. Assim, a TCC, associada com mudanças de estilos de vida, pode ter um efeito positivo na redução da dor (Goldenberg et al., 1994; Williams et al., 2002). Mascarenhas et al. (2021) verificaram, em um estudo, que a TCC mostra boa eficácia na redução da dor nos casos de FM, inclusive eficácia maior que o uso de antidepressivos, a curto e médio prazos.

As terapias contextuais, ou terapias de terceira onda, abarcam abordagens que se destacam por integrar diferentes técnicas. A terapia de aceitação e compromisso (ACT), umas das abordagens das terapias contextuais, também é indicada pela Divisão 12 da APA para o tratamento de dores crônicas em geral, incluindo diversas condições clínicas. Um estudo randomizado teve como objetivo comparar os efeitos da ACT e da TCC em dois diferentes grupos: intervenções baseadas na ACT e na TCC. Após oito semanas, verificou-se que, entre os participantes que completaram o tratamento, houve níveis mais elevados e mais significativos de satisfação do grupo de ACT em comparação com o grupo da TCC, o que sugere que a ACT é mais efetiva na intervenção para dores crônicas gerais (Wetherell et al., 2011).

A ACT também foi aplicada em pacientes diagnosticados com FM e dores crônicas gerais (não câncer) em um estudo piloto na Inglaterra. O estudo randomizado foi realizado com pacientes submetidos a grupos com intervenção em ACT e grupos com intervenções habituais (medicação e orientações gerais). Como resultado, observou-se que os pacientes submetidos às intervenções com ACT tiveram redução da dor e maior capacidade de aceitar sua presença (McCraken et al., 2013).

Lin et al. (2019) verificaram, em um estudo de metanálise, que a aplicação da ACT para a dor crônica em geral tem eficácia relevante em comparação aos tratamentos habituais (medicação) ou nenhum tratamento. Também demonstra efeitos positivos na aceitação da dor e na flexibilidade psicológica. Contudo, mais estudos são necessários, de modo a compararem a ACT com outros tipos de tratamentos disponíveis (Hughes et al., 2017).

Atualmente, a prática de *mindfulness* está sendo amplamente difundida e utilizada para diversos tratamentos, e as dores crônicas também são abarcadas. Em um estudo antigo realizado por Kabat-Zinn et al. (1985), já foi possível observar resultados estatisticamente significativos na redução da dor em pacientes que participaram de um treino de 10 semanas de *mindfulness*. Esses pacientes também apresentaram melhora do humor, redução da ansiedade e diminuição do uso de medicamentos para dor. Observou-se também que os efeitos obtidos se mantiveram 15 meses depois desse treino.

Majeed et al. (2018) apontam que há evidência moderada na redução da percepção da dor em intervenções baseadas em *mindfulness*. Sua prática pode ainda contribuir para aumentar a mobilidade e a sensação de bem-estar e, em conjunto com outras intervenções terapêuticas, pode reduzir o uso de medicações para a dor e ter efeito benéfico em comorbidades como ansiedade e depressão.

A terapia cognitiva baseada em *mindfulness* (MBCT) apresenta eficácia moderada a curto prazo na redução da intensidade da dor e nos estados de humor. Contudo, estudos comparativos com outros tratamentos ainda são recentes para afirmar com precisão o efeito dessa intervenção a longo prazo (Pei et al., 2021). Ademais, alguns estudos não acharam diferenças significativas ou superioridade das intervenções baseadas em *mindfulness* e da MBCT quando comparadas com a TCC tradicional (Pardos-Gascón et al., 2021; Veehof et al., 2016).

A terapia focada na compaixão (TFC) tem demonstrado a importância de cultivar a compaixão por si mesmo e pelos outros e os efeitos benéficos no bem-estar e nos estados de humor na população em geral. Tem como foco o desenvolvimento de competências que atuam na regulação da ameaça e no bem-estar por meio de intervenções baseadas em evidências, como intervenções comportamentais, reestruturação de memórias, trabalho com imagens mentais, entre outras (Gilbert, 2014).

A TFC oferece uma alternativa complementar ao tratamento da dor crônica, ao mudar a resposta do indivíduo diante da experiência de dor (Gooding et al., 2020). Alguns estudos realizados individualmente e em grupo com pessoas com dores crônicas verificaram que o trabalho baseado na TFC ajudou os pacientes a desenvolver aceitação das limitações associadas com a dor crônica, bem como novas estratégias de lidar com a experiência da dor, baseadas em atitudes compassivas (Gooding et al., 2020; Parry & Malpus, 2017; Penlington, 2019), mostrando-se uma abordagem promissora de intervenção em casos de dores crônicas.

INSTRUMENTOS DE AVALIAÇÃO VALIDADOS E DISPONÍVEIS NO BRASIL PARA DOR CRÔNICA

Na década de 1960, a descoberta de psicofármacos levou ao desenvolvimento da área da avaliação psicológica. A psicometria contribui para a avaliação psicológica, que é baseada na realização de entrevistas e na seleção de medidas a serem aplicadas para o entendimento do caso clínico. Para a escolha de instrumentos, o profissional necessita estar atento às propriedades psicométricas das escalas, bem como à tradução e à adaptação para a população brasileira. Além disso, deve treinar o uso da aplicação, o levantamento e a análise da medida (Souza & Calvetti, 2016).

É fundamental investigar se o instrumento está favorável no Sistema de Avaliação de Testes Psicológicos (Satepsi). Nesse sistema, encontram-se testes privativos do psicólogo e não privativos e se eles estão favoráveis ou não favoráveis. Contudo, existem medidas psicométricas que apresentam estudos de validade publicados em artigos científicos com as devidas propriedades apresentadas. O profissional da psicologia ou psiquiatria que avaliar o paciente necessita buscar as evidências de tais instrumentos para o contexto da dor crônica e verificar se são privativos da área da psicologia (Calvetti & Segabinazi, 2019).

Existem as escalas específicas relacionadas a quadros clínicos, como no caso da dor crônica da FM, em que se utiliza o Fibromyalgia Impact Questionnaire (FIQ), adaptado e validado por Marques et al. (2006). O instrumento, constituído por 10 itens, avalia a capacidade funcional e sintomas físicos e psicológicos. Dessa maneira, o clínico e o pesquisador devem estar atentos às demandas do quadro clínico ou às especificidades do contexto de pesquisa. Entre as escalas para a avaliação psicométrica relacionada a construtos da dor de modo mais genérico, e não relacionada a apenas um quadro clínico de dor, encontram-se na literatura científica as descritas a seguir.

Questionário de Dor de McGill (McGill Pain Questionnaire – MPQ)

Uma das primeiras escalas identificadas na área de medidas das qualidades sensoriais, afetivas, motivacionais e avaliativas da dor, desenvolvida originalmente por Ronald Melzack (1975), psicólogo e pesquisador canadense da Universidade de McGill, em Montreal. A medida foi adaptada para o Brasil por Pimenta e Teixeira (1996).

Brazilian Profile of Chronic Pain Screen (B-PCP-S)

A medida consiste em quatro itens relacionados à gravidade da dor, seis à interferência da dor e cinco relacionados à carga emocional em uma variada classificação numérica que vai de zero a 10, do quadro sem dor a dor insuportável. O instrumento foi desenvolvido por Ruehlman et al. (2005) e adaptado para o Brasil por Caumo et al. (2013). É amplamente utilizado no País no contexto de dor crônica.

Pain Catastrophizing Scale (BP-PCS)

A escala foi desenvolvida originalmente por Sullivan et al. (1995) e traduzida e adaptada para o Brasil por Sehn et al. (2012). A medida avalia pensamentos negativos e catastróficos, bem como emoções relacionadas à dor.

Como medidas complementares para a avaliação da dor e da saúde mental, podem-se incluir, conforme o modelo biopsicossocial, instrumentos que avaliem outros aspectos associados ao contexto do paciente, como a qualidade do sono. Faz-se necessário incluir na avaliação da dor aspectos relacionados ao sono, e, como medida, pode-se destacar o Índice de Qualidade do Sono de Pittsburgh (PSQI-BR), amplamente utilizado na prática clínica e de pesquisa no campo da dor. A medida foi adaptada para o Brasil por Bertolazi et al. (2011).

Um estudo recente realizado pelo Laboratório de Dor & Neuromodulação do Hospital de Clínicas de Porto Alegre com mulheres com diagnóstico de FM avaliou a memória de trabalho e a memória semântica, bem como depressão, em treino cognitivo combinado com neuromodulação por estimulação por corrente contínua. Como resultado, houve melhora em sinais e sintomas de depressão (Santos et al., 2018). Pode-se destacar um componente afetivo-emocional relacionado à dor, conforme relatado anteriormente neste capítulo. Dessa maneira, os estudos remetem à necessidade de avaliação psicológica e neuropsicológica de pacientes com dor crônica, pois, a partir de observação sistemática clínica e de pesquisas, constata-se que pessoas com dor apresentam impacto em seu funcionamento cognitivo, afetivo e psicossocial.

Além disso, podem-se incluir medidas utilizadas mais comumente em TCCs relacionadas a quadros psicopatológicos e à avaliação em psicologia da saúde, como crenças relacionadas à doença, e à avaliação em psicologia positiva, como resiliência, *mindfulness*, afetos positivos e negativos, escala de autocompaixão e de compaixão, entre outras.

Para tanto, a avaliação psicológica do paciente com dor crônica é embasada no modelo biopsicossocial. Faz-se necessária uma abordagem integrativa que inclua, além do componente afetivo-emocional, a avaliação da percepção da dor e de aspectos funcionais e sociais, como suporte familiar e demais membros da rede de apoio. A partir da avaliação clínica do paciente, o terapeuta poderá planejar as intervenções clínicas e psicossociais mais apropriadas para o caso, bem como ampliar estudos e pesquisas na área com base em evidências para tomada de decisão nos contextos de saúde.

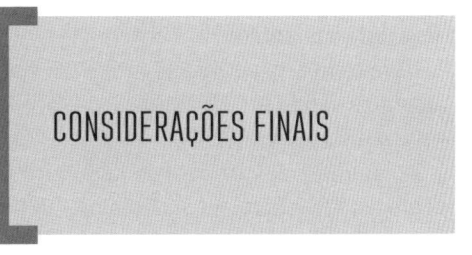

CONSIDERAÇÕES FINAIS

Pode-se compreender que desde o surgimento do conceito de dor às práticas de tratamento para dor, o componente afetivo-emocional se destaca, e precisa ser observado para resultados de melhora efetiva da dor crônica. Os tratamentos interdisciplinares entre reumatologia, fisioterapia e psicologia e outras áreas da saúde são fundamentais para o alívio da dor em pacientes com doenças crônicas, como a FM. O impacto da dor é estressante e afeta não só a vida do paciente, mas todo o seu ambiente familiar. Dessa forma, torna-se necessário se adaptar a um novo estilo de vida, com vistas a alcançar resultados positivos no alívio da dor e no processo de tratamento.

Foi possível verificar como ocorrem as comorbidades relacionadas a sinais e sintomas de depressão e ansiedade em pacientes com FM e as alterações emocionais que ocorrem devido a essa doença. Nesse caso, utilizam-se ferramentas psicológicas precisas para enfrentar a situação, de modo a melhorar a relação emocional, funcional, familiar e social.

Pode-se observar que, além das técnicas mais tradicionais de TCCs, abordagens integrativas, como as contextuais, têm apresentado evidências para o tratamento em saúde mental e dor crônica. Além disso, é fundamental a avaliação da dor e de seus aspectos biopsicossociais relacionados ao contexto de saúde para que intervenções baseadas em evidências e sensíveis na experiência clínica do terapeuta possam ser direcionadas ao paciente, incluindo o estímulo ao suporte social no processo saúde-doença.

REFERÊNCIAS

Almeida, M. S. C., Sousa, L. F., Rabello, P. M., & Santiago, B. M. (2020). International Classification of Diseases – 11th revision: From design to implementation. *Revista de Saúde Pública, 54*, 104.

American Psychiatric Association (APA). (2014). *Manual diagnóstico e estatístico de transtornos mentais: DSM-5*. (5. ed). Artmed.

American Psychological Association (APA). (2016). *Cognitive behavioral therapy for chronic headache*. https://div12.org/treatment/cognitive-behavioral-therapy-for-chronic-headache/

Basler, H. D., Jäkle, C., & Kröner-Herwig, B. (1997). Incorporation of cognitive-behavioral treatment into the medical care of chronic low back pain patients: A controlled randomized study in German pain treatment centers. *Patient Education and Counseling, 31*(2), 113-124.

Bertolazi, A. N., Fagondes, S. C., Hoff, L. S., Dartora, E. G., Miozzo, I. C., Barba, M. E., & Barreto, S. S. (2011). Validation of the brazilian portuguese version of the pittsburgh sleep quality index. *Sleep medicine, 12*(1), 70–75.

Blanchard, E. B., Appelbaum, K. A., Radnitz, C. L., Michultka, D. M., Morrill, B., Kirsch, C., ... Dentinger, M. P. (1990). A placebo-controlled evaluation of abbreviated progressive muscle relaxation and relaxation combined with cognitive therapy in the treatment of tension headache. *Journal of Consulting and Clinical Psychology, 58*(2), 210-215.

Calvetti, P. Ü., & Segabinazi, J. (2019). Avaliação psicológica da dor em pessoas adoecidas. In C. S. Hutz, D. R. Bandeira, C. M. Trentini, & E. Remor (Orgs.), *Avaliação psicológica nos contextos de saúde e hospitalar* (pp. 103-114). Artmed.

Caumo, W., Ruehlman, L. S., Karoly, P., Sehn, F., Vidor, L. P., Dall-Ágnol, L., Chassot, M., & Torres, I. L. (2013). Cross-cultural adaptation and validation of the profile of chronic pain: Screen for a brazilian population. *Pain Medicine, 14*(1), 52–61.

Cazassa, M. J., Oliveira, M. D. S., Spahr, C. M., Shields, G. S., & Slavich, G. M. (2020). The stress and adversity inventory for adults (Adult STRAIN) in brazilian portuguese: Initial validation and links with executive function, sleep, and mental and physical health. *Frontiers in Psychology, 10*, 3083.

Chou, R., & Huffman, L. H. (2007). Nonpharmacological therapies for acute and chronic low back pain: A review of the evidence for an american pain society/american college of physicians clinical practice guideline. *Annals of Internal Medicine, 147*(7), 492-504.

Ehde, D. M., Dillworth, T. M., & Turner, J. A. (2014). Cognitive-behavioral therapy for individuals with chronic pain. *American Psychologist, 69*(2), 153–166.

Fu, T., Gamble, H., Siddiqui, U., & Schwartz, T. L. (2015). Psychiatric and personality disorder survey of patients with fibromyalgia. *Annals of Depression and Anxiety, 2*(6), 1064.

Galvez-Sánchez, C. M., Duschek, S., & Del Paso, G. A. R. (2019). Psychological impact of fibromyalgia: Current perspectives. *Psychology Research Behavior Management, 12*, 117–127.

Gilbert, P. (2014). The origins and nature of compassion focused therapy. *British Journal of Clinical Psychology, 53*(1), 6-41.

Goldenberg, D. L., Kaplan, K. H., & Nadeau, M. G. (1994). A controlled study of stress-reduction, cognitive-behavioral treatment program in fibromyalgia. *Journal of Musculoskeletal Pain, 2*(2), 53-65.

Gooding, H., Stedmon, J., & Crix, D. (2020). 'All these things don't take the pain away but they do help you to accept it': Making the case for compassion-focused therapy in the management of persistent pain. *British Journal of Pain, 14*(1), 31-41.

Heymann, R. E., Paiva, E. S., Martinez, J. E., Helfenstein, M., Rezende, M. C., Provenza, J. R., ... Souza, E. J. R. (2017). Novas diretrizes para o diagnóstico da fibromialgia. *Revista Brasileira de Reumatologia, 57*(suppl 2), 467-476.

Hoffman, B. M., Papas, R. K., Chatkoff, D. K., & Kerns, R. D. (2007). Meta-analysis of psychological interventions for chronic low back pain. *Health Psychology, 26*(1), 1-9.

Hughes, L. S., Clark, J., Colclough, J. A., Dale, E., & McMillan, D. (2017). Acceptance and commitment therapy (ACT) for chronic pain. *The Clinical Journal of Pain, 33*(6), 552-568.

International Association for the Study of Pain (IASP). (2017). Terminology. https://www.iasp-pain.org/terminology?navItemNumber=576#Pain

Kabat-Zinn, J., Lipworth, L., & Burney, R. (1985). The clinical use of mindfulness meditation for the self-regulation of chronic pain. *Journal of Behavioral Medicine, 8*, 163–190.

Knoerl, R., Smith, E. M. L., & Weisber, J. (2016). Chronic pain and cognitive behavioral therapy: An integrative review. *West Journal of Nursing Research, 38*(5), 596-628.

Korving, H., Sterkenburg, P. S., Barakova, E. I., & Feijs, L. M. G. (2020). Physiological measures of acute and chronic pain within different subject groups: A systematic review. *Pain Research and Management, 2020*, 1-10.

Lin, J., Scott, W., Carpenter, L., Norton, S., Domhardt, M., Baumeister, H., & McCracken, L. M. (2019). Acceptance and commitment therapy for chronic pain: Protocol of a systematic review and individual participant data meta-analysis. *Systematic Reviews, 8*, 140.

Majeed, M. H., Ali, A. A., & Sudak, D. M. (2018). Mindfulness-based interventions for chronic pain: Evidence and applications. *Asian Journal of Psychiatry, 32*, 79-83.

Marques, A. P., Santos, A. M. B., Assumpção, A., Matsutani, L. A., Lage, L. V., & Pereira, C. A. B. (2006). Validação da versão brasileira do fibromyalgia impact questionnaire (FIQ). *Revista Brasileira de Reumatologia, 46*(1), 24-31.

Mascarenhas, R. O., Souza, M. B., Oliveira, M. X., Lacerda, A. C., Mendonça, V. A, Henschke, N., & Oliveira, V. C. (2021). Association of therapies with reduced pain and improved quality of life in patients with fibromyalgia: A systematic review and meta-analysis. *JAMA Internal Medicine, 181*(1), 104-112.

McCracken, L. M., Sato, A., & Taylor, G. J. (2013). A trial of a brief group-based form of acceptance and commitment therapy (ACT) for chronic pain in general practice: Pilot outcome and process results. *The Journal of Pain, 14*(11), 1398-1406.

Melzack, R. (1975). The McGill pain questionnaire: Major properties and scoring methods. *Pain, 1*(3), 277-299.

Morley, S., Eccleston, C., & Williams, A. (1999). Systematic review and meta-analysis of randomized controlled trials of cognitive behaviour therapy and behaviour therapy for chronic pain in adults, excluding headache. *Pain, 80*(1-2), 1-13.

O'Keeffe, M., O'Sullivan, P., Purtill, H., Bargary, N., & O'Sullivan, K. (2020). Cognitive functional therapy compared with a group-based exercise and education intervention for chronic low back pain: A multicentre randomised controlled trial (RCT). *British Journal of Sports Medicine, 54*(13), 782-789.

Pardos-Gascón, E. M., Narambuena, L., Leal-Costa, C., & Hofstadt-Román, J. V. (2021). Differential efficacy between cognitive-behavioral therapy and mindfulness-based therapies for chronic pain: Systematic review. *International Journal of Clinical and Health Psychology, 21*(1), 1-17.

Parry, S., & Malpus, Z. (2017). Reconnecting the mind and body: A pilot study of developing compassion for persistent pain. *Patient Experience Journal, 4*(1), 145-153.

Pei, J. H., Ma, T., Nan, R. L., Chen, H. X., Zhang, Y. B., Gou, L., & Dou, X. M. (2021). Mindfulness-based cognitive therapy for treating chronic pain: A systematic review and meta-analysis. *Psychology, Health & Medicine, 26*(3), 333-346.

Pimenta, C. A. M., & Teixeira, M. J. (1996). Questionário de dor McGill: proposta de adaptação para a língua portuguesa. *Revista da Escola de Enfermagem da USP, 30*(3), 473-483.

Penlington, C. (2019). Exploring a compassion-focused intervention for persistent pain in a group setting. *British Journal of Pain, 13*(1), 59-66.

Raja, S. N., Carr, D. B., Cohen, M., Finnerup, N. B., Flor, H., Gibson, S., ... Vader, K. (2020). The revised international association for the study of pain definition of pain: Concepts, challenges, and compromises. *Pain, 161*(9), 1976-1982.

Rudnicki, T. (2020). Atendimento ao Doente Renal Crônico em Tratamento de Hemodiálise: Aportes da Psicologia da Saúde. In T. Rudnicki, & M. M. Sanchez (Orgs.), *Psicologia da Saúde: A prática de terapia cognitivo-comportamental em hospital geral* (2. ed., pp. 304-330). Sinopsys.

Ruehlman, L. S., Karoly, P., Newton, C., & Aiken, L. S. (2005). The development and preliminary validation of a brief measure of chronic pain impact for use in the general population. *Pain, 113*(1-2), 82–90.

Santos, V. S. S., Zortea, M., Alves, R. L., Naziazeno, C. C. S., Saldanha, J. S., Carvalho, S. C. R., ... Caumo, W. (2018). Cognitive effects of transcranial direct current stimulation combined with working memory training in fibromyalgia: A randomized clinical trial. *Scientific Report, 8*(1), 12477.

Sehn, F., Chachamovich, E., Vidor, L., Dall-Agnol, L., Souza, I., Torres, I., Fregni, F., & Caumo, W. (2012). Cross-cultural adaptation and validation of the Brazilian portuguese version of the pain catastrophizing scale, *Pain Medicine, 13*(11), 1425–1435

Shields, G. S., & Slavich, G. M. (2017). Lifetime stress exposure and health: A review of contemporary assessment methods and biological mechanisms. *Social and Personality Psychology Compass, 11*(8), e12335.

Slavich, G. M. (2020). Psychoneuroimmunology of stress and mental health. In K. L. Harkness, & E. P. Hayden (Eds.), *the oxford handbook of stress and mental health* (pp. 519–546). Oxford University.

Slavich, G. M., & Irwin, M. R. (2014). From stress to inflammation and major depressive disorder: A social signal transduction theory of depression. *Psychological Bulletin, 140*(3), 774–815.

Slavich, G. M., & Shields, G. S. (2018). Assessing lifetime stress exposure using the stress and adversity inventory for adults (Adult STRAIN): An overview and initial validation. *Psychosomatic Medicine, 80*(1), 17–27.

Souza, A., & Calvetti, P. Ü. C. (2016). Vulnerabilidades e avaliação psicológica no contexto de dor crônica. In A. R. Lazzarotto, & M. C. S. Assis (Orgs.), *Temas emergentes em saúde* (pp. 51-60). Unilasalle.

Sullivan, M. J. L., Bishop, S. R., & Pivik, J. (1995). The pain catastrophizing scale: Development and validation. *Psychological Assessment, 7*(4), 524–532.

Trouvin, A. P., & Perrot, S. (2019). New concepts of pain. *Best Practice & Research Clinical Rheumatology, 33*(3), 101415.

Veehof, M. M., Trompetter, H. R., Bohlmeijer, E. T., & Schreurs, K. M. G. (2016). Acceptance-and mindfulness-based interventions for the treatment of chronic pain: A meta-analytic review. *Cognitive Behaviour Therapy, 45*(1), 5-31.

Wetherell, J. L., Afari, N., Rutledge, T., Sorrell, J. T., Stoddard, J. A., Petkus, A. J., ... Atkinson, J. H. (2011). A randomized, controlled trial of acceptance and commitment therapy and cognitive-behavioral therapy for chronic pain. *Pain, 152*(9), 2098-2107.

Williams, A. C. C., Fisher, E., Hearn, L., & Eccleston, C. (2020). Psychological therapies for the management of chronic pain (excluding headache) in adults. *Cochrane Database Systematic Review, 8*(8), 1-174.

Williams, D. A., Cary, M. A., Groner, K. H., Chaplin, W., Glazer, L. J., Rodriguez, A. M., & Clauw, D. J. (2002). Improving physical functional status in patients with fibromyalgia: a brief cognitive behavioral intervention. *Journal of Rheumatology, 29*(6), 1280-1286.

World Health Organization (WHO). (2020). *ICD-11 for mortality and morbidity statistics.* https://icd.who.int/browse11/l-m/en

Índice

As letras f e q representam, respectivamente, figura e tabela.

A

Addiction Severity Index (ASI-6), 176
Adult Self-Report Scale (ASRS-18), 124
Afetivograma, 37f
Alcohol Use Disorder Identification Test (AUDIT), 176
Alcohol, Smoking and Substance Involvement Screening Test (ASSIST), 176
Álcool, uso de *ver* Transtorno relacionado ao uso de álcool
Anorexia nervosa e bulimia nervosa, 153-161
    critérios diagnósticos, 158-159
    diagnóstico diferencial, 158-159
    instrumentos de avaliação, 160-161
    tratamento, 159-160
ASI-6 Light, 176
Avaliação Cognitiva Montreal (MoCA), 176

B

Barratt Impulsiveness Scale (BIS-11), 125
Body Shape Questionnaire (BSQ), 149
Borderline Personality Inventory (BPI), 136
Borderline Symptom List 23 (BSL-23), 136
Brasil a Brief Assessment of Cognition in Schizophrenia (BACS), 53
Brazilian Profile of Chronic Pain Screen (B-PCP-S), 206-207
Bulimia nervosa *ver* Anorexia nervosa e bulimia nervosa
Burden Interview, 53

C

CAGE (*Cut down, Annoyed by criticism, Guilty e Eye-opener*), 176
CAPS-5, 115
CID-11, 3-4
Controle de estímulos, 189-190
Crianças, insônia *ver* Transtorno de insônia

D

Difficulties in Emotion Regulation Scale (DERS), 137
DIVA 2.0, 124-125
Dores crônicas e transtornos mentais, 197-208
    critérios diagnósticos, 201-204
    diagnóstico diferencial, 201-204
    instrumentos de avaliação, 206-207
    tratamento, 204-206
Drug Abstinence Self-efficacy Scale (DASE), 176
Drug Use Screening Inventory (DUSI), 176
DSM-5, 3-4

E

Entrevista(s), 27, 39-40, 67, 103
    Clínica Estruturada para o DSM 5 – Versão Clínica, 67
    Clínica Estruturada para o Espectro do Humor, 39-40
    Clínica Estruturada para os Transtornos do DSM-5 (SCID), 103q

Clínica Estruturada para os Transtornos
do DSM-5 (SCID-5), Versão Clínica, 27
Escala(s), 28, 39, 40, 51-53, 67, 77, 89, 103, 104,
115, 149, 191, 193
    Baptista de Depressão – Versão Adulto
(EBADEP–A), 28
    Breve de Fobia Social, 77
    das Figuras de Stunkard (FRS), 149
    de Acomodação Familiar para o Transtorno
Obsessivo-compulsivo pontuada
pelo entrevistador (FAS IR), 103q
    de Ansiedade de Hamilton, 67
    de Ansiedade Social de Liebowitz, 77
    de Autoestima de Rosenberg, 52
    de Avaliação de Incapacidade da Organização
Mundial da Saúde 2.0 (WHODAS 2.0), 51
    de Avaliação de Mania de Young, 39
    de Depressão de Calgary, 52-53
    de Depressão de Hamilton, 40
    de Depressão de Montgomery-Asberg
(MADRS), 40
    de Depressão do Centro de Estudos
Epidemiológicos (CES-D), 40
    de Distúrbio de Sono para Crianças
e Adolescentes, 191
    de Impacto do Evento – Revisada
(IES-R), 115
    de Impressão Clínica Global
de Esquizofrenia, 52
    de Impressão Clínica Global
de Esquizofrenia, 52
    de Inteligência Wechsler para
Adultos (WAIS-III), 53
    de Intolerância à Incerteza, 67
    de Obsessões e Compulsões para
adolescentes, 103q
    de Pensamentos Depressivos, 28
    de Prontidão para Mudança e Anseio
por Tratamento (SOCRATES), 149
    de Sensibilidade à Ansiedade, 67
    de Silhuetas, 149
    de Sintomas Negativos Breve, 52
    de Sintomas Obsessivo compulsivos
de Yale-Brown – versão para
crianças (CYBOCS), 104q
    de Sintomas Obsessivo- compulsivos
de Yale-Brown (YBOCS), 103q
    de Sonolência Epworth (ESE-BR), 193
    Dimensionais de Pânico e Agorafobia
do DSM-5, 89
    Dimensional de Sintomas Obsessivo
compulsivos (DY BOCS), 103q
    Dimensões da Gravidade dos Sintomas de
Psicose Avaliada pelo Clínico, 51-52
    Penn State Worry Questionnaire (PSWQ), 67
    Psiquiátrica Breve, 52
    Sindrômica de Sintomas
Negativos e Positivos, 52
    Transversal de Sintomas de
Nível 1 do DSM-5, 51
    Unesp de Hábitos e Higiene do
Sono (versão infantil), 191
Esquizofrenia, 43-54
    critérios diagnósticos e diagnóstico
diferencial, 47-50
    indicação primária de tratamento, 50-51
    instrumentos de avaliação, 51-54
Eye movement desensitization reprocessing (EMDR), 114
    e TEPT, 114

F

Farmacoterapia, 35, 50, 113, 160
    na anorexia e bulimia, 160
    na esquizofrenia, 50
    no TEPT, 113
    no transtorno bipolar, 35

G

Gerenciamento de contingências, 171
Grupo, TCC-I, 188-190

H

Higiene do sono, 189
Hipomania, Questionário de Autoavaliação, 39

I

Idosos, insônia *ver* Transtorno de insônia
Índice de Qualidade de Sono de
Pittsburgh (PSQI-BR), 193
Infância, insônia *ver* Transtorno de insônia
Insônia, transtorno de *ver* Transtorno de insônia
Intenção paradoxal, 190
Inventário(s), 27-28, 40, 53-54, 67, 77, 89, 104, 149
    de Ansiedade de Beck, 67
    de Ansiedade e Fobia Social para Crianças, 77
    de Ansiedade e Fobia Social, 77

de Depressão de Beck (BDI-II), 27-28, 40, 149
de Experiência de Cuidado, 53-54
de Fobia Social, 77
de Mobilidade para Agorafobia, 89
de Obsessões e Compulsões
  Revisado (OCI-R), 104q
de Pensamentos Ansiosos (IPAn), 67

L

Liebowitz, Escala de Ansiedade Social de, 77
Limitações, 3-4
  da DSM-5, 3-4
  da CID-11, 3-4

M

Mindfulness, 66, 87, 205
  no TAG, 66
  no transtorno de pânico, 87
  no tratamento das dores crônicas, 205
Miniexame do Estado Mental, 53
Mini International Neuropsychiatric
  Interview (MINI), 53, 67
Modelos diagnósticos em psicopatologia, 1-7
  limitações da DSM-5, 3-4
  limitações da CID-11, 3-4
  proposta de critérios de domínio
    da pesquisa (RDoC), 4-5

O

Obesidade, 141-149
  critérios diagnósticos, 146-147
  diagnóstico diferencial, 146-147
  instrumentos de avaliação, 148-149
  tratamento, 147-148

P

Pain Catastrophizing Scale (BP-PCS), 207
Proposta de critérios de domínio da pesquisa
  (RDoC), 4-5
Psicoeducação, 35-36, 66, 189
Psicopatologia, modelos diagnósticos em *ver*
  Modelos diagnósticos em psicopatologia
Psicoterapia baseada em evidências, 9-15
  expertise do profissional, 13-14
  o olhar sobre as evidências, 10-13
  valores do paciente e tomada de decisão, 14-15

Q

Questionário(s), 28, 39, 67, 89, 104, 115, 191, 206
  de Dor de McGill, 206
  de Autoavaliação de Hipomania, 39
  de Crenças Obsessivas (OBQ-44), 104q
  de Matutinidade-Vespertinidade (HO), 191
  de Sensações Corporais, 89
  de Transtorno de Ansiedade Generalizada, 67
  de Transtornos do Humor (Mood
    Disorder Questionnaire – MDQ), 39
  de Traumas em Crianças (CTQ), 115
  sobre a Saúde do Paciente (PQH-9), 28

R

Recovery Assessment Scale (RAS), 52
Reestruturação cognitiva, 38, 66
Relaxamento, 190
RDoC, 4-5

S

Short-form Alcohol Dependence Data (SADD), 176
Sintomas hipomaníacos, 38q

T

Técnicas cognitivas, 190
Teen Addiction Severity Index (T-ASI), 176
Temptation Use Drugs Scale (TUD), 176
Terapia cognitivo-comportamental (TCC),
  22-23, 23-27, 35-36, 76-77, 85-87, 101-102,
  113-114, 123-124, 159-160, 181-193, 204, 205
  baseada em *mindfulness* (MBCT), 22-23, 205
  focada no trauma (para TEPT), 113-114
  na anorexia e bulimia, 159-160
  na obesidade, 147
  nas dores crônicas, 204
  na esquizofrenia, 50
  no TDAH, 123-124
  no TOC, 101-102
  no transtorno bipolar, 35-36
  no transtorno de ansiedade generalizada, 66
  no transtorno de ansiedade social, 76-77
  no transtorno de pânico, 85-87
  no transtorno depressivo maior, 21-27
  para insônia (TCC-I), 181-193
    controle de estímulos, 189-190
    higiene do sono, 189

intenção paradoxal, 190
psicoeducação, 189
relaxamento, 190
técnicas cognitivas, 190
Terapia(s), 22, 36, 38-39, 51, 87, 114, 134, 204-206
   cognitiva e TEPT, 114
   comportamental dialética e TPB, 134
   de aceitação e compromisso (ACT)
      e dores crônicas, 204-205
   de ativação comportamental no
      transtorno depressivo maior, 22
   de exposição, 87, 114
      no TEPT, 114
      no transtorno de pânico, 87
   de exposição e prevenção de
      resposta (EPR) no TOC, 102
   de resolução de problemas no
      transtorno depressivo maior, 22
   de ritmo interpessoal e social (TRIPS)
      e transtorno bipolar, 39
   do processamento cognitivo e TEPT, 114
   familiar e esquizofrenia, 51
   focada na compaixão (TFC) e
      dores crônicas, 205-206
   focada na família (TFF), 36, 38-39
      e transtorno bipolar, 36
   interpessoal no transtorno
      depressivo maior, 22
Teste(s), 53, 176, 177
   de Figuras Complexas de Rey, 177
   de Rorschach, 53
   Wisconsin de Classificação de
      Cartas (WCST), 176
Transtorno bipolar (TB), 31-40
   critérios diagnósticos, 34-35
   diagnóstico diferencial, 34-35
   instrumentos de avaliação, 39-40
   tratamento, 35-39
Transtorno da personalidade
borderline (TPB), 129-138
   critérios diagnósticos, 132-134
   diagnóstico diferencial, 132-134
   instrumentos de avaliação, 135-137
   tratamento, 134-135
Transtorno de ansiedade generalizada
(TAG), 57-68
   critérios diagnósticos, 61-65
   diagnóstico diferencial, 61-65
   instrumentos de avaliação, 66-68
   tratamento, 65-66

Transtorno de ansiedade social (TAS), 71-77
   critérios diagnósticos, 75-76
   diagnóstico diferencial, 75-76
   instrumentos de avaliação, 77
   tratamento, 76-77
Transtorno de compulsão alimentar
periódica (TCAP), 141-149
   critérios diagnósticos, 146-147
   diagnóstico diferencial, 146-147
   instrumentos de avaliação, 148-149
   tratamento, 147-148
Transtorno de déficit de atenção/
hiperatividade (TDAH), 117-126
   critérios diagnósticos, 122-123
   diagnóstico diferencial, 122-123
   instrumentos de avaliação, 124-125
   tratamento, 123-124
Transtorno de estresse pós-traumático (TEPT),
109-115
   critérios diagnósticos, 112-113
   diagnóstico diferencial, 112-113
   instrumentos de avaliação, 114-115
   tratamento, 113-114
Transtorno de insônia (TI), 181-193
   critérios diagnósticos, 185, 187
   diagnóstico diferencial, 185, 187
   instrumentos de avaliação, 191, 193
      para adultos e idosos, 191-193
      para crianças e adolescentes, 191
   tratamento, 187-191, 192t
      intervenções especiais para
         crianças, 190-191
      sugestão de protocolo, 191
      TCC-I em grupo, 188-190
Transtorno de pânico (TP), 81-90
   critérios diagnósticos, 84-85
   diagnóstico diferencial, 84-85
   eficácia das intervenções *on-line*, 88-89
   instrumentos de avaliação, 89
   tratamento, 85-88
Transtorno depressivo maior (TDM), 17-28
   critérios diagnósticos, 20-21
   diagnóstico diferencial, 20-21
   e TCC, 23-27
   instrumentos de avaliação, 27-28
   tratamento, 21-23
Transtorno obsessivo-compulsivo (TOC), 93-105
   critérios diagnósticos, 95-97, 98-101
   diagnóstico diferencial, 95-97, 98-101
   história da doença atual, 97-98

instrumentos de avaliação, 102-104
tratamento, 101-102
Transtorno relacionado ao uso de álcool, 165-179
critérios diagnósticos, 170-171
diagnóstico diferencial, 170-171
instrumentos de avaliação, 175-177
tratamento, 171-175
Treinamento de inoculação do estresse, 114
e TEPT, 114

U

University of Rhode Island Change Assesment (URICA), 176

Uso de álcool *ver* Transtorno relacionado ao uso de álcool

V

Valores do paciente na psicoterapia, 14-15

W

Wisconsin Card Sorting Test, 53
WAIS-III, 53
WHODAS 2.0, 51